L'ART

DE

PROLONGER LA VIE HUMAINE.

L'ART

DE

PROLONGER LA VIE HUMAINE,

Traduit sur la seconde édition de l'allemand de

CHR. GUILLAUME HUFELAND,

Docteur en médec. et Prof. à l'université de Jena.

DIVISÉ EN DEUX PARTIES.

Douce lumière, hélas ! me seras-tu ravie ?
LA FONTAINE.

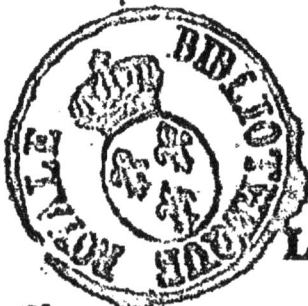

LAUSANNE,

Chez HIGNOU et Comp.°, Imprimeurs-Libraires ;

Et se trouve à LYON,

Chez SAVY, Libraire, grand'rue Mercière, n.° 18.

1809.

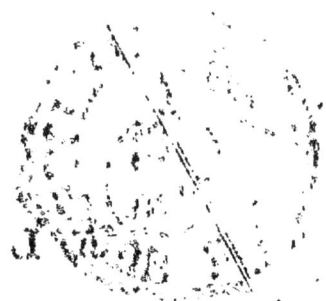

DÉDIE

PAR L'AUTEUR A SON GRAND ONCLE

M. GODEFR. GUILLAUME MULLER,

Docteur en médec. à Francfort sur le Mein,

LE NESTOR DES MÉDECINS,

Comme un témoignage de son estime et de son attachement.

PRÉFACE.

La vie humaine, considérée physiquement, est une opération proprement chimico-animale, un phénomène produit par la concurrence des forces réunies de la nature et de la matière dans un changement continuel. Elle doit avoir, ainsi que toutes les opérations physiques, des lois déterminées, des bornes, et une durée; puisqu'elle dépend de la quantité de forces et de matières qu'elle reçoit, de leur emploi, et de beaucoup d'autres circonstances extérieures; mais elle peut, ainsi que toutes les opérations chimiques, être précipitée ou retardée. En posant des principes avérés sur sa nature et ses besoins, et à l'aide de l'expérience, on peut déterminer les conditions qui la précipitent ou la retardent, et par conséquent la prolongent. On en tire des règles à observer dans le régime naturel et médicinal de la vie, qui peuvent en procurer la prolongation ; et il en résulte une science particulière, la *macrobiotique*, ou l'art de prolonger la vie ; et c'est cette science qui fait le sujet de cet ouvrage.

Il ne faut pas confondre cet art avec la médecine ordinaire et son régime ; elle a un autre objet, d'autres moyens, d'autres bornes. Le but de la médecine est la santé ; celui de la macrobiotique est la longue vie. Les moyens de la médecine sont calculés sur l'état présent et son changement ; ceux de la macrobiotique sur l'ensemble : la médecine se contente de rétablir la santé, sans examiner si le moyen qui rend la santé prolonge ou abrège la vie ; et la macrobiotique est le résultat de beaucoup de méthodes employées en médecine : la médecine doit regarder chaque maladie comme un mal qu'elle ne peut guérir trop promptement ; la macrobiotique prouve que certaines maladies peuvent servir à prolonger la vie ; la médecine cherche, par des fortifians et autres moyens, à communiquer à l'homme le plus haut degré de perfection et de force physique dont il est susceptible; la macrobiotique fait voir qu'il y a un terme, et qu'un degré de force trop considérable peut contribuer à précipiter, et par conséquent à abréger la vie. La médecine-pratique n'est donc, par rapport à la macrobiotique, qu'une science auxiliaire qui apprend à reconnoître, à prévenir et à détruire une partie des ennemis de la vie, les maladies, mais qui doit toujours être soumise aux lois plus relevées de la macrobiotique.

Une longue vie a été de tout temps le premier vœu, le but principal de l'homme. Mais combien les idées relatives à sa conservation et à sa prolongation ont été jusqu'à présent et sont encore confuses et contradictoires ! Le théologien orthodoxe rit de toutes ces entreprises, et demande quel est celui qui peut ajouter une ligne à sa taille, ou une minute à la durée de son existence? Faites usage de mon art, prenez soin de votre santé, prévenez les maladies, guérissez celles qui se déclarent. L'adepte nous montre son élixir, en nous assurant que celui qui fait usage de cet esprit de vie matérialisé peut espérer de vivre long-temps. Le philosophe cherche à résoudre le problème en apprenant à mépriser la mort, et à doubler la vie en en doublant l'usage. La foule innombrable d'empiriques et de charlatans qui se sont emparé de la multitude, lui fait croire que le meilleur moyen de devenir vieux est de savoir à propos se faire administrer une saignée, s'appliquer des ventouses, se purger, etc.

J'ai donc cru qu'il seroit utile et même nécessaire de fixer les idées relatives à cet objet important, et de remonter à des principes simples mais sûrs, pour donner à cette

science de l'ensemble , et en faire un système ; ce qui lui manquoit jusqu'à présent.

Cette étude fait depuis huit ans l'objet
favori de mes heures de loisir ; et je serois
charmé qu'elle pût procurer aux autres la
moitié du plaisir et de l'intérêt que j'ai goûté
en m'y livrant ; mes recherches m'ont même
servi de consolation au milieu des scènes de
désolation qui nous entourent.

Mon but principal étoit de faire un système de l'art de prolonger la vie , et d'indiquer les moyens propres à y parvenir ; mais
peu à peu il s'y joignit d'autres buts secondaires , dont je dois faire ici mention , afin
qu'on puisse juger de l'ensemble. D'abord
je crus que ce seroit le meilleur moyen de
donner plus d'intérêt à certaines règles du
régime ; je sais par expérience que l'on ne
fait que peu d'impression en disant : telle
chose ou tel genre de vie est favorable ou
contraire à la santé ; en effet , cela est relatif,

dépend de la constitution plus ou moins forte, et d'autres circonstances, et a rapport aux suites immédiates qui très-souvent ne se déclarent point, ce qui inspire à ceux qui ne sont point médecins de la défiance pour tout le procédé. Au contraire, on est sûr de l'intéresser beaucoup en disant : tel ou tel objet, tel genre de vie prolonge ou abrège la vie ; car cela dépend moins des circonstances, et on ne peut en juger par les suites immédiates. — Secondement, je fis bientôt pour cet ouvrage une espèce d'archives, dans lesquelles je déposai plusieurs de mes idées favorites ; souvent aussi à cette occasion je me livrai à des digressions inspirées par l'amour de l'humanité, aimant à attacher toutes ces idées à un fil aussi beau que celui de la vie.

D'après le point de vue sous lequel je considérois mon sujet, je devois le traiter non-seulement en médecin, mais encore en moraliste. Peut-on écrire sur la vie humaine sans se trouver en rapport avec le monde moral auquel elle appartient si essentiellement ? J'ai au contraire, en m'en occupant, senti plus que jamais qu'on ne peut séparer l'homme physique de l'homme moral, et je crois pouvoir regarder comme un mérite dans cet ouvrage, non-seulement d'avoir donné aux yeux de beaucoup de personnes plus de prix aux vérités morales, en leur démontrant combien elles sont même nécessaires à la conservation physique et à la prolongation de la vie, mais encore d'avoir prouvé d'une manière incontestable que le physique même de l'homme est calculé sur une destination morale plus relevée, que c'est en cela que consiste la différence entre la nature de l'homme et celle de la bête, et que sans culture morale l'homme est sans cesse en contradiction avec sa nature même, tandis qu'elle seule le rend parfait, même au physique. Puissé-je être assez heureux pour atteindre par-là deux buts, celui de contribuer à prolonger la vie de l'homme, et celui de le rendre meilleur! Je puis du moins assurer que l'un est impossible sans l'autre, et que la perfection physique et la perfection morale sont unies aussi étroitement que le corps et l'ame. Elles viennent des mêmes sources et se confondent; et c'est leur réunion qui produit pour résultat la perfection de la nature humaine.

Je dois aussi prévenir que cet ouvrage étoit destiné non-seulement pour les médecins, mais aussi pour tout le public; ce qui m'obligeoit d'être tantôt plus détaillé, tantôt plus abrégé que je n'aurois dû l'être pour un médecin. J'ai travaillé sur-tout pour les jeunes gens, persuadé que c'est à cet âge que l'on pose les fondemens d'une vie longue et exempte de souffrances, et qu'il est impardonnable que, dans l'éducation de la jeunesse, on néglige autant de l'instruire

de ce qui est relatif à son bien-être physique. C'est pour cela que je me suis le plus
attaché à mettre en évidence les points les
plus importans pour cette époque , et que
j'ai écrit en général de manière à ce que
les jeunes gens puissent me lire sans danger. Ainsi je crois qu'il seroit de la dernière
importance non-seulement qu'on leur en re-
commandât la lecture ; mais encore qu'on en
fît usage dans les écoles pour perfectionner
l'instruction relativement aux objets les plus
importans de notre bien-être physique ; et
c'est dans les écoles que cette instruction
doit se donner ; car je sais par expérience
qu'elle vient souvent à tard dans les universités.

On me pardonnera , j'espère , de n'avoir
pas toujours cité les sources d'où j'ai tiré
mes exemples ; mais je craignois de rendre
par là mon ouvrage trop considérable et
trop cher ; toutefois j'avertis que la plupart

des exemples de la vie humaine sont tirés de l'ouvrage de Bacon, intitulé : *Historia vitæ et mortis.*

Du reste , j'avoue d'avance que certains articles pourroient être traités différemment , d'autres plus détaillés , enfin d'autres pourroient l'être avec plus de soin. Je me contente de la douce persuasion , qui ne peut m'être ravie , que ce que j'offre au public ne sera pas sans utilité.

Jena , au mois de Juillet 1796.

L'ART

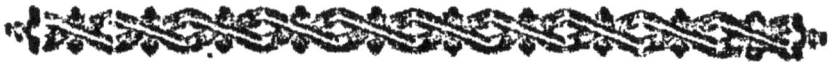

L'ART

DE

PROLONGER LA VIE HUMAINE.

PREMIÈRE PARTIE.

CHAPITRE PREMIER.

Histoire de cette science.

Chez les Egyptiens et les Grecs. — Gérocomique. — Gymnastique. — Hermippus. — Ce qu'elle étoit dans le moyen âge. — Théophraste Paracelse. — Astrologie. — Talismans. — Thurneisen. — Cornaro et son régime sévère. — Transfusion. — Bacon. — St. Germain. — Mesmer. — Cagliostro. — Graham.

La nature entière est pleine des influences et des effets de cette force incompréhensible, émanation immédiate de la Divinité, que nous nommons principe de vie. A chaque pas nous rencontrons des phénomènes et des résultats qui, quoique variés et modifiés à l'infini, sont autant de preuves authentiques de sa présence; en un mot, vivre est le cri de tout ce qui nous entoure. C'est la vie qui fait végéter la plante, qui donne à la bête le sentiment et l'action; mais c'est dans l'homme, le premier être de la création visible, qu'elle se montre dans tout son éclat, toute sa force, toute sa per-

A

fection. Parcourons les différentes classes des êtres vivans, nous ne trouverons dans aucun autre une harmonie aussi parfaite de presque tous les principes de vie, et un sentiment aussi vif de son existence joint à une aussi longue durée. Est-il étonnant d'après cela que l'être qui possède ce bien dans sa plus grande perfection, y attache tant de prix, et que l'idée seule de l'existence ait tant d'attraits pour lui ? Plus un corps paroît avoir de principes de vie et de sentiment de son existence, et plus il nous intéresse. Rien n'agit sur nous avec autant de force, et ne nous porte à d'aussi grands sacrifices ; rien ne développe et ne fait agir les ressorts les plus cachés de notre être avec autant d'énergie, que le désir de le conserver et de le sauver dans un moment critique. Privé de toutes les jouissances de la vie, en proie à des douleurs incurables, au fond d'un cachot où il pleure pour jamais la perte de sa liberté, l'homme attache encore un prix infini à son existence ; et une dissolution des organes les plus délicats, (qui n'est possible que dans l'homme) un affoiblissement et une extinction totale du sentiment intérieur, sont seuls capables de produire en lui l'indifférence ou la haine pour la vie. Telle est l'union intime que le sage Auteur de notre être a su établir entre notre existence et l'amour de la vie, cet instinct si digne d'un être raisonnable, cette base de la félicité individuelle et générale. Quoi donc de plus naturel à l'homme que de se dire : ne seroit-il pas possible de prolonger notre existence et les jouissances trop passagères d'un bien aussi précieux ? Aussi les hommes se sont-ils de tout temps occupés de la solution de ce problème ; telle a été l'idée favorable des meilleures têtes, l'objet des folies des enthousiastes et l'appât le plus séduisant mis en usage par les charlatans et les imposteurs, qui, comme on sait, se sont toujours servis du prétendu commerce des esprits, de l'Alchymie, ou de l'art de prolonger la vie humaine pour éblouir et duper la multitude. L'exposition des différens expédiens souvent tout-à-fait opposés, que l'on a mis en usage pour parvenir à la possession de ce trésor, est un des chapitres les plus intéressans de l'histoire de l'esprit humain; et comme de nos jours les Cagliostro et les Mesmer y ont fourni des supplémens intéressans, j'espère qu'on me pardonnera de jeter un coup d'œil sur les différentes méthodes qui se sont succédées, avant de passer à l'objet principal.

Cette idée fut en vogue dès l'enfance du monde, dès les siècles des Egyptiens, des Grecs et des Romains; même à cette époque en Egypte, le berceau de tant d'extravagances, on eut recours à l'art et à des moyens surnaturels, sans doute inspirés par un climat que la chaleur et les inondations rendoient si mal-sain. On croyoit avoir trouvé le secret de la santé dans les vomitifs et la sueur; il étoit reçu généralement de prendre au moins deux vomitifs par mois; et au lieu de se demander : comment va la santé? on se demandoit : comment vâ la sueur?

Cet instinct chez les Grecs, à la faveur du plus beau climat, se développa d'une manière bien différente. On ne tarda pas à se persuader que les jouissances de la nature et l'exercice continuel de nos forces sont les moyens les plus sûrs de donner plus de consistance aux principes de vie, et de prolonger la vie elle-même. Hippocrate, ainsi que tous les philosophes et médecins de ce siècle-là, ne connoissent d'autres secrets que la tempérance, un air pur, l'usage des bains, et sur-tout de se frotter tous les jours; enfin les exercices du corps. C'est dans ce dernier moyen qu'ils avoient le plus de confiance. On inventa des méthodes et des règles pour donner au corps, selon ses besoins, peu ou beaucoup de mouvement et de différentes manières; telle fut l'origine de la Gymnastique, ou l'art d'exercer le corps; et le philosophe et le savant n'oublièrent jamais que les exercices du corps et ceux de l'esprit doivent toujours être en rapport. On porta cet art, presqu'entièrement perdu pour nous, à une perfection incroyable; on l'appliqua à tous les tempéramens, toutes les situations, tous les besoins de l'homme; on en fit sur-tout un remède souverain, pour entretenir les parties intérieures dans une juste activité, pour détruire par-là l'effet des principes de maladie, et guérir des maladies mêmes. Un certain Hérodicus alla encore plus loin; il ordonnoit à ses malades de se promener, de se faire frotter; et plus la maladie les épuisoit, plus il les faisoit redoubler d'efforts, afin de triompher de l'épuisement. Il eut le bonheur de prolonger, par ce moyen, pendant plusieurs années, la vie de tant d'hommes affoiblis par l'âge, que Platon lui-même lui reprocha d'en avoir mal agi vis-à-vis de ces malheureux, en prolongeant, par son art, jusqu'à la vieillesse une existence qu'ils voyoient se dissoudre en détail. C'est dans Plutarque que nous trouvons, sur l'art de conserver et de prolonger la vie, les idées les plus claires et les plus naturelles. Il prouva lui-même par la vieillesse la plus heureuse, la bonté de ses leçons. Il termine son traité par des règles qui sont également bonnes pour notre siècle: tenir la tête froide et les pieds chauds, et, au lieu de faire usage de remèdes à la moindre indisposition, commencer par jeûner un jour entier, et ne pas oublier le corps en songeant à l'esprit.

Un moyen assez extraordinaire de prolonger la vie dans la vieillesse, qui date également des premiers siècles, c'étoit la Gérocomique, ou l'art de rajeunir, ou du moins de conserver un corps usé, en le rapprochant de l'atmosphère d'un autre corps dans sa première jeunesse. L'exemple le plus connu est celui du roi David : mais on trouve dans les ouvrages des médecins plusieurs passages, qui prouvent que cette méthode étoit autrefois très à la mode ; on en a fait usage avec succès même dans les derniers temps. Le grand Boerhaave fit coucher un vieux bourgmestre d'Amsterdam entre deux jeunes filles, il assure que ce moyen rendit au vieillard une bonne partie de ses forces et de sa gaîté ; et quand on considère quel effet l'exhalaison d'animaux que l'on vient d'ouvrir produit sur des membres paralysés, et combien on diminue la douleur d'un mal violent en appliquant dessus des animaux vivans, on ne peut s'empêcher d'approuver cette méthode.

C'est probablement pour cette raison que les Grecs et les Romains faisoient tant de cas du souffle d'une haleine encore saine. C'est ici le lieu de faire mention d'une vieille inscription que l'on trouva à Rome le siècle passé ; la voici :

Æsculapio et sanitati
L. Clodius Hermippus
qui vixit annos CXV. Dies V.
puellarum anhelitu
quod etiam post mortem ejus
non parum mirantur physici
jam posteri, sic vitam ducite.

Cette inscription vraie ou controuvée donna occasion au commencement de ce siècle à une dissertation très-savante du docteur Cohausen, qui prouve que cet Hermippus étoit l'administrateur d'un hôpital d'enfans trouvés, ou maître d'école d'un établissement de jeunes filles, lequel en vivant continuellement au milieu d'elles, avoit prolongé sa vie aussi long-temps. En conséquence, il donne l'excellent conseil de respirer soir et matin l'haleine de jeunes filles, et assure que l'on contribuera par-là infiniment à augmenter et à entretenir les forces vitales, l'haleine à cet âge contenant encore, de l'avis des Adeptes, la matière première dans toute sa pureté.

L'époque la plus féconde en idées neuves et extravagantes sur cette matière, c'est cette nuit de mille ans du moyen âge, où le fanatisme et la superstition bannirent les notions simples et naturelles, où l'observateur oisif des couvens fut le premier à conduire à telle ou telle découverte de la chimie et de la physique, mais où il en fit plus usage pour embrouiller les notions qu'à les éclaircir, pour favoriser la superstition qu'à épurer la doctrine. C'est cette nuit qui donna naissance, ou du moins une certaine forme à ces productions monstrueuses de l'esprit humain, à ces idées bizarres d'enchantement, de sympathie des corps, de pierre philosophale, de vertus secrètes, de Chiromantie, de Cabale, de Médecine universelle, etc. qui, loin d'être oubliées, reparoissent sous une forme plus moderne, et servent encore à égarer l'esprit humain. Jusqu'alors on avoit regardé la conservation et la prolongation de la vie comme des dons de la nature, que l'on cherchoit à se procurer par les moyens les plus simples; mais pendant cette éclipse de l'esprit humain, on commença à croire que l'on pouvoit y parvenir en faisant usage de résultats de chimie, de la matière

première que l'on prétendoit avoir extraite à l'alambic, en se prémunissant contre l'influence des astres pernicieux, et par mille autres extravagances
de ce genre. Qu'il me soit permis de faire mention
de quelques-uns de ces expédiens proposés à l'humanité, et qui malgré leur absurdité ne laissèrent
pas de trouver des sectateurs.

Un des charlatans et des sectaires de ce genre
les plus impudens, ce fut Théophraste Paracelse,
et pour lui donner son nom tout entier, qui le
caractérise si bien, *Philippus, Aureolus, Theo-
phrastus, Paracelsus, Bombastus ab Hohenheim.*
Il avoit parcouru la moitié du globe, avoit fait en
route une collection prodigieuse de recettes et de
remèdes merveilleux, et ce qui étoit alors très-
rare, il avoit sur-tout étudié dans les mines les
métaux et la manière de les travailler. Il signala
son entrée dans sa carrière, en renversant tous les
systèmes jusqu'alors en vogue, et en traitant les
écoles les plus célèbres avec le plus grand mépris.
Dès-lors il se présenta comme le plus grand philosophe et le premier médecin de l'univers, protes-
tant qu'il n'y avoit point de maladie qu'il ne pût
guérir, ni de vie qu'il ne pût prolonger. Je ne citerai que le commencement de son grand ouvrage,
pour donner une idée de son insolence et du ton
que les charlatans du quinzième siècle prenoient
en parlant au public : « C'est vous qui me suivrez,
» et non pas moi qui vous suivrai, Avicenne, Rha-
» ses, Gallien, Mesne, vous, Docteurs de Paris, de
» Montpellier, de Souabe, de Meissen, de Cologne,
» de Vienne, des bords du Rhin et du Danube;
» vous, îles de la mer, toi Italie, toi Dalmatie,
» toi Athènes, toi Grec, toi Arabe, toi Israélite,
» c'est vous qui me suivrez; mon règne est arrivé! »
On voit qu'il avoit raison de dire de lui-même :

« La nature ne m'a pas formé du tissu le plus dé-
» licat; ce n'est pas non plus la manière dont
» nous agissons, nous qui croissons au milieu des
» pommes de pin. » Toutefois il avoit le talent de
débiter ses extravagances dans un langage si obscur
et si mystique, qu'on croyoit qu'il renfermoit les
secrets les plus merveilleux, qu'on les y cherche
encore, et que du moins il étoit impossible de le
réfuter. Tout ceci, ainsi que les résultats étonnans
de quelques moyens chimiques qu'il fut le premier
à appliquer à la médecine, firent tant de sensation, et lui acquirent une telle réputation, qu'il
lui venoit en foule des disciples et des malades de
toutes les parties de l'Europe, et qu'Erasme lui-
même résolut d'aller le consulter. Il mourut à l'âge
de 5o ans, malgré son secret de l'immortalité; du
reste, son soufre végétal, examiné de près, n'est
autre chose qu'un remède violent et semblable
aux gouttes de Hoffman.

Non content d'avoir, pour prolonger nos jours,
mis en usage la chimie et les mystères de l'empire
des esprits, on voulut encore y faire servir les
astres. On croyoit alors généralement que les astres (que l'on ne pouvoit se représenter comme
absolument oisifs) régloient par leur influence la
vie et la destinée des hommes; que chaque planète, chaque constellation dirigeoit vers le bien
ou le mal l'être créé sous elle; et que par conséquent un astrologue n'avoit besoin de connoître
que l'heure et la minute de la naissance pour déterminer le tempérament, les facultés de l'esprit,
la destinée, les maladies, le genre de mort et le
jour même de la mort. Telle étoit la croyance,
non-seulement de la multitude, mais même des
personnes que leur rang, leurs connoissances et
leurs lumières sembloient devoir élever au-dessus

de ces préjugés ; il est même étonnant avec quelle opiniâtreté on tint à ces idées, quoique les prédictions se fussent sans doute trouvées très-souvent fausses. Les évêques et autres ecclésiastiques du premier ordre, les philosophes et les médecins les plus célèbres tiroient l'horoscope ; on faisoit dans les universités des cours sur cet objet comme sur la géomance et la cabale. Qu'on me permette de dire à ce sujet deux mots du fameux Thurneisen, homme vraiment rare et le phénomène le plus extraordinaire dans ce genre. Il vivoit dans le siècle dernier à la cour électorale de Berlin, où il étoit tout à la fois médecin de la cour, chymiste, tireur d'horoscope, faiseur d'almanachs, imprimeur et libraire. Sa réputation d'astrologue étoit si étendue, qu'il ne naissoit presque pas d'enfant dans une famille distinguée d'Allemagne, de Pologne, de Hongrie, de Dannemarck, même d'Angleterre, sans qu'on lui envoyât sur le champ un exprès qui lui annonçoit le moment précis de la naissance. Il lui arrivoit souvent trois et jusqu'à dix et douze messages de ce genre à la fois, et il finit par être tellement surchargé de besogne, qu'il fut obligé de prendre des associés. On trouve encore dans la bibliothèque de Berlin des volumes entiers contenant des demandes de ce genre, et dans lesquels on trouve même des lettres de la reine Elisabeth. Outre cela il écrivoit tous les ans un almanach astrologique, dans lequel il marquoit en peu de mots, ou avec quelques signes, non-seulement la qualité de l'année en général, mais encore les principaux événemens et la température des différens jours. Il ne donnoit, il est vrai, cette explication que l'année suivante ; cependant il est certain qu'à force d'argent et de flatteries il communiqua plusieurs fois ses obser-

vations d'avance. On ne peut trop admirer les
effets d'un oracle rendu en termes vagues et auquel le hasard donne un accomplissement heureux.
Son almanach eut, pendant plus de vingt ans, un
débit prodigieux, et, joint à quelques autres charlataneries, procura à l'auteur un capital de quelques centaines de mille florins.

Mais comment un art, qui met à la vie des bornes inévitables, pouvoit-il offrir un secret pour
la prolonger ? Voici quel étoit ce procédé ingé-
nieux : on supposoit que, de même que chaque
homme est soumis à l'influence d'une certaine constellation, tout autre corps du règne animal ou
végétal, et même des pays entiers et des maisons
avoient leur constellation séparée, à laquelle ils
étoient soumis ; c'est sur-tout entre les planètes et
les métaux qu'il y avoit un rapport parfait. Ainsi
dès qu'un homme savoit de quelles constellations
son malheur ou ses maladies provenoient, il n'a-
voit besoin que de se servir des alimens, des boissons et des demeures placés sous l'influence des
planètes opposées. Il en résulta une nouvelle diététique, mais bien différente sans doute de celle
des Grecs. Y avoit-il un jour qui, étant soumis
à une constellation dangereuse, menaçoit de maladie ou d'un accident quelconque, aussitôt on
se rendoit dans un lieu placé sous un astre bienfaisant, ou bien on prenoit des alimens et des médecines qui, soumises à une constellation bienfaisante, détruisoient l'influence de la première (*).

_____

(*) A la même époque Marsilius Ficinus, dans son traité sur la
prolongation de la vie, recommandoit à toutes les personnes prudentes de consulter tous les sept ans un astrologue, afin d'avoir des
renseignemens sur les dangers qu'elles pouvoient avoir à courir
pendant les sept années suivantes, et sur-tout de respecter et d'employer convenablement les remèdes des trois Rois, l'or, la myr-

— C'est la même raison qui faisoit espérer de pouvoir prolonger la vie par le moyen de talismans et d'amulettes. Les métaux étant dans un rapport parfait avec les planètes, il suffisoit de porter sur soi un talisman composé de métaux fondus ensemble, jetés au moule et gravés sous certaines constellations et en rapport avec elles, pour s'approprier toute la vertu et la protection de sa planète. Ainsi l'on avoit des talismans contre les maladies qui provenoient de l'influence non-seulement d'une planète, mais aussi de celle des astres; on en avoit même auxquels, par l'alliage de certains métaux et par les procédés particuliers dont on se servoit en les fondant, on communiquoit la vertu miraculeuse de détruire l'influence de la constellation maligne qui avoit présidé à la naissance, de faire parvenir à des postes éminens, et de réussir en affaires, en mariages, etc. — S'il y avoit dessus l'empreinte de Mars dans le signe du Scorpion, et s'ils avoient été fondus sous cette constellation, ils rendoient victorieux et invulnérables à la guerre. Les soldats allemands étoient tellement pénétrés de cette idée, qu'un auteur français, en parlant d'une de leurs défaites en France, dit qu'on avoit trouvé des amulettes au col de tous les morts et prisonniers. Toutefois l'image des divinités des planètes ne devoit point avoir de forme antique; il falloit qu'elle eût une forme et un costume mystique et extraordinaire.

---

rhe et l'encens. — M. Pensa, en 1270, dédia au conseil de Leipzic un livre intitulé : *De prorogandâ vitâ, aureus libellus*, dans lequel il recommande à ces messieurs, comme une chose essentielle, de bien apprendre à distinguer les constellations qui leur étoient favorables, et celles qui leur étoient contraires, et d'être sur leurs gardes tous les sept ans, époque à laquelle régnoit Saturne, planète très-maligne.

Il en existe un contre les maladies qui provenoient de l'influence de la planète de Jupiter, avec la figure de Jupiter. Ce dieu y ressemble parfaitement à un Wittenbergeois ou à un professeur de Basle. Le menton couvert d'une longue barbe, revêtu d'une redingotte large et fourrée, il tient dans la main gauche un livre ouvert, et fait des gestes de la main droite. Je ne me serois pas arrêté aussi long-temps sur cette matière, si cette folie des siècles passés, renouvelée par Cagliostro sur la fin du dix-huitième siècle, n'eût encore trouvé des partisans.

Plus les notions de ces siècles étoient erronées et confuses, et plus nous devons honorer la mémoire d'un homme qui sut se tirer de ce labyrinthe, et qui trouva dans le régime de la nature et de la tempérance l'art de prolonger sa vie. L'Italien Cornaro, en suivant avec une constance inouie le régime le plus simple, mais le plus strict, atteignit un âge très-avancé, dans lequel il trouva la douce récompense de ses privations, et fournit à la postérité un exemple bien utile. On ne peut entendre sans un vif intérêt et une satisfaction intérieure, ce vieillard faire, à quatre-vingt-trois ans, l'histoire de sa vie et de sa conservation, et vanter la sérénité et le contentement qu'il devoit à son genre de vie. Jusqu'à l'âge de quarante ans il avoit mené la vie la plus débauchée, souffroit sans cesse des coliques, des douleurs dans les jointures et de la fièvre ; enfin celle-ci le réduisit au point que ses médecins lui assurèrent qu'il n'avoit plus guère que deux mois à vivre, et qu'il n'y avoit qu'un régime très-sobre qui pût le sauver. Il suivit leur conseil, éprouva du mieux même les premiers jours, et au bout d'un an il étoit, non-seulement entièrement rétabli, mais même

plus sain qu'il n'avoit jamais été. Il résolut donc
de se retrancher encore davantage, et de ne prendre que ce qui étoit strictement nécessaire pour
la subsistance. Ainsi, pendant soixante ans, il ne
prit chaque jour que douze onces de nourriture
(tout compris) et treize de boisson. En outre il
évitoit les échauffemens, les refroidissemens, les
passions mêmes; ce régime, parfaitement uniforme,
communiqua non seulement à son corps, mais
aussi à son ame un équilibre si imperturbable
que rien au monde ne pouvoit l'ébranler. Il perdit
dans sa vieillesse un procès considérable; ce malheur conduisit deux de ses frères au tombeau; pour
lui, ni sa santé, ni son sang froid n'en furent alté-
rés. Il fut un jour renversé de sa voiture, les chevaux
le traînèrent de manière qu'il se démit bras et jambes; il se les fit remettre, et fut bientôt rétabli,
sans avoir fait usage d'aucun remède. — Ce qui
suit est très-remarquable et prouve combien il est
dangereux de s'écarter le moins possible d'une longue habitude. Lorsqu'il fut parvenu à l'âge de
quatre-vingts ans, ses amis, sous prétexte que son
âge exigeoit plus de soutien, le pressèrent d'ajouter quelque chose à sa nourriture. Il voyoit bien
que les organes de la digestion devoient s'affoiblir
en raison de l'affoiblissement général de la machine, et qu'il falloit dans la vieillesse diminuer
plutôt qu'augmenter la quantité de nourriture. Cependant il céda, et porta sa nourriture jusqu'à
quatorze onces, et sa boisson jusqu'à seize. « A
» peine, dit-il lui-même, eus-je vécu de la sorte
» pendant dix jours que, perdant ma gaieté ordi-
» naire, je devins pusillanime, fantasque, à charge
» aux autres et à moi-même. Le douzième jour
» je fus attaqué d'un point de côté, qui dura pen-
» dant vingt-quatre heures; il fut suivi d'une fiè-

» vre qui dura trente-cinq jours, avec une telle
» violence que l'on désespéroit de mes jours.
» Mais par la grâce de Dieu et le secours de
» mon premier régime, je me rétablis, et je jouis
» aujourd'hui, dans ma quatre-vingt-troisième
» année, de la santé de corps et d'ame la plus par-
» faite. Je monte à cheval sans aide, et grimpe
» au haut des montagnes les plus roides. J'ai écrit
» dernièrement une comédie remplie de gaieté et
» de plaisanteries innocentes. Quand je reviens
» du sénat ou des endroits où j'avois affaire, je
» trouve chez moi onze petits enfans, dont l'édu-
» cation, les jeux, les chansons font les délices
» de ma vieillesse. Souvent même je chante avec
» eux; car ma voix est maintenant plus claire et
» plus forte qu'elle ne l'étoit dans ma jeunesse;
» enfin je ne connois point les incommodités et les
» caprices insupportables qui sont le partage ordi-
» naire de la vieillesse. » Il conserva cette heureuse
humeur jusqu'à sa centième année; mais son exemple est unique dans son genre (*).

Il fut un temps où l'on connoissoit si peu en
France le prix du sang, que pendant les dix derniers mois de la vie de Louis XIII, on le saigna
quarante-sept fois; et outre cela on lui donna
deux cent quinze médecines et deux cent dix
lavemens. C'est aussi à cette époque que par un
procédé entièrement opposé, en remplissant les
veines du sang d'un jeune animal, on cherchoit à
rajeunir l'homme, à prolonger sa vie et à guérir
des maladies incurables. On nommoit ce procédé
transfusion, et l'on procédoit de la manière suivante:

_____

(*) Il faut avoir bien soin de consulter son médecin, avant
de commencer un régime aussi strict, qui ne convient pas à tout
le monde.

on ouvroit deux veines, et pendant que par l'une des deux on tiroit le vieux sang, on faisoit par le moyen d'un petit tuyau entrer dans l'autre le sang qui sortoit de la veine d'une autre créature vivante. On fit en Angleterre plusieurs fois et avec succès cette expérience sur des bêtes, et on étoit parvenu à rendre par ce moyen à quelques brebis, veaux et chevaux, du moins pour quelque temps, l'ouie, le mouvement, la force et la gaieté, que l'âge leur avoit enlevés. On essaya même de donner de la hardiesse à des animaux timides, en faisant couler dans leurs veines le sang d'un animal hardi. Encouragé par ces succès, on n'hésita point à faire l'essai du même remède sur les hommes. Les docteurs Denys et Riva à Paris, furent assez heureux pour guérir un jeune homme affligé d'une léthargie jusqu'alors incurable, en le saignant vingt fois et en remplissant ses veines de sang d'agneau; et un fou, en remplaçant son sang par du sang de veau. Toutefois comme on ne faisoit ces expériences que sur des sujets corrompus et incurables, il en mourut bientôt quelques-uns pendant l'opération, et depuis personne n'a osé l'essayer. Cependant elle a réussi parfaitement ici à Jéna sur des animaux. On ne devroit même pas la rejeter entièrement : en effet, quoique le sang, que l'on fait entrer dans nos veines, devienne bientôt le nôtre, et qu'il peut par conséquent contribuer à rajeunir et à prolonger la vie, il y a cependant certaines maladies, sur-tout celles où l'ame et le système nerveux sont affectés, que l'impression subite et extraordinaire produite par ce nouveau sang sur les plus nobles organes de la vie, pourroit opérer une révolution considérable et salutaire.

Le grand Bacon lui-même, dont le génie

embrassoit toutes les sciences, et qui fut le premier à ramener sur la voie de la vérité l'esprit humain depuis si long-temps en proie à l'erreur, ce grand homme lui-même trouva le problème de la prolongation de la vie digne de son attention et de ses recherches. Il a sur ce sujet des idées hardies et nouvelles ; il se représente la vie comme une flamme consumée sans cesse par l'air qui l'entoure. Les corps les plus forts finissent par être dissous et détruits par cette exhalaison continuelle. Il en conclut qu'en évitant cette consomption et en renouvelant de temps en temps nos sucs vitaux, on peut prolonger la vie. Pour éviter la consomption qui provient du dehors, il recommande spécialement les bains froids et la coutume adoptée généralement par les anciens de se frotter d'huile et d'aromates en sortant du bain. Pour diminuer la consomption intérieure, il prescrit une grande tranquillité de caractère, un régime composé des choses froides, l'usage de l'opium et des opiates, qui tempèrent la trop grande vivacité des mouvemens de l'intérieur, et retardent la destruction qui en résulte nécessairement. Pour réparer le desséchement et la corruption des sucs, suite nécessaire de la vieillesse, il conseille de les renouveler tous les deux ou trois ans de la manière suivante : d'abord il faut, par un régime consistant en alimens maigres et par des purgatifs, délivrer le corps de tous les sucs vieux et corrompus ; ensuite par des alimens bien choisis, rafraîchissans et nourrissans, et par des bains fortifians remplir de sucs vivifians les vaisseaux épuisés, et se renouveler et se rajeunir ainsi de temps en temps.—Il y a certainement beaucoup de vrai dans ces idées, qui, avec quelques modifications, trouveroient toujours à être appliquées.

Dans

Dans les derniers temps on a malheureusement fait plus de progrès dans les arts qui l'abrègent que dans celui qui la prolonge. Il a paru et paroît tous les jours assez de charlatans qui, par des sels astraliques, des teintures d'or, des essences merveilleuses, des essences de sel aérien (*), des lits célestes, et par la vertu magique du magnétisme, promettent de suspendre le cours de la nature. Mais on ne tarda pas à découvrir que le fameux thé de longue vie du comte de S. Germain n'étoit qu'un mélange très-ordinaire de bois de santal, de feuilles de séné, de semence de fenouil ; l'élixir de vie si renommé de Gagliostro, qu'un élixir stomachique très-ordinaire, mais très-violent ; on vit que la vertu magique du magnétisme prenoit sa source dans l'imagination, l'irritabilité des nerfs et la sensualité ; enfin, que les teintures d'or et les essences étoient plutôt faites pour enrichir les inventeurs que pour prolonger la vie des personnes qui en faisoient usage.

Le Magnétisme mérite sur-tout d'être cité dans cette collection. Un médecin, qui avoit fait banqueroute, méprisé, mais très-enthousiaste, et conduit moins sans doute par des intelligences invisibles que par des chefs invisibles, Mesmer conçut l'idée d'un aimant artificiel qu'il vendit comme un remède souverain contre diverses maladies, comme paralysie, rhumatismes goutteux, maux de dents, de tête, etc. Voyant que cela lui réussissoit, il alla plus loin, et assura qu'il n'avoit plus besoin d'aimant artificiel, mais qu'il étoit lui-même le grand aimant qui devoit magnétiser l'univers. — Tout son corps

---

(*) Invention nouvelle du fameux baron Hirschen.

B

renfermoit, disoit-il, une si grande qualité de vertu
magnétique, qu'il n'avoit besoin que de toucher,
que d'alonger le doigt, et même que de fixer la personne pour la communiquer. Il citoit effectivement
des exemples de personnes qui assuroient que
ses attouchemens, que ses regards leur avoient
causé une sensation pareille à celle qu'eût produit en elles un coup de bâton ou d'un morceau
de fer. Il nommoit cette vertu *magnétisme animal*,
et comprenoit sous cette dénomination extraordinaire ce que l'homme a de plus précieux, la
sagesse, la vie et la santé, qu'il se vantoit de
pouvoir communiquer et répandre à volonté.

Toutes ces extravagances n'étant plus tolérées
à Vienne, il se rendit à Paris, et ce fut là à
proprement parler qu'il commença. On courut
à lui avec un empressement prodigieux ; tout
le monde vouloit être guéri par lui, participer
à sa vertu et faire comme lui des miracles. Il
créa une société secrète, dont l'entrée coûtoit
cent louis à chaque novice, enfin, il dit haute-
ment qu'il étoit celui que la Providence avoit
désigné pour opérer l'œuvre de la régénération de
la nature humaine, qui dégénéroit si visiblement.
Je ne citerai à l'appui de tout ceci que l'apostro-
phe suivante qu'il fit faire au public par le père
Hervier, l'un de ses apôtres : « Voyez une décou-
» verte qui procurera des avantages inappricia-
» bles au genre humain, et une gloire éternelle
» à son auteur ! Voyez une révolution universel-
» le ! La terre sera habitée par d'autres hommes,
» qui ne seront arrêtés dans leur carrière par
» aucunes foiblesses, et ne connoîtront nos
» maux que par ouï dire ! Les mères auront moins
» à souffrir des dangers de la grossesse et des
» douleurs de l'enfantement ; elles mettront au

» jour des enfans plus forts , qui ramèneront
» l'activité , l'énergie et la beauté du monde
» dans son enfance. Les bêtes et les plantes ,
» également susceptibles de la vertu magnétique,
» seront exemptes de maladies ; les troupeaux
» se propageront plus aisément , les plantes de
» nos jardins auront plus de force , les arbres
» produiront de plus beaux fruits; l'esprit humain,
» en possession de ce secret merveilleux , com-
» mandera peut être à la nature des effets plus
» surprenans encore. — Et qui sait jusqu'où peut
» s'étendre son influence ? »

Ne croit-on pas entendre raconter un rêve de
l'autre monde ? Toutefois une commission , à la
tête de laquelle étoit Franklin , ayant examiné
plus sévèrement le magnétisme , fit disparoître
tout d'un coup toutes ces promesses et espérances
magnifiques. Le brouillard disparut , et de tout
cet appareil de charlatanerie. il n'est resté que
l'électricité animale et la certitude qu'elle peut ,
par certains attouchemens et frottemens du corps,
être mise en mouvement , mais que , sans foiblesse
de nerfs et sans exaltation , elle ne produiroit jamais tant de phénomènes , et seroit encore moins
capable de prolonger la vie humaine.

Dans le même temps parut le docteur Graham
avec son *Celestial Bed*. Ce lit céleste avoit , di-
soit-on , la propriété miraculeuse de communiquer à celui qui s'y couchoit de nouvelles forces
vitales , et toutes les facultés génératrices que l'on
pouvoit désirer. Mais ce lit miraculeux n'eut lui-
même qu'une existence de peu de durée , qui se
termina entre les mains de créanciers impitoya-
bles. Il fut vendu dans un encan , et l'on dé-
couvrit alors tout le secret , qui n'étoit qu'une
réunion d'émanations électriques , d'effets concen-

trés de stimulans sensuels, d'exhalaisons odori-
férantes, des sons de l'harmonica, etc. Il procuroit, il est vrai, pendant une nuit des jouissances plus vives et plus multipliées ; mais les
facultés vitales n'en étoient que plus promptement
épuisées, et la durée de la vie devoit en souffrir.

On parut presque abandonner cette idée aux
charlatans ; d'autant plus que la partie la plus
éclairée se dédommagea de l'impossibilité de faire
usage de cette découverte, en calculant la durée
de la vie moins d'après le nombre des jours que
d'après leur bon emploi et les jouissances que
l'on goûtoit.

Cependant comme on ne peut regarder cela
comme indifférent, et comme les notions sur la
nature de la vie organisée et de ses besoins se
sont de nos jours tellement rectifiées et perfec-
tionnées, il ne peut être que très-utile de faire
servir ces connoissances au développement d'un
sujet aussi intéressant ; en même temps nous éta-
blirons l'art de prolonger la vie sur les principes
de la physique animale, afin qu'elle offre des règles
plus sûres pour la vie humaine ; il en résultera
même un autre avantage important, c'est que ce
sujet n'offrira plus d'aliment aux enthousiastes
et aux imposteurs, qui, comme on sait, ne peuvent
réussir dans l'empire des sciences, qu'aussi long-
temps qu'il n'est pas éclairé par le flambeau de la
philosophie.

CHAPITRE II.

Recherches sur le principe de vie et la durée de la vie en général.

Propriétés et lois du principe de vie. — Définition de la vie. — Consomption de la vie, suite nécessaire de l'opération de la vie elle-même. — Terme de la vie. — Causes de la durée de la vie. — Retardement de la consomption de la vie. — Possibilité de prolonger la vie. — Vie intensive et extensive. — Le sommeil.

CE qu'il y a de plus essentiel, en traitant de l'art de prolonger la vie, c'est d'avoir, autant qu'il est possible, la connoissance la plus précise de la nature, de la vie, et sur-tout du principe de vie.

Seroit-il donc impossible d'approfondir un peu plus la nature de cette flamme sacrée, et d'apprendre par-là à distinguer ce qui peut la nourrir ou l'affoiblir ? — Je sens combien cette entreprise est téméraire ; je vais m'approcher du sanctuaire de la nature, dont le savant présomptueux n'a que trop souvent été obligé de s'éloigner ébloui et confus, et dont Haller lui-même, son confident favori, a dit :

Nul esprit mortel ne pénètre dans le sanctuaire de la nature.

Cependant, que tout ceci ne nous épouvante point. La nature est une mère bienfaisante, qui aime et récompense celui qui la cherche ; et quand même nous ne réussirions pas toujours à atteindre le but peut-être trop élevé vers lequel tendent nos efforts, nous trouverons du moins sur notre route assez d'objets nouveaux et intéressans pour nous dédommager des efforts que nous ferons pour en approcher. — Seulement qu'on se garde de vouloir pénétrer dans son sanctuaire d'un pas trop hardi et trop précipité. Avec une intention pure et un cœur docile, marchons avec précaution, attentifs à éviter les illusions de l'imagination et des sens, tenons-nous sur la route la plus sûre, quand même elle ne seroit pas la plus commode, celle de l'expérience et de l'examen, plutôt que de nous abandonner au vol hardi des hypothèses, qui finit ordinairement par prouver à l'univers que nous n'avions que des ailes de cire. — C'est en suivant cette route que nous éviterons le sort de ces philosophes, dont Bacon dit avec tant de justesse : « Semblables à des hiboux, ils ne » voient que dans les ténèbres de leurs rêveries ; » mais éblouis par la lumière de l'expérience, ils » ne voient point ce qu'il y a précisément de plus » clair. » C'est en suivant cette route, que depuis ce grand homme, et à l'aide des qualités que nous recommandons, on s'est plus rapproché de la nature, on a découvert ses secrets les plus profonds, et mis en usage ses ressorts les plus cachés, de manière à étonner notre siècle et la postérité. C'est en suivant cette route que l'on est parvenu par des recherches infatigables, sinon à connoître l'essence des choses, du moins à calculer et approfondir leurs qualités et propriétés, et à les réduire en pratique. C'est ainsi que l'esprit humain a réussi à commander à des êtres inconnus, et à les diriger selon sa volonté et ses besoins. La vertu magnétique et la vertu électrique sont deux principes qui échappent même à nos sens, et dont on ne connoîtra peut-être jamais la nature ; cependant nous nous en sommes rendus maîtres au point d'employer l'une à diriger notre course sur mer, et l'autre, à allumer notre lampe auprès de notre lit.

Peut-être réussirai-je à approcher davantage de

la nature par le moyen des recherches suivantes ; je crois que la meilleure manière de traiter cette matière est de commencer par déterminer plus exactement les idées de vie et de principe de vie ainsi que leurs propriétés ; ensuite d'interroger la nature sur la durée de la vie en général, et dans plusieurs corps organisés en particulier, de rassembler des exemples, de comparer ; enfin, de tirer des circonstances dans lesquelles la vie d'un être animé a plus ou moins de durée, des résultats qui indiquent les causes les plus probables de la longueur ou de la brièveté de la vie. C'est à l'aide de ces suppositions que nous résoudrons de la manière la plus satisfaisante et la plus raisonnable le problème de la possibilité et des moyens de prolonger la vie humaine.

Qu'est-ce que la vie, qu'est-ce que le principe de vie ? — Ces questions ressemblent à une infinité d'autres que nous rencontrons en étudiant la nature. Simples en apparence, elles n'ont pour objet que les objets les plus ordinaires, et cependant il est si difficile d'y répondre. Dès que le philosophe emploie le mot *principe*, on peut être sûr qu'il est dans l'embarras ; car il explique une chose par un mot qui est lui-même une énigme.— En effet, a-t-on jusqu'à présent attaché au mot *principe* une idée claire ? C'est ainsi qu'il s'est introduit dans la physique une infinité de principes, tels que le principe de la gravitation, le principe de l'attraction, le principe électrique, le principe magnétique, etc. qui tous au fond ne sont que l'*x* de l'algèbre, c'est-à-dire, la grandeur inconnue que nous cherchons. Cependant comme il nous faut des signes pour désigner des objets dont on ne peut nier l'existence, mais dont l'essence est incompréhensible, je ferai aussi usage de ce terme,

B 4

quoiqu'il ne détermine pas par lui-même, si ce que nous nommons principe de vie est une matière particulière, ou simplement une qualité de la matière.

Le principe de vie est sans doute un principe des plus universels, des plus puissans et des plus inconcevables de la nature. Il remplit, il meut tout, et est probablement la source de tous les autres principes du monde physique, du moins du monde organisé ; c'est lui qui produit, conserve et renouvelle tout, et qui, depuis tant de milliers d'années, fait paroître chaque printemps la création aussi neuve, aussi belle que lorsqu'elle sortit des mains du Créateur ; vrai souffle de la divinité, il est inépuisable, infini comme elle. C'est lui enfin qui, perfectionné et exalté par une organisation plus parfaite, enflamme le principe de la pensée et celui de l'ame, et qui donne à l'être raisonnable, non-seulement la vie, mais encore le sentiment et les jouissances de la vie. En effet, j'ai toujours observé que le sentiment du prix et du bonheur de l'existence est toujours en raison du plus ou moins de force du principe de vie, et que rien n'est plus propre que le peu d'abondance de ce principe, à produire de ce dégoût et de cet ennui de la vie, qui caractérise si bien notre siècle.

L'examen attentif des opérations de ce principe dans le monde organisé conduit à la connoissance des propriétés et des règles suivantes.

1.º Le principe de vie est l'agent de la nature le plus délié, le plus perçant, le plus imperceptible que l'on connoisse ; il l'emporte même sur la matière de la lumière, sur le principe électrique et magnétique, avec lesquels il a du reste le rapport le plus intime.

2.º Quoiqu'il pénètre tous les corps, il y a cer-

taines modifications de la matière avec lesquelles
il paroît avoir plus de rapport qu'avec d'autres ;
il s'unit à elles plus intimément, en plus grande
quantité, et s'identifie, pour ainsi dire, avec elles.
Nous nommons cette modification de la matière
l'union et la forme organisée des propriétés, et
les corps qui en sont doués, corps organisés ; —
et ce sont les plantes et les animaux. Cette structure organisée semble consister en une certaine
disposition, en un certain mélange des plus petites
parcelles, et nous trouvons ici une ressemblance
remarquable entre le principe de vie et le principe
magnétique : en effet, on voit qu'un coup appli-
qué dans une certaine direction sur un morceau
de fer, et qui change la disposition intérieure des
plus petites propriétés, réveille le principe magnétique, et qu'une commotion donnée en sens
contraire en détruit l'effet. Ce qui prouve du
moins que la structure organisée ne consiste point
dans le tissu fibreux que l'on voit, c'est l'exemple
de l'œuf dans lequel il existe un principe de vie
organisé, sans qu'on en découvre aucune trace.

3.ª Le principe de vie peut également exister dans
un état de développement et de non développement,
et il a en cela beaucoup de rapport avec le feu et le
principe électrique. De même que ceux-ci peuvent
exister dans un corps sans se montrer d'aucune
manière, jusqu'à ce qu'un stimulant proportionné
à sa force le mette en mouvement, ainsi le principe de vie peut être dans un corps organisé dans
un état de non développement pendant très-long-
temps, sans s'annoncer autrement qu'en conservant
ce corps et en l'empêchant de se dissoudre. Il y
en a des exemples extraordinaires. — Un grain peut
de la sorte se conserver pendant des années entières et un œuf pendant plusieurs mois dans cet

état de non développement, sans s'évaporer, ni
se gâter; l'attrait de la chaleur peut seul développer une vie qui ne l'est pas , et lui donner
du mouvement. La vie organisée et déjà développée peut, de cette manière, être interrompue et
rentrer dans un état de non développement. Cependant elle peut exister encore pendant quelque
temps dans cet état, et conserver l'organisation
qu'elle a reçue. Les polypes et les animaux plantes
nous en offrent des exemples remarquables.

4.º Comme le principe de vie paroît avoir avec les
corps organisés un rapport différent selon la différence de leur nature , et qu'il les remplit plus ou
moins, ainsi il est plus ou moins lié avec eux. Ce
qu'il y a de remarquable , c'est qu'il paroît lié moins
intimément aux corps dans lesquels il existe dans
toute sa force et sa perfection. Le polype imparfait, qui n'a qu'une foible existence , le retient
avec plus de force qu'un animal plus parfait de la
première classe de la création. — Cette observation
est ici de la plus grande importance.

5.º Le principe de vie donne à chaque corps qu'il
anime un caractère propre , un rapport spécifique
avec le reste du monde matériel. D'abord il lui communique la faculté de recevoir les impressions comme des stimulans et de réagir sur eux ; en second
lieu , il l'enlève aux lois générales , physiques et
chimiques de la nature inanimée. Ainsi l'on a
raison de dire , que l'influence du principe de vie
fait passer un corps du monde mécanique et chimique dans un monde nouveau , le monde organisé
ou animé. On ne peut appliquer ici les lois physiques générales de la nature , qu'en partie et avec
certaines restrictions. Les impressions sont modi-
fiées et réfléchies dans un corps animé autrement
que dans un corps inanimé. Aussi l'on ne peut pas

procéder sur un corps inanimé d'après les seules
règles de la mécanique ou de la chimie ; un choc,
un stimulant, le froid, le chaud agissent sur un
être animé d'après des lois particulières ; et l'on
doit considérer chaque effet qu'elle produit comme
provenant de l'impression extérieure et de la réaction du principe de vie.

Telle est aussi la raison des propriétés particulières à chaque espèce différente, et même à chaque
individu. Nous voyons tous les jours des plantes
qui croissent à côté l'une de l'autre et sur le même
terrain, et reçoivent la même nourriture, et qui
diffèrent cependant entièrement dans leurs formes, leurs sucs et leurs propriétés. C'est ce que
nous trouvons également dans le règne animal,
et c'est aussi ce que l'on entend en disant, chacun
a son tempérament.

6.º Le principe de vie est le plus grand moyen
de conservation du corps qu'il anime. Non-seulement il unit et enchaîne toute l'organisation,
mais encore il s'oppose avec force aux effets destructifs des autres principes de la nature, en tant
que provenant des lois de la chimie, qu'il a la faculté d'anéantir ou du moins de modifier ; je parle
sur-tout des effets de la corruption, de la dissolution et du froid. — Aucun être vivant ne se corrompt ; il n'y a que l'affoiblissement ou l'anéantissement du principe de vie qui puisse produire
la corruption; même dans un état de gêne et d'inaction il empêche la corruption. On ne voit point
d'œuf se corrompre, tant que le principe de vie
existe en lui ; il en est de même de la graine,
de la chenille en état de chrysalide, d'un homme
en axphyxie ; il est même incroyable qu'un corps
qui a autant de dispositions à la putréfaction que
le corps humain, puisse à l'aide de ce principe

de vie, en être exempt pendant soixante, quatre-
vingt, cent ans. — Par la faculté qu'il a de lier
les élémens organisés, il résiste à la seconde espèce de destruction, la dissolution, qui finit par
désunir et faire tomber dans un état de délabre-
ment les corps même les plus durs. — Il résiste
également à la privation si dangereuse des parties
de feu, à la gelée. Tant que le principe de vie
agit sur un corps, la gelée ne peut rien sur lui.
Au sein des montagnes de glace des pôles arctique
et antarctique, où la nature entière semble être
glacée de froid, on voit des créatures vivantes,
des hommes même qui y résistent (*). Ceci peut
se dire également, non-seulement de son état d'activité, mais encore de son état de non développement. Un œuf, une graine qui ont encore un
reste de vie, gèlent beaucoup plus tard que quand
ils en sont privés totalement. L'ours passe tout
l'hiver roide dans la neige; l'hirondelle, morte
en apparence, et l'insecte en état de chrysalide,
le passent sous la glace sans geler. Ce n'est que
lorsque le froid augmente au point d'affoiblir ou
d'étouffer le principe de vie, qu'il peut les geler.
Ce phénomène est causé sur-tout par la propriété
du principe de vie de développer la chaleur,
comme nous le verrons bientôt.

7.º Ainsi une privation totale du principe de vie
entraîne la dissolution de l'union organisée du corps
qu'il animoit auparavant. Sa matière obéit aux
lois et à l'affinité qu'elle contracte alors avec la

(*) Le *Galanthus nivalis* croît sur un terrain entièrement gelé,
et fait sortir sa fleur à travers la neige ; cette fleur résiste aux gelées
de nuit les plus fortes.

Hunter fit geler des poissons dans l'eau ; tant qu'ils vécurent l'eau
resta fluide autour d'eux et formoit une concavité, et elle ne gela
entièrement qu'au moment où ils moururent.

nature chimique inanimée, à laquelle elle appartient désormais ; elle se décompose et rentre dans sa matière primitive ; et l'on voit, avec les circonstances ordinaires, suivre la putréfaction, qui seule peut nous convaincre que le principe de vie est entièrement anéanti dans un corps. Mais qu'elle est grande et consolante l'idée que cette putréfaction même, qui semble anéantir toute vie, est le moyen qui sert à développer une vie nouvelle, et qu'elle n'est qu'un procédé très-important qui rend libres de la manière la plus prompte et susceptibles de nouveaux rapports organisés et d'une nouvelle vie, les parties qui, sous cette forme, avoient perdu cette propriété ! A peine un corps est-il dissous de la sorte que ses parties se trouvent animées par mille petits vers, ou reparoissent, sous la forme d'une nouvelle herbe, de la plus jolie fleur ; elles recommencent à parcourir le grand cercle de vie des êtres organisés ; et, après avoir subi quelques métamorphoses, elles deviennent, peut-être un an après, des parties essentielles d'un être animé aussi parfait que celui avec lequel elles avoient paru se détruire. Leur destruction apparente n'étoit que le passage à une nouvelle vie; en un mot, le principe de vie n'abandonne un corps que pour s'unir bientôt après avec lui plus parfaitement.

8.° Il y a certains effets qui affoiblissent, détruisent le principe de vie, d'autres qui l'excitent, le fortifient et le nourrissent. Parmi ceux qui le détruisent, on distingue sur-tout le *froid*, le plus grand ennemi de la vie. Il est vrai qu'un degré modéré de froid peut le fortifier, en concentrant le principe de vie, en prévenant sa dissipation ; toutefois ce n'est point un fortifiant positif, mais négatif, et un froid excessif le détruit entièrement.

Le froid empêche la vie de se développer, l'œuf et la semence de germer.

Outre cela, il y a encore de certaines commotions, qui paroissent agir tant en anéantissant le principe de vie, qu'en changeant d'une manière défavorable l'organisation intérieure des parties. C'est ainsi qu'une commotion électrique, ou le tonnerre, privent subitement un être du règne animal ou végétal du principe de vie, sans que l'on découvre la moindre lésion des organes. Ainsi dans des êtres d'une nature plus parfaite, de violentes agitations de l'ame, telle que celles qui sont causées par la joie ou par la crainte, peuvent anéantir tout d'un coup le principe de vie.

Enfin, il y a certaines puissances physiques qui agissent sur le principe de vie de manière à l'affoiblir considérablement, et même à le détruire, et que nous nommons communément par cette raison, poisons, tels que l'odeur d'un corps corrompu, l'eau de laurier cerise, l'huile première des amandes amères, etc.

Mais aussi il existe des principes d'une espèce opposée, qui ont une certaine affinité avec le principe de vie, qui l'excitent, le fortifient, et probablement lui donnent un aliment plus subtil, tels sont principalement la lumière, la chaleur et l'air, ou plutôt l'oxigène et l'eau, quatre dons du ciel, que l'on peut avec raison nommer les amis et les protecteurs de la vie.

Le premier est la lumière, qui, sans contredit, a le plus d'affinité avec la vie, et qui, sous ce rapport, est d'un avantage bien plus essentiel qu'on ne le croit ordinairement. Chaque créature a une vie plus ou moins parfaite, en raison de l'influence que la lumière a sur elle. Que l'on en prive une plante, un animal, quelque nourriture, quelques soins qu'on lui prodigue, on lui verra perdre successivement sa couleur, sa force, la faculte de croître, et enfin sa forme. L'homme lui-même, privé de la lumière, pâlit, se relâche, s'affoiblit, et finit par perdre toute son énergie; comme le prouvent plusieurs exemples fort tristes de personnes renfermées pendant long-temps dans une prison obscure. — Je crois même pouvoir avancer que la vie organisée n'est possible qu'avec l'influence de la lumière; car dans les entrailles de la terre, dans les cavernes les plus profondes, séjour de la nuit éternelle, on ne rencontre que ce que nous appellons vie non organisée. Il n'y a ni respiration, ni sentiment; on n'y trouve tout au plus que quelques espèces de moisissure ou de mousse de terre, le premier degré de végétation et le plus imparfait. — C'est aussi là que l'on voit que cette végétation n'a lieu ordinairement que sur le bois pourri, ou auprès de l'endroit où il se trouve. Ainsi il faut que même dans cet endroit le germe de la vie organisée soit apporté par le bois et l'eau, ou produit par une putréfaction d'où résulte la vie, qui sans cela n'existe pas dans ces abymes.

Le second principe, aussi bienfaisant et aussi favorable que le premier à celui de la vie, est la chaleur. Elle seule est capable de développer le premier germe de la vie. Quand l'hiver a plongé la nature entière dans un état de mort, la chaleur du souffle du printemps suffit pour ranimer toutes les facultés engourdies. Plus on approche du pôle, et plus on rencontre l'image de la mort; on trouve des cantons où il n'y a ni plante, ni insecte, ni animaux d'une petite espèce; on n'y voit que des baleines, des ours et autres créatures massives de cette espèce, qui soient capables de conserver la chaleur nécessaire à l'entretien de leur vie. — En un mot, par-tout où il y a vie, il y a aussi plus ou moins de chaleur, et il existe entre les deux une union essentielle et inaltérable. La chaleur donne la vie, la vie développe la chaleur, et il seroit difficile de décider laquelle est la cause et laquelle est l'effet.

Voici un exemple récent qui prouve incontestablement la faculté extraordinaire de la chaleur pour produire et alimenter la vie. Le 2 Août 1790 un carabinier, nommé Petit, se jeta tout nu dans le Rhin d'une des fenêtres de l'hôpital militaire de Strasbourg. Ce ne fut qu'à trois heures de l'après midi que l'on s'aperçut qu'il manquoit, et il y avoit peut-être une demi heure qu'il étoit dans l'eau, lorsqu'on l'en retira. Il paroissoit mort; on ne fit que le coucher dans un lit très-chaud, la tête haute, les bras contre le corps, et les jambes très près l'une de l'autre; on se contenta de lui mettre continuellement des serviettes chaudes sur le corps, et sur-tout sur l'estomac et les jambes; on plaça aussi dans différens endroits de son lit des pierres très-chaudes enveloppées dans des serviettes. Sept ou huit minutes après on aperçut un léger mouvement aux paupières supérieures; quelque temps après la mâchoire inférieure, qui avoit été jusqu'alors serrée contre la supérieure, s'en détacha, il sortit de l'écume de la bouche, et Petit fut en état d'avaler quelques cuillerées de vin. Le pouls revint, et une heure après il parla. — Sans doute la chaleur agit aussi puissamment contre l'asphyxie que pour le premier développement de la vie; elle alimente les plus petites étincelles de vie, les rallume et en fait par degré une flamme.

Le troisième des principaux alimens de la vie c'est l'air. Il n'y a point d'être qui puisse vivre

entièrement

entièrement privé d'air ; la plupart meurent bientôt après, souvent même sur-le-champ. Ce qui prouve le plus clairement encore son influence, c'est que les bêtes qui aspirent ont beaucoup plus de forces vitales que celles qui n'aspirent point. L'air déphlogistiqué paroît être la substance de notre atmosphère, qui fournit au principe de vie l'aliment le plus prompt et le plus puissant ; et dans les derniers temps, où les progrès de la chimie nous ont appris à le présenter dans toute sa pureté, on a éprouvé, en le respirant, un sentiment universel de force et d'activité. Les chimistes appellent *oxygène* le principe de cet air de feu ou de vie ; et c'est à proprement parler cette essence qui contient les parties vivifiantes de l'air, et qui passe dans le sang par la respiration. — L'eau, comme contenant de l'oxygène, est aussi un ami de la vie, ou du moins une condition de la vie, puisque sans fluide il n'y a aucune marque de vie.

Je crois donc pouvoir assurer que la lumière, la chaleur, l'air pur et l'eau sont les vrais et les principaux alimens et conservateurs du principe de vie. Les autres alimens plus grossiers (excepté la partie d'oxygène et de feu qu'ils contiennent) semblent plutôt servir à conserver les organes et à réparer la consomption ; sans cela seroit-il possible de concevoir comment certaines créatures peuvent vivre long-temps sans prendre de nourriture réelle ? Considérons le petit poulet dans l'œuf ; sans avoir la moindre communication avec l'extérieur, il se développe et devient un animal parfait. Un oignon de jacinthe, etc., sans autre nourriture que la vapeur de l'eau, se développe, pousse une tige, des feuilles et des fleurs. On a même fait sur des animaux des observations qu'il

C

seroit impossible d'expliquer sans cela. Par exemple, l'Anglais Fordyce renferma les dorades dans des vases remplis d'eau, leur donna de l'eau fraîche tous les jours dans le commencement, puis tous les trois jours seulement, et elles vécurent ainsi pendant quinze mois, sans aucune autre espèce de nourriture; ce qu'il y a même de surprenant, c'est qu'elles étoient devenues une fois aussi grosses qu'auparavant. Toutefois comme on pouvoit encore supposer qu'il y avoit dans l'eau une grande quantité de parties nutritives invisibles, il la distilla, augmenta la portion d'air, et ferma les vases hermétiquement, afin d'empêcher tous les insectes d'y entrer. Les poissons ne laissèrent pas d'y vivre pendant long-temps; ils grossirent même et rendirent des excrémens. Comment des hommes pourroient-ils vivre pendant si long-temps sans nourriture, si l'aliment immédiat du principe de vie provenoit des alimens eux-mêmes ? Un officier Français (*), après avoir essuyé beaucoup de désagrémens, tomba dans un accès de mélancolie, dans lequel il résolut de se laisser mourir de faim; et il suivit son plan si fidèlement, qu'il passa quarante-cinq jours sans rien manger. Seulement le cinquième jour il demanda de l'eau distillée; on lui donna une demi chopine d'eau de vie d'anis, qui lui dura trois jours. On lui représenta que c'étoit trop; alors il n'en mit dans chaque verre d'eau que trois gouttes, et la même quantité lui dura trente-neuf jours. Alors il cessa de boire et ne prit rien du tout pendant les huit derniers jours. Dès le trente-sixième il fut obligé de rester couché; et

---

(*) Voyez histoire de l'académie royale des sciences, année 1769.

ce qu'il y a de remarquable, c'est que cet homme, du reste extrêmement propre tant que dura son jeûne, exhala une très mauvaise odeur, suite du défaut de renouvellement de ses sucs et de la corruption qui en résultoit, et sa vue même s'affoiblit. Toutes les représentations avoient été inutiles, et on le regardoit déjà comme perdu, lorsque le hasard ranima en lui la voix de la nature. Ayant vu un enfant entrer avec une beurrée, ce spectacle excita en lui un appétit si violent, qu'il demanda instamment de la soupe. On lui donna de deux en deux heures quelques cuillerées de bouillie de riz ; peu à peu on lui donna des alimens plus nourrissans, et sa santé se rétablit, quoique lentement. — Il est intéressant de remarquer que, tant qu'il jeûna, il fut exempt de délire, et se laissa appeler par son nom ; mais dès que la nourriture lui eut rendu l'usage de ses forces, son cerveau se dérangea de nouveau, et toutes ses idées absurdes reparurent.

9.º Un autre moyen qui affoiblit ou diminue le principe de vie qui gît en lui-même, c'est la perte produite par l'emploi de la force. Toutes les fois que la force est en activité elle diminue, et si l'on en fait un emploi trop violent ou trop long, il en résulte un épuisement total : nous l'éprouvons tous les jours ; une marche, une méditation forcée nous fatigue. Ce qui le prouve encore plus clairement, ce sont les expériences de Galvani, qui a découvert qu'un muscle ou nerf d'un corps mort se meut par l'attouchement du métal. Si on réitère souvent et avec force l'irritation métallique, elle épuise promptement la force ; si elle est moins fréquente, elle l'épuise plus lentement ; paroît-elle épuisée, alors, en cessant les attouchemens, on lui donne le temps de réparer son irritabilité. Ainsi le repos, ou la cessation de l'emploi de la force, est pour elle un nouveau fortifiant; elle se rassemble et s'augmente.

10.° Les effets immédiats du principe de vie ne consistent pas uniquement à recevoir les impressions comme des stimulans et réagir sur eux, mais encore à les changer en nature organisée, c'est-à-dire, à unir, d'après des lois organisées, les substances qui parviennent au corps, et à leur donner la forme nécessaire au but de l'organisme, c'est-à-dire, la force plastique, reproductive.

11.° Le principe de vie remplit toutes les parties du corps vivant organisé, solide ou fluide, se déploye de différentes manières, selon la différence des organes; dans les fibres des nerfs par la sensibilité, dans celles des muscles par l'irritabilité, etc. Le procédé que nous nommons génération, accroissement, est visible et progressif, jusqu'à ce que le corps organisé ait atteint le degré de perfection qui lui est assigné. Ce principe créateur ne cesse pas pour cela d'agir; mais ce qui jusqu'alors étoit accroissement, devient seulement un renouvellement continuel, et cette reproduction non interrompue est un des premiers conservateurs des créatures.

En voilà assez sur l'essence de ce principe merveilleux. Maintenant nous pouvons avancer quelque chose de plus positif sur le rapport de ce principe avec la vie, sur ce qu'on entend proprement par vie, et sur sa durée.

On appelle la vie d'un être organisé l'état de liberté et d'activité de ce principe, et la mobilité et l'activité des organes, qui en est inséparable. — Ainsi le principe de vie n'est que la faculté, la vie est l'action. — Chaque vie est donc une suite continuelle d'opérations de ce principe, et d'efforts organisés. Il résulte de ce procédé une consomption non interrompue du principe et des organes, qui doivent à leur tour se renouveler sans cesse pour que la vie dure. Ainsi l'on peut considérer le procédé de la vie comme une consomption continuelle, et son essence comme une destruction et une réparation continuelle de notre être. On a souvent comparé la vie à une flamme, c'est en effet la même opération. Les principes destructeurs et créateurs se livrent sans cesse en nous le combat le plus vif, et tous les momens de notre existence sont un mélange extraordinaire de destruction et de création. Tant que le principe de vie conserve sa vivacité et son énergie, les facultés vitales et créatrices conservent aussi le dessus; ainsi le corps croit et se perfectionne. Peu à peu elles finiront par se balancer mutuellement, et la consomption et la régénération seront réglées de telle manière que le corps n'éprouvera ni augmentation ni diminution. Enfin la diminution du principe de vie et la détérioration des organes produira la consomption et l'emportera sur la régénération; et l'affoiblissement, la dégradation, enfin la dissolution totale en seront la suite. — C'est aussi ce que l'on voit généralement; chaque être a trois périodes, l'accroissement, le repos, le dépérissement.

La durée de la vie dépend donc en général des conditions suivantes :

1.º De la somme du principe de vie contenue dans le corps. Sans doute qu'une somme du principe de vie plus considérable dure davantage, et se consume plus lentement qu'une plus petite. Or, ce qui précède nous apprend que le principe de vie a plus de rapport avec certains corps et moins avec d'autres; qu'il est en plus grande quantité dans les uns que dans les autres; enfin que certaines influences extérieures tantôt les affoiblissent, tantôt les fortifient ; et voilà la première cause de la différence qu'on voit dans la durée de la vie.

2.º Mais la vie consomme et détruit, non-seulement le principe de vie, mais encore les organes ; ainsi la consomption totale d'un corps doué d'organes forts doit être plus lente que celle d'un corps plus délicat et plus aisé à dissoudre. Outre cela, l'opération de la vie a besoin de l'activité continuelle de certains organes, que nous nommons à cause de cela les organes de la vie. Dès qu'ils sont attaqués ou incapables d'aucun usage, la vie cesse. Ainsi une certaine solidité de l'organisation et la qualité convenable des organes de la vie forment la seconde condition de laquelle dépend la durée de la vie.

3.º La consomption peut être plus ou moins prompte ; ainsi sa durée, ou celle de la vie peut être, malgré l'égalité et la ressemblance parfaite des principes et des organes, plus ou moins longue, selon que la première opération se fait plus ou moins vite ; de même qu'une lumière allumée par les deux bouts brûle le double plus vite que celle qui n'est allumée que par un ; ou placée dans de l'air déphlogistiqué, elle brûle dix fois plus vite qu'une autre de même grandeur dans l'air ordinaire, parce que ce moyen accélère de dix fois le procédé de la consomption.

4.º Enfin la réparation de ce qui est perdu, ou la régénération continuelle, étant le moyen de contrebalancer la consomption, un corps qui a en lui et hors de lui les moyens de régénération les plus prompts et les plus parfaits, aura aussi plus de durée que celui qui en est privé.

En un mot, la durée de la vie d'un être dépend de la somme des principes vitaux qu'il renferme, du plus ou moins de solidité de ses organes, de la rapidité ou de la lenteur de la consomption, de la perfection ou imperfection de la régénération. —Toutes les idées relatives à la prolongation de la vie, ainsi que les méthodes proposées ou à proposer pour cet objet, peuvent se ranger dans ces quatre classes, et être soumises aux mêmes principes.

On tire de tout ceci des résultats instructifs, et des réponses à plusieurs questions obscures. Je vais tâcher d'exposer ce qu'il y a de plus important à savoir sur cet objet.

Le terme de la vie est-il fixé ou non ? Cette question a souvent été une pomme de discorde entre les philosophes et les théologiens, et a embarrassé la pauvre médecine. Cette question est, à l'aide des idées précédentes, facile à résoudre. Les deux partis ont raison dans un certain sens. Sans doute chaque espèce de créatures, et même chaque individu a un terme prescrit aussi bien que sa grandeur, sa portion de principes vitaux, la force de ses organes, et son procédé de consomption ou de régénération ; car la durée de la vie n'est qu'une suite de cette consomption, qui ne peut durer qu'autant que les forces et les organes durent. Nous voyons aussi que chaque classe d'êtres à une durée déterminée, dont les individus se rapprochent plus ou moins.—Mais cette consomption peut être accélérée ou retardée, et influencée par des circonstances favorables ou défavorables, qui la détruisent ou la conservent ; d'où il résulte que malgré cette détermination naturelle, le terme de la vie peut être dérangé.

D'après cela on peut répondre généralement à la question suivante : est-il possible de prolonger la vie ? Sans doute cela est possible; non, à la vérité, par des moyens enchanteurs et par des essences ; non à l'aide de toutes ces méthodes par lesquelles on fait espérer d'augmenter la somme et la capacité

des sucs vitaux que nous avons reçus, et de changer toute la destination de la nature; mais seulement à l'aide des quatre points ci-dessus indiqués,
d'où dépend la durée de la vie : en raffermissant le
principe de vie et des organes, en retardant la consomption, en allégeant et en facilitant la réparation ou régénération. — Ainsi plus les alimens, les
habillemens, le genre de vie, le climat, les régi-
mes artificiels même rempliront ces conditions, et
plus ils contribueront à la prolongation de la vie ;
plus ils leur sont contraires, et plus ils en abrègent
la durée.

Il faut sur-tout insister ici sur ce que j'appelle le
retardement de la consomption de la vie, comme
étant à mes yeux le premier agent de la conservation
de la vie. Si nous supposons une certaine somme
de principes et d'organes vitaux, qui sont pour
ainsi dire le fond de notre vie, puisque la vie consiste dans leur consomption; il est clair que le
fonds s'épuisera plus ou moins lentement, selon
la tension plus ou moins grande, l'usage plus ou
moins modéré des organes, et la destruction plus
ou moins rapide qui en résulte. Celui qui en un jour
consume deux fois autant de principes vitaux qu'un
autre, épuisera aussi une fois plus vite la somme
des principes vitaux qu'il renferme, et la destruction des organes que l'on emploie avec le double plus de forces, doit aussi être le double plus
prompte. Ainsi l'énergie de la vie est en rapport opposé avec sa durée; plus un être vit intensivement,
moins sa vie est-elle extensive. — L'expression
vivre vîte, qui, ainsi que la chose, est devenue si
à la mode, est parfaitement juste. Il est sans doute
possible d'accélérer ou de ralentir la consomption
de la vie, soit qu'elle consiste en action, ou en
jouissances; ainsi l'on peut vivre vîte ou lentement.

(Je désignerai ces deux manières de vivre par vie intensive et vie extensive.) Cette vérité se trouve confirmée non-seulement dans l'homme, mais même dans toute la nature. Moins la vie d'un homme est intensive, et plus elle dure. La chaleur, le fumier, les moyens artificiels augmentent la vie intensive d'une plante, elle se développe plus vite ; mais elle passe aussi plus promptement. — L'être même que la nature aura doué d'une somme considérable de principes vitaux, vivra moins, si sa vie est très-intensive, que celui qui ayant moins de principes vitaux mène une vie moins intensive. Ainsi les premières classes d'animaux sont douées de principes vitaux plus abondans et plus parfaits que les plantes ; et cependant un arbre vit au moins cent fois plus long-temps que le cheval si plein de vie, parce que la vie du premier est intensivement plus foible. — C'est ainsi que des accidens qui affoiblissent, pourvu qu'ils diminuent l'activité intensive de la vie, deviennent des moyens de la prolonger ; et qu'au contraire ceux qui fortifient et animent la vie, qui en augmentent trop la mobilité intérieure, nuisent à sa durée. Ainsi une santé robuste peut être contraire à la durée de la vie, et une certaine foiblesse peut lui être favorable ; par conséquent le régime et les moyens que l'on employe pour prolonger la vie ne peuvent pas être les mêmes que ceux qu'on entend par fortifians. — La nature nous en donne la meilleure preuve, en attachant à l'existence de chaque créature d'une classe plus parfaite, un procédé capable d'arrêter la rapidité de la consomption de la vie, et de prévenir par là un épuisement trop prompt ; je veux dire le sommeil, qui se trouve dans toutes les créatures d'une espèce plus parfaite ; disposition admirable, dont l'objet principal est de régler et de retarder la consomption de

la vie, et qui est pour la vie ce que le balancier est à
l'horloge. — Le temps du sommeil n'est qu'une
suspension de la vie intensive, une perte apparente
qu'on en fait; mais cette interruption de son activité
lui offre un grand moyen de prolongation. Douze,
seize heures de vie intensive sans interruption
occasionent dans l'homme une consomption si
rapide, qu'il sent une précipitation dans le pouls, ce
qui est une espèce de fièvre commune à tout le
monde, qu'on nomme fièvre du soir. Alors le sommeil
vient à son secours et fait passer l'homme dans un état
passif; et après une pause de sept à huit heures, le
torrent destructeur de la consomption de la vie est
tellement interrompu, les pertes sont tellement
réparées, que le pouls et tous les mouvemens re-
prennent leur marche lente et réglée (*). — Aussi
rien ne nous consume et ne nous détruit plus vite
qu'une longue insomnie. — Les arbres eux-mêmes, ces Nestors du règne végétal, sans le sommeil d'hiver, ne vivroient pas aussi long-temps (†).

(*) C'est ce qui fait que les vieillards dorment moins que les jeunes
gens, parce que la vie intensive, la consomption de la vie est foible,
et a moins besoin de réparation.

(†) On trouve dans certaines plantes quelque chose que l'on peut
comparer entièrement avec le sommeil de l'homme. Elles rapprochent
le soir leurs feuilles les unes des autres, ou les inclinent, les fleurs se
ferment, et tout en elles indique un état de calme et de repos. On a
attribué cela au frais et à l'humidité du soir; mais la même chose a
lieu dans les serres. D'autres personnes ont regardé cela comme un
effet de l'obscurité; mais il y en a qui se ferment en été dès les six
heures du soir. Ce qui est plus étonnant encore, le *Tragopogon luteum*
se ferme dès les neuf heures du matin; ainsi on pourroit comparer
cette plante aux animaux et oiseaux de nuit du règne animal, qui ne
veillent que pendant la nuit et dorment pendant le jour. — Enfin, il
y a à chaque heure du jour une plante différente qui se ferme; et
telle est l'origine de l'horloge des plantes.

CHAPITRE III.

Durée de la vie des plantes.

Différence dans la durée. — Plantes d'un an, de deux ans; plantes vivaces. — Expériences relatives aux circonstances qui déterminent cette différence. — Résultats. — Application des principes fondamentaux de la prolongation de la vie. — Influence considérable de la génération et de la culture sur la durée des plantes.

JE vais maintenant, pour confirmer ou soumettre à l'épreuve tout ce que je viens de dire, jeter un coup-d'œil sur toutes les classes du monde organisé. Nous aurons en même temps occasion de connoitre les circonstances les plus importantes qui influent sur la prolongation ou sur la diminution de la vie. — Quelle variété infinie dans la durée des différens êtres organiques ! — Depuis la moisissure qui ne vit qu'une couple d'heures jusqu'au cèdre qui peut vivre mille ans, quelle distance ! quelle quantité de degrés mitoyens ! quelle variété de vie ! Cependant, la raison de cette durée plus ou moins considérable ne peut se tenir que de la qualité de chaque être, et de la place qu'il occupe dans la création ; et ne doit-on pas la trouver à force de recherches ? Objet sublime et intéressant, mais qu'il est impossible d'embrasser. Je me contenterai donc de saisir les objets principaux, et de les placer à notre point de vue.

Nous découvrons d'abord les plantes, ce monde innombrable de créatures, premier degré des êtres organisés, qui ont la propriété de se nourrir elles-mêmes, de former un individu et de propager leur espèce. Quelle différence incalculable de forme, d'organisation, de grandeur et de durée ! En effet, les nouveaux botanistes, d'après les dernières découvertes et les derniers calculs, portent le nombre des différentes espèces à 40000.

Toutefois on les réduit toutes, d'après leur durée, en trois classes principales; plantes d'un an, ou plutôt de six mois, qui naissent au printemps et meurent en automne; plantes de deux ans, qui meurent au bout de deux ans; enfin, plantes vivaces, qui vivent depuis quatre jusqu'à mille ans.

Toutes les plantes succulentes et aqueuses, qui ont dés organes très-délicats et très-déliés, né vivent qu'un an ou deux tout au plus. Celles qui ont des organes plus solides et des sucs plus visqueux durent davantage ; mais elle ne peuvent sans bois atteindre l'âge des plantes les plus considérables.

Nous découvrons une différence sensible entre celles qui ne vivent qu'une année ou deux. Celles qui n'ont ni chaleur, ni odeur, ni saveur, placées de même, ne vivent pas autant que celles qui ont une odeur forte et balsamique, et qui contenant plus d'essence d'huile sont plus spiritueuses. Par exemple, la laitue, le froment, le seigle, l'orge et toutes les espèces de grains ne vivent jamais qu'un an ; tandis que le thym, le puliot, l'hysope, la mélisse, la ciguë, la marjolaine, la sauge, etc. vivent deux ans et plus.

Les arbrisseaux et les arbres de la petite espèce peuvent vivre jusqu'à soixante ans, quelques-uns même le double. La vigne vit soixante et jusqu'à cent ans, et porte des raisins jusqu'à la fin ; le romarin de même. L'acanthe et le lierre peuvent vivre plus de cent ans. Il y en a, tels que les espèces de ronces, dont il est difficile de déterminer l'âge, parce que leurs branches rentrant dans da terre, forment de nouveaux arbrisseaux, de sorte que l'on ne peut guère distinguer les nouveaux des anciens; et c'est ainsi qu'ils perpétuent leur existence.

Les arbres qui vivent le plus sont les plus grands et les plus forts, tels que le chêne, le tilleul, le hêtre, le marronier, l'ormeau, l'érable, le platane, le cèdre, l'olivier, le palmier, le mûrier, le baobab (*). — Quelques cèdres du Liban, le fameux châtaignier *di centi cavalli* de Sicile, et quelques chênes sacrés, sous lesquels les anciens Germains faisoient leurs cérémonies religieuses, ont surement vécu mille ans et plus. Nous n'avons plus que ces témoins respectables des siècles passés, et nous nous sentons saisis d'une horreur religieuse lorsque nous entendons le vent siffler à travers leur cime blanchie par les siècles, et qui servoit jadis d'ombre aux Druides et aux sauvages Germains couverts de leurs peaux d'ours.

Tous les arbres qui croissent rapidement, tels que le pin, le bouleau, le châtaignier, etc. ont un bois moins fort et moins durable, et vivent aussi moins long-temps. — Le chêne, qui croît le plus lentement, a aussi le bois le plus dur et vit le plus long-temps.

Les végétaux de la petite espèce ont en général une vie moins longue que ceux qui sont très-grands, et ont plus d'étendue.

Ceux qui ont le bois le plus dur ne sont pas

_____

(*) (*Adansonia digitata.*) Cet arbre nouvellement découvert semble susceptible de parvenir à l'âge le plus avancé. Le tronc acquiert vingt-cinq pieds d'épaisseur; et Adanson trouva vers la moitié de ce siècle les noms des navigateurs des quinzième et seizième siècle sur des arbres qui n'avoient encore que six pieds d'épaisseur, et les incisions ne s'étoient pas encore beaucoup élargies.

toujours ceux qui vivent le plus. Par exemple, le buis, le cyprès, le genevrier, le noyer et le pommier ne vivent pas aussi long-temps que le tilleul, qui a cependant un bois plus tendre.

En général, ceux qui portent des fruits succulens, tendres et perfectionnés par l'art, durent moins long-temps que ceux qui n'en portent point, ou n'en portent que de mauvais; et même parmi ces derniers, ceux qui portent des noix ou des glands vivent plus que ceux qui portent des grains ou des fruits à noyau.

Ceux même de cette dernière espèce qui vivent moins long-temps, le pommier, le poirier, l'abricotier, le pêcher, le cerisier peuvent, quand tout leur est favorable, vivre jusqu'à soixante ans, surtout lorsqu'on a soin d'ôter la mousse qui croît sur eux.

En général, ceux dont le feuillage et les fruits viennent et passent lentement, vivent plus long-temps que les autres. — Les arbres domestiques vivent aussi moins que les sauvages, et ceux qui portent des fruits aigres et âpres vivent plus long-temps que ceux qui en portent de doux.

Ce qu'il y a de remarquable, c'est qu'en bêchant tous les ans la terre autour des arbres, on les fait pousser et porter davantage, mais en même temps on abrège leur durée. Si on ne fait cela que tous les cinq ans ou tous les dix ans, ils vivent plus long-temps. — De même la méthode d'arroser ou de fumer souvent les fait porter davantage, mais abrège leur vie.

Enfin, en coupant souvent les branches et les boutons, on prolonge considérablement la vie d'une plante; même celles d'une petite espèce, comme la lavande, l'hysope et autres de cette sorte, peu-

-vent, étant coupées tous les ans, vivre jusqu'à quarante ans.

On a également remarqué qu'en bêchant et remuant la terre autour des racines des vieux arbres, auxquels on n'avoit pas touché de long-temps, on leur fait pousser un feuillage plus abondant et plus vert; ce qui est pour eux une espèce de rajeunissement.

En considérant ces faits appuyés sur l'expérience, on voit combien ils confirment les principes sur la vie et sa durée, établis ci-dessus.

Notre premier principe étoit, que plus la somme des principes vitaux est grande, plus les organes sont forts, et plus la vie a de durée. Maintenant nous voyons que les corps les plus grands et les plus parfaits, (par conséquent ceux en qui nous supposons le plus de principes vitaux), et ceux qui ont les organes les plus forts, sont aussi ceux qui vivent le plus long-temps, tels que le chêne, le cèdre, etc.

La masse du corps semble ici contribuer aussi à la prolongation de la vie, et cela pour trois raisons :

1.º La grandeur annonce une somme plus considérable de facultés animales et de vertu plastique.

2.º La grandeur donne plus de faculté vitale, plus de surface, plus d'accès aux substances extérieures.

3.º Plus la masse d'un corps est considérable, et plus les principes extérieurs et intérieurs de consomption et de destruction s'épuisent lentement.

Cependant il y a des plantes qui, avec des organes solides et durables, vivent moins que d'autres qui ont des organes plus délicats; par exemple le tilleul vit beaucoup plus long-temps que le buis et le cyprès.

Ceci nous conduit à l'observation d'une loi très importante pour la vie organisée, et qui nous sera d'une grande utilité dans notre recherche, c'est que dans le monde organisé il n'y a qu'un certain degré de solidité qui favorise la durée de la vie, tandis qu'un degré de ténacité trop fort l'abrège. — En général, plus un être organisé a de force, et plus il a de durée; mais dans des êtres organisés, où la durée de l'existence consiste dans l'activité des organes et dans la circulation des sucs, ce principe souffre des exceptions: une trop grande solidité des organes, et trop de viscosité des sucs, les rend de meilleure heure immobiles et inaccessibles, produit des engorgemens, et amène plus promptement la vieillesse et la mort.

Mais ce n'est pas seulement de la somme des facultés vitales et des organes que le principe de vie dépend. Nous venons de voir qu'il dépend surtout de la consomption plus ou moins rapide et de la restauration plus ou moins parfaite. Voiton aussi cela dans le règne végétal?

Oui, nous y trouvons aussi cette loi générale. Plus une plante a de vie intensive, plus sa consomption intérieure est forte et rapide, et moins elle dure. — Outre cela, plus une plante a en elle ou hors d'elle de facultés de se régénérer, et plus elle dure.

D'abord la règle de la consomption.

En général, le règne végétal a une vie intensive extrêmement foible. La nutrition, l'accroissement, la procréation sont les seules opérations qui composent sa vie intensive; il ne peut changer de lieu volontairement; il n'a ni circulation réglée, ni mouvement de muscles ou de nerfs. — L'opération de la génération est le plus haut degré de sa consomption intérieure, et le terme le plus reculé

de

de sa vie intensive. Mais aussi de combien de dissolution et d'anéantissement n'est-elle pas accompagnée ! — La nature semble dans cet acte être prodigue de ses principes créateurs, et présenter le plus haut degré de perfection.

Quelle délicatesse n'aperçoit-on pas dans la forme de la fleur; de quelle beauté, de quel éclat des couleurs ne sommes-nous pas souvent frappés dans la plante la moins apparente, et que nous aurions cru la moins susceptible d'un développement si merveilleux ! C'est, pour ainsi dire, l'habit le plus précieux qu'elle revêt pour célébrer sa plus grande fête, mais aussi qui épuise pour toujours, ou du moins pour long-temps, la somme de ses facultés vitales.

Aussitôt après cette opération, toutes les plantes sans exception perdent la vivacité de leur végétation, s'arrêtent, et c'est elle qui commence leur mort. Toutes les plantes d'un an meurent aussitôt après ; les plus grandes, ainsi que les arbres, meurent au moins pour un temps ; elles s'arrêtent pendant six mois, jusqu'à ce que leur grande faculté régénérative les remette de nouveau en état de pousser des feuilles et de produire des fleurs.

C'est aussi ce qui explique pourquoi toutes les plantes qui engendrent vîte, meurent aussi promptement ; et la loi la plus invariable pour la durée de la vie dans le règne végétal est, que plus une plante fleurit vîte, et moins elle dure, et réciproquement. Toutes celles qui fleurissent la première année, meurent aussi la première année ; celles qui ne fleurissent que la seconde, meurent aussi à cette époque. Les arbres et les plantes ligneuses, qui n'engendrent que la sixième, la neuvième ou la douzième année, sont les seules qui vieillissent, et même, dans cette classe, les espèces qui engen-

D. —

drent le plus tard sont celles qui vieillissent le plus. — Remarque extrêmement importante, qui sert et à confirmer nos idées sur la consomption, et à nous instruire relativement à la recherche que nous nous proposons.

Maintenant nous pouvons répondre à cette question si importante : quelle influence la culture a-t-elle sur la durée des plantes ?

La culture et l'art abrègent en général la vie ; et l'on peut poser pour principe certain qu'en général les plantes sauvages et abandonnées à elles-mêmes vivent plus long-temps que celles qui sont cultivées. Cependant on ne peut pas dire la même chose de chaque espèce de culture ; il y a des plantes qui ne vivent dans la campagne qu'un an ou deux, mais qu'on fait durer beaucoup plus long-temps à force de soins. — Ce qui prouve qu'il y a aussi dans le règne végétal un procédé pour prolonger la vie. — Mais il s'agit ici de connoître la différence qui existe entre la culture qui prolonge la vie et celle qui l'abrège. On peut la déduire de nos premiers principes fondamentaux. Plus la culture augmente la vie intensive et la consomption intérieure, plus elle rend l'organisation elle-même délicate, plus aussi nuit-elle à la durée de la vie. C'est ce que nous voyons dans toutes les plantes de serre, en qui la chaleur continuelle, le fumier, et les autres moyens employés par l'art, excitent une activité intérieure sans interruption, qui leur fait produire de meilleure heure et plus souvent, des fruits plus parfaits que ne le comporte leur nature. Il en est de même, lorsque sans influences extérieures, et uniquement par certains procédés et artifices, on communique à l'organisation intérieure des plantes plus de perfection et de délicatesse qu'elles n'en avoient naturellement ; par exemple, en écussonnant, en entant, et usant de tous les artifices que l'on emploie pour les fleurs doubles. —Cette culture abrège également la durée.

D'un autre côté, il n'y a pas de meilleur moyen de prolonger la vie que la culture, dès qu'elle n'augmente point la vie intensive de la plante, ou même dès qu'elle arrête et modère la consomption ordinaire, dès qu'elle diminue la trop grande viscosité et dureté des organes (la matière) qu'elle en a reçues de la nature, assez pour lui conserver plus long-temps leur mouvement et leur activité, et qu'elle arrête les influences destructives, et fournit des moyens plus puissans de régénération. — C'est ainsi que la culture fait vivre un être plus long-temps que sa position et sa nature ne sembloient le promettre.

On prolonge la vie des plantes par la culture, à l'aide des procédés suivans :

1.º On prévient une consomption trop rapide en coupant souvent les branches ; par là on leur enlève une partie des organes par lesquels ils épuiseroient trop vite leurs facultés vitales, et on concentre celles-ci, pour ainsi dire, dans l'intérieur.

2.º On arrête par ce moyen, ou du moins on retarde la fleur et l'épuisement des sucs génératifs. Nous savons que c'est le plus haut degré de consomption intérieure dans les plantes ; ainsi par ce procédé on contribue doublement à la prolongation de la vie, en prévenant l'épuisement de ses facultés vitales, et en les forçant d'agir d'une manière rétroactive et de servir de moyens de conservation.

3.º On éloigne les influences destructives de la gelée, du défaut de nourriture, des changemens de temps ; et on les entretient artificiellement dans un état mitoyen uniforme. Supposé même que nous augmentions par ce moyen la vie intensive ;

il offre par contre une source d'autant plus abondante de restauration.

Enfin la quatrième condition de laquelle dépend la durée de chaque être, et par conséquent d'une plante, c'est le plus ou le moins de faculté de se régénérer et d'engendrer de nouveau.

Nous partageons ici le règne végétal en deux grandes classes : l'une ne possède du tout point cette faculté; c'est celle des plantes qui ne vivent qu'un an, et meurent aussitôt après avoir consommé l'œuvre de la génération.

L'autre, qui possédant dans un souverain degré la faculté précieuse de se régénérer chaque année, de produire de nouveau des feuilles, des branches, des fleurs, peut atteindre l'âge de mille ans et plus. — Il faut considérer une plante de ce genre comme un terrain organisé, qui produit tous les ans une foule de plantes qui lui sont analogues. — Disposition dans laquelle la sagesse de la nature se montre admirable et sublime.

Quand nous considérons, comme l'expérience nous l'apprend, qu'il faut huit ou dix ans pour produire dans l'organisation et dans les sucs d'un arbre le degré de perfection nécessaire pour qu'il porte des fleurs et des fruits; et si cet arbre devoit avoir le sort des autres plantes et mourir après l'œuvre de la génération, il en résulteroit que la culture de ces plantes seroit des plus ingrates, et que la dépense du temps et des préparatifs seroient peu proportionnée au résultat; enfin, que les fruits seroient bien rares.

Pour prévenir cet inconvénient, la nature, par un règlement que l'on ne peut assez admirer, fait acquérir peu à peu à la première plante une telle consistance et solidité, que le tronc finit par prendre la place de la terre, et produit tous les ans une

bule innombrable de plantes sous la forme d'yeux
ou de boutons.

De-là naît ce double avantage : premièrement
les plantes sortant d'un fonds déjà organisé, reçoivent des sucs déjà assimilés, et les employent aussitôt à produire des fleurs et des fruits ; ce que des
sucs sortis immédiatement de la terre ne pourroient
pas produire.

En second lieu, ces plantes d'une espèce plus délicate, lesquelles on doit considérer comme autant
de plantes d'un an, peuvent mourir après la fruc-
tification, sans empêcher pour cela la plante elle-
même et le tronc de continuer de vivre. — La nature même en cela reste fidelle à son principe, savoir que l'opération de la génération épuise les facultés vitales des individus, sans interrompre leur
durée.

Enfin les résultats de toutes ces expériences sont,
qu'une plante ne peut vivre long-temps qu'à l'aide
des conditions suivantes :

1.º Il faut que son accroissement soit lent ;

2.º Qu'elle ne se propage que lentement et tard ;

3.º Que la plante ait un certain degré de solidité
et de durée des organes, assez de bois, et que les
sucs ne soient pas trop aqueux ;

4.º Qu'elle ne soit pas trop grande, et qu'elle ait
cependant une certaine étendue ;

5.º Qu'elle s'élève dans l'air.

Tout ce qui est contraire à ces conditions abrège
la durée de la vie.

CHAPITRE IV.

Durée de la vie des Animaux.

Observations sur les Animaux-Plantes. — Vers. — Insectes.
— Métamorphose, moyen important de prolonger la vie.
— Amphibies. — Poissons. — Oiseaux. — Animaux qui
sucent. — Résultats. — Influence de la maturité et de l'accroissement sur la durée de la vie. — Influence de la perfection ou imperfection de l'organisation. — De la consomption de la vie plus ou moins rapide. — De la Restauration.

Le règne animal est la seconde classe et la partie
la plus parfaite du monde organisé, qui renferme
une infinité d'êtres infiniment variés entr'eux en
perfection et en durée. — Depuis l'éphémère, ce
petit insecte qui vit tout au plus un jour, et qui,
dans la vingtième heure de son âge, se trouve
comme un centenaire au milieu d'une postérité
nombreuse, jusqu'à l'éléphant qui vit deux cents
ans, il y a une quantité innombrable d'étages mitoyens de facultés animales et de durée. Incapable
d'embrasser un sujet si vaste, je me contenterai de
rassembler ce qui peut servir à expliquer d'où dépend la durée de la vie.

Nous commencerons par la classe la plus imparfaite, et qui tient de près au règne végétal, celle
des vers. Comme ils sont d'une constitution extrêmement foible et délicate, il est très-aisé de les
détruire; mais ils ont, ainsi que les plantes, le
meilleur remède dans leur faculté reproductive extraordinaire, à l'aide de laquelle ils réparent la
perte de parties entières, et continuent même de
vivre, après avoir été divisés en deux ou trois parties; ce qui fait qu'il est difficile de rien dire de
positif sur leur durée.

Il y a dans cette classe des êtres qui semblent indestructibles, et sur lesquels Fontana et Gotze ont fait un si grand nombre d'expériences remarquables. Le premier fit sécher au soleil le plus brûlant, puis au four, des vers filiformes et des vibrions, et six mois après il les ranima en les mettant dans un peu d'eau tiède.

Ces expériences viennent à l'appui de notre principe, qui est, que plus l'organisation est imparfaite et plus la vie est dure. Il en est de même de la semence des plantes; et l'on pourroit dire que ce premier point de la création animée n'est, pour ainsi dire, que le germe, la semence de la partie plus parfaite du règne animal.

Les insectes qui ont plus du règne animal, et sont d'une organisation plus parfaite, n'ont point une faculté reproductive aussi prodigieuse. Mais la nature a pourvu par une loi sage à la prolongation de leur existence : c'est la métamorphose. — L'insecte existe deux, trois, quatre ans sous la forme de larve, de vers; puis il passe à l'état de chrysalide, vit encore pendant quelque temps dans cet état de mort, et ce n'est qu'après cela qu'il paroît comme une créature achevée, qu'il a des yeux, qu'il a ce corps éthéré orné d'ailes, et quelquefois si joli; enfin, ce qui prouve le mieux sa perfection, ce n'est qu'alors qu'il peut se propager. Toutefois cet état, que l'on pourroit appeler le temps de sa fleur, est le plus court de tous; il a atteint par là sa destination, et il meurt bientôt après.

Je ne puis m'empêcher d'observer ici combien tous les phénomènes s'accordent avec les idées sur les causes de la durée de la vie que nous avons prises pour base. — Comme la première existence, sous la forme de vers, est imparfaite! combien les mouvemens en sont petits, l'animal n'étant pas en-

core capable d'engendrer, et n'ayant l'air d'exister
que pour manger et digérer ! C'est ainsi ce qu'on
observe dans certaines chenilles, dont la capacité
est telle, qu'elles peuvent en vingt-quatre heures
manger trois fois plus qu'elles ne pèsent. — Ainsi la
consomption intérieure est très-peu considérable,
mais la restauration en est énorme. Il n'est donc pas
étonnant que, malgré leur petitesse et leur imperfection, elles puissent vivre si long-temps dans cet
état. Il en est de même de l'état mitoyen de la chrysalide, où l'insecte vit sans aucune nourriture, mais
aussi sans consomption intérieure ou extérieure.
— Mais passons au dernier période de son existence, à son état de perfection, sous la forme d'un
être aérien et ailé; toute son existence alors semble
n'être qu'un mouvement continuel et une propaga-
tion non interrompue, et par conséquent qu'une
consomption intérieure continuelle; il n'est question ni de la nourriture, ni de restauration; car
combien de papillons qui naissent sans bouche? Un
raffinement pareil d'organisation et une telle disproportion entre la consomption et la restauration,
rendent la durée impossible; et l'expérience le
prouve, puisque l'insecte meurt bientôt après. Ainsi
le même être nous offre sous un point de vue très-
frappant l'état de la vie la plus parfaite et la plus
imparfaite, et la durée relative qui y est attachée.

Les amphibies, ces froids habitans de deux élémens, peuvent atteindre un âge extrêmement
avancé; avantage dont ils sont redevables à la solidité de leur vie, c'est-à-dire, à l'union très-intime,
et si difficile à détruire, du principe de vie avec la
matière, et à leur existence peu intensive.

On a des exemples incroyables de la durée de
leur vie; on a vu des tortues vivre pendant quelque
temps sans tête, des grenouilles sauter après qu'on

leur avoit arraché le cœur, et une tortue vivre pendant six semaines sans nourriture ; ce qui prouve en même temps combien leur vie intensive et par conséquent le besoin de restauration sont foibles. On a même trouvé des crapauds vivans dans des pierres, et qui plus est, renfermés dans des blocs de marbre (*). Qu'ils y eussent été renfermés en œufs, ou étant déjà formés, l'un est aussi extraordinaire que l'autre. En effet, combien n'avoit-il pas fallu d'années pour que ce marbre pût croître et acquérir toute sa solidité !

L'influence de leur faculté régénérative, pour la prolongation de leur vie est aussi considérable ; elle détruit l'effet pernicieux de mille dangers et principes de mort, et répare la perte de parties entières. Il faut aussi placer ici le procédé par lequel ils se dépouillent de leur peau, procédé commun à la plupart des animaux de cette classe. Les serpens, les grenouilles, les lézards, etc. quittent tous les ans leur peau, et cette espèce de rajeunissement semble être essentielle à leur conservation et à la prolongation de leur existence. Nous trouvons dans le règne animal quelque chose de semblable : les oiseaux changent de plumes, de bec : (c'est ce qu'on appelle muer) les insectes se métamorphosent, et la plupart des quadrupèdes changent de poil et de griffes.

(*) En 1733, on trouva un crapaud, en Suède, à dix-sept ou dix-huit pied de profondeur dans une carrière, et au milieu des pierres de la qualité la plus dure, dont on n'avoit pu approcher qu'à l'aide du marteau et du ciseau. Il vivoit, quoique très-foible, sa peau étoit racornie et couverte çà et là d'une croûte pierreuse. Voyez Schwed. Adhandlungen, 3 vol. pag. 285. — Ce qu'il y a de plus vraisemblable, c'est qu'étant encore fort petit, il étoit tombé dans une petite fente du rocher, où il s'étoit nourri de l'humidité et des insectes qui y entroient ; et qu'enfin la fente ayant été bouchée par de la stalactite, le crapaud qui avoit grossi, s'y étoit trouvé incrusté.

Autant que nos observations actuelles nous permettent de l'assurer, la tortue et le crocodile sont
ceux qui vivent le plus long-temps.

La tortue, animal extrêmement paresseux, flegmatique et lent dans tous ses mouvemens, et qui
l'est tellement dans son accroissement qu'à peine
peut-on en vingt ans y remarquer une différence
de quelques pouces, vit au-delà de cent ans.

Le crocodile, animal grand, fort et plein de
vie, renfermé dans une cuirasse très-dure, doué
d'un appétit vorace et d'une faculté digestive très-
considérable, vit aussi très-long-temps. S'il faut
en croire les voyageurs, c'est le seul animal qui
croisse toute sa vie.

Certains poissons parviennent à un âge incroyable. Ce sont ceux qui vivent le plus en proportion de leur grosseur. L'histoire romaine nous
apprend qu'il y avoit souvent dans les étangs des
empereurs, des lamproies de soixante ans, qui
finissoient par se familiariser tellement avec les
hommes, que l'orateur Crassus pleura la mort
de l'une d'entr'elles.

Le brochet, animal sec et très-vorace, et la
carpe vivent, d'après des témoignages authentiques, jusqu'à cent cinquante ans. Le saumon croît
vite, et vit peu ; mais la perche qui croît plus lentement, vit aussi plus long-temps.

On peut remarquer, en passant, que dans l'empire des poissons la mort naturelle est plus rare
que dans les autres classes. C'est là que l'on trouve
plus généralement que par-tout ailleurs le passage
continuel de l'un dans l'autre, en vertu du droit
du plus fort. Ils s'avalent les uns les autres, et il
y a dans l'eau moins de morts qu'ailleurs, celui
qui meurt passant immédiatement dans la substance d'un autre encore vivant, et l'état mitoyen

de la mort y étant par conséquent plus rare que
sur la terre. La corruption se fait dans l'estomac
du plus fort. — Toutefois ce règlement est une
grande preuve de la sagesse divine. Supposons que
les millions innombrables des habitans des eaux,
qui meurent tous les jours, fussent un seul jour
sans être enterrés, ou, ce qui est la même chose,
sans être dévorés, ils pourriroient sur-le-champ
et répandroient l'exhalaison pestilentielle la plus
épouvantable. Il falloit dans l'eau, où la végétation, ce grand moyen de réparer la putréfaction animale, existe en beaucoup moins grande
quantité, il falloit prévenir tout moyen de corruption, et y faire régner une vie continuelle.

Dans la classe des oiseaux il y a aussi des espèces qui vivent très-long-temps. Voici les circonstances qui y contribuent le plus ?

1.º Ils sont parfaitement couverts ; car il n'y
a point de couverture·plus parfaite et qui tienne
mieux la chaleur que les plumes.

2.º Ils ont chaque année une espèce de reproduction et de rajeunissement que nous nommons
la mue. L'oiseau paroît alors malade ; il finit par
jeter les vieilles plumes et en prend de nouvelles.
Plusieurs perdent aussi leur bec, et il repousse de
nouveau ; ce qui est essentiel pour le rajeunissement, puisqu'ils se trouvent par-là plus en état
de se bien nourrir.

3.º Les oiseaux sont de tous les animaux ceux
qui jouissent de l'air le plus pur et en plus grande
quantité. Il pénètre jusque dans leurs parties intérieures, telles que les os.

4.º Ils se donnent beaucoup de mouvement ;
mais ce mouvement est le plus sain de tous ; il est
actif et·passif tout ensemble ; c'est-à-dire, que
portés dans l'air, ils n'ont qu'à entretenir la pre-

mière impulsion. Il ressemble à l'exercice du cheval, qui l'emporte aussi sur tous les autres.

5.º Une disposition particulière emporte avec leur urine beaucoup de parties terreuses, et détruit par ce moyen l'une des principales causes qui produisent dans les autres animaux un dessèchement, une vieillesse et une mort précoce.

Le grand aigle, l'ossifrague, oiseau grand, fort et à fibres très-dures, parvient à un âge très-avancé. On en a eu dans des ménageries qui ont vécu plus de cent ans.

Il en est de même de l'épervier et du faucon, oiseaux voraces. — M. Selwand, à Londres, reçut il y a quelques années du Cap de Bonne-Espérance, un faucon qui avoit été pris avec un collier d'or au cou, sur lequel étoit écrit en anglais : À sa Majesté Jacques, roi d'Angleterre, an 1610. Ainsi il s'étoit écoulé 182 ans depuis sa captivité, sans parler de l'âge qu'il pouvoit avoir lorsqu'il s'étoit envolé ? Il étoit de la grande espèce. Il avoit encore assez de vivacité et de force ; cependant ses yeux étoient un peu troubles, sa vue foible, et les plumes de son cou étoient blanches.

Le corbeau, oiseau vorace, qui a une chair dure et noire, vit également jusqu'à cent ans; ainsi que le cigne qui a de fort bonnes plumes, vit de poissons, et aime l'eau courante.

On distingue aussi le perroquet. On en a vu vivre dans leur captivité jusqu'à soixante ans, outre l'âge qu'ils pouvoient avoir lorsqu'ils avoient été pris. Cet oiseau mange de tout, digère tout, change de bec, et a une chair dure et de couleur foncée.

Le paon vit vingt ans. — Mais le coq, animal vif, colère et lascif, vit beaucoup moins. Le moineau, le libertin des oiseaux, vit encore moins, ainsi que les petits oiseaux en général; excepté le merle et le chardonneret , qui vivent vingt ans.

Passons maintenant à la classe la plus parfaite , qui approche le plus de celle de l'homme, c'est celle des quadrupèdes à mamelles. Nous y trouverons aussi une différence frappante d'âge.

Celui qui vit le plus long-temps est l'éléphant , qui , vu sa grandeur , la lenteur de son accroissement , (il croît jusqu'à l'âge de trente ans) et la dureté de sa peau et de ses dents, a aussi le droit de prétendre à la plus longue vie. On assure qu'il peut vivre deux cents ans.

On ne peut déterminer la durée de la vie du lion ; cependant on suppose qu'il vit assez long-temps , parce qu'on en a trouvé quelquefois qui n'avoient point de dents.

Ensuite vient l'ours , le grand dormeur , qui n'est pas moins flegmatique en veillant , et qui cependant ne vit pas long-temps. — Mauvaise consolation pour ceux qui croient trouver dans la fainéantise le secret d'une longue vie.

Au contraire le chameau , animal maigre, sec , laborieux et infatigable , vit ordinairement cinquante et souvent cent ans.

Le cheval ne vit guère plus de quarante ans. C'est un animal grand et fort ; cependant il n'a que peu de poils, il est plus sensible , et rempli de sucs âpres et susceptibles de corruption. Toutefois il est possible que les mauvais traitemens de l'homme soient en partie cause qu'il ne vit pas plus long-temps ; car nous ne savons pas jusqu'à quel âge il pourroit vivre dans les forêts. Il en est de même de l'âne. Le produit de l'un et l'autre , le mulet , vit plus long-temps.

Ce que l'on a dit du grand âge des cerfs n'est qu'une fable; ils vivent trente ans et quelquefois plus.

Le taureau, malgré sa grandeur et sa force, ne vit que quinze ou vingt ans tout au plus.

La plupart des quadrupèdes d'une espèce plus petite, tels que la brebis, la chèvre, le renard, le lièvre ne vivent que huit à dix ans, excepté le chien et le cochon, qui vivent quinze et même vingt ans.

Cette foule d'expériences nous conduit aux résultats suivans :

Le règne animal a en général plus de mouvement intérieur et extérieur, une vie intensive plus composée et plus parfaite, et par conséquent plus de consomption intérieure que le règne végétal. —Outre cela, les organes de ce règne sont plus délicats, plus formés et en plus grand nombre, aussi les animaux devroient vivre moins que les plantes ; mais ils ont en récompense plus de facultés vitales, plus de points de contact avec la nature qui les environne, et par conséquent plus d'issues ouvertes aux influences extérieures, et plus de réparation. — Ainsi donc, s'il est plus difficile dans ce règne de parvenir à un âge très-avancé, il est aussi rare de vivre peu de temps. C'est en effet ce que nous apprend l'expérience. — Un terme moyen de cinq à quarante ans est aussi le plus ordinaire.

Plus un animal se développe et se forme vite, et plus il périt vite. C'est comme une loi de la nature, à laquelle toutes les classes sont soumises. — Seulement ne faut-il pas confondre le développement avec l'accroissement, et calculer en conséquence. En effet, il y a des animaux qui semblent croître tant qu'ils vivent, et en qui l'accroissement paroît faire une partie de leur nourriture. Mais il faut sur-tout faire attention aux points suivans :

1.º Au moment du premier développement dans l'œuf placé dans le corps, ou dehors.

2.º À l'instant de la puberté, que l'on peut considérer comme le plus haut degré de perfection physique auquel l'animal puisse parvenir.

Le principe doit donc être conçu ainsi : moins l'animal reste de temps dans le ventre de sa mère ou dans l'œuf, et moins il vit de temps. L'éléphant qui porte pendant près de trois ans, vit aussi le plus long-temps ; le cerf, le taureau, le chien, etc. dont les femelles ne portent que trois ou six mois, vivent beaucoup moins long-temps. — *Quod citò fit, citò perit.*

Mais le principe le plus sûr est, que plus l'animal atteint vîte la puberté, plus il se propage promptement, et plus son existence est courte. Ce principe, que nous avons observé si généralement dans le règne végétal, s'applique aussi à toutes les classes du règne animal. L'exemple le plus frappant est celui des insectes. Leur première période jusqu'à la puberté, c'est-à-dire, leur vie en larve, dure long-temps, même des années entières ; mais dès qu'ils ont subi leur grande métamorphose, c'est-à-dire, dès qu'ils sont parvenus à la puberté, c'en est fait de leur vie. Cette règle est, pour les quadrupèdes, si certaine que l'on peut déterminer la durée de la vie d'un animal, en regardant l'époque de la puberté comme la première des cinq qui composent la vie.

Le cheval, l'âne, le taureau entrent dans l'âge de puberté à trois ou quatre ans, et vivent quinze ou vingt ans ; la brebis à deux ans, et vit huit ou dix ans.

Toutes les bêtes à cornes vivent en général moins long-temps que les bêtes sans cornes.

Celles dont la chair est noire ou foncée, vivent plus long-temps que celles en qui elle est blanche.

Celles qui sont d'un tempérament paisible et timide, vivent moins long-temps que celles qui sont d'un caractère opposé.

Il semble aussi que la manière dont l'animal est couvert, influe beaucoup sur la durée de sa vie. — Les oiseaux, qui sont sans doute couverts de la manière la plus durable et la meilleure, vivent le plus long-temps; de même que l'éléphant, le rhinocéros et le crocodile, qui ont la peau la plus dure.

L'espèce de mouvement y influe aussi. La course paroît n'être que très-peu favorable à la durée de la vie; la nage et le vol, et en général les mouvemens qui sont tout à la fois actifs et passifs sont au contraire les plus favorables.

On trouve aussi la confirmation de notre second principe, que moins la vie d'un animal est intensive, moins est considérable sa consomption intérieure et extérieure, c'est-à-dire, en langage ordinaire, moins la vie d'un animal est parfaite, et plus elle est durable. — Au contraire, plus son organisation est délicate, et sa vie plus parfaite, et moins elle dure.

Les observations suivantes nous en offrent les preuves les plus évidentes.

1.° Les zoophytes, ou animaux-plantes, dont l'organisation consiste entièrement dans l'estomac, la bouche et les secrétions, ont une vie extrêmement dure et indestructible.

2.° Tous les animaux à sang froid ont en général la vie plus dure que ceux qui ont le sang chaud; ou, ce qui revient au même, ceux qui ne respirent point ont un grand avantage sur ceux qui respirent. La raison en est, que la respiration est la source de la chaleur intérieure, et cette chaleur accélère la consomption. Ainsi la respiration
contribue

contribue beaucoup à la perfection d'un animal, mais aussi elle augmente sa consomption. L'animal qui respire a une double circulation; la circulation générale et la circulation partielle par les poumons, par conséquent une double surface qui est sans cesse en contact avec l'air, la peau et la surface des poumons; enfin, une circulation plus forte encore, et par conséquent une consomption intérieure et extérieure beaucoup plus considérable.

3.º Les animaux qui vivent dans l'eau, vivent en général plus long-temps que ceux qui vivent dans l'air; parce que l'animal est dans l'eau sujet à moins d'exhalaisons; car l'eau ne consume pas à beaucoup près autant que l'air.

4º. Enfin, rien ne prouve mieux quelle influence la diminution de la consomption extérieure a sur la prolongation de la vie que les exemples de position où elle étoit impossible. On se rappelle de ce que nous avons rapporté des crapauds renfermés dans des pierres très-dures, et dont la vie ne fut prolongée que par l'interruption de la consomption extérieure. Ils n'étoient exposés à aucune exhalaison ou dissolution; car le peu d'air renfermé avec eux ne pouvoit manquer d'être bientôt saturé, de manière qu'il n'y en pouvoit plus entrer. C'est ce qui fait que ces animaux y vécurent si long-temps sans nourriture. En effet, les besoins de la nature viennent de la perte que l'exhalaison et la consomption nous font éprouver. Mais l'animal, n'étant soumis à aucune diminution, n'avoit pas besoin de réparation. — De cette manière les facultés vitales et l'organisation auroient pu se conserver cent fois plus long-temps qu'elles n'eussent fait dans l'état ordinaire.

Le dernier principe de la prolongation de la vie,

E

celui de la plus parfaite restauration, se trouve également vérifié dans ce règne.

Le plus grand degré de restauration est la reproduction de nouveaux organes.

Nous trouvons ce principe dans un degré prodigieux dans la classe des animaux-plantes, des vers, des amphibies ; en un mot de tous les êtres qui ont un sang froid, et peu ou point de cartilages ; tous parviennent à un âge très-avancé.

Le changement d'écailles dans les poissons, de peau dans les serpens, crocodiles, grenouilles, etc. de plumes et de becs dans les oiseaux, leur procure un avantage semblable ; enfin nous voyons par-tout que, plus ce renouvellement est parfait, et plus la vie est longue en proportion.

Ce qui est de la plus grande importance par rapport à la restauration, c'est la *nourriture*. C'est là que l'on voit la différence la plus essentielle entre le règne animal et le règne végétal. Toutes les plantes tirent indifféremment leur nourriture du dehors ; au contraire, dans les animaux, la nourriture, en vertu d'une loi immuable, entre d'abord dans un creux particulier, nommé communément estomac ; avant de passer dans la masse des sucs et de s'identifier avec l'animal. Le polype invisible a tout aussi bien que l'éléphant ce caractère distinctif de l'animal, une bouche et un estomac.

Voilà ce qui fait la base principale du règne animal, la différence caractéristique entre l'animal et la plante, et la source des avantages de l'individualité, d'une vie intérieure plus parfaite, plus développée. C'est pourquoi la matière acquiert dans les bêtes un plus haut degré de perfection que dans les plantes. Les racines sont, pour ainsi dire, à l'intérieur (la laite), et les sucs nutritifs qu'elles reçoivent, sont assimilés et raffinés par l'organe de la digestion. — C'est pour cela que les animaux ont besoin de plus de secrétion que les plantes. — C'est pour cela que les sucs nutritifs agissent en eux de l'intérieur à l'extérieur, et dans les plantes, au contraire, de l'extérieur à l'intérieur. — C'est pour cela que, dans l'animal, la dissolution passe de l'extérieur dans l'intérieur; dans les plantes c'est le contraire, et l'on voit des arbres dépourvus de moëlle et de toute substance intérieure qui n'ont plus que l'écorce, et qui n'en continuent pas moins d'exister. — C'est pour cela enfin que les animaux peuvent prendre une nourriture beaucoup plus variée, se restaurent avec beaucoup plus de perfection, et contrebalancent, par ce moyen, une consomption trop considérable.

CHAPITRE V.

Durée de la vie de l'homme.

Explication du grand âge des patriarches si incroyable en apparence. — L'ancienneté du monde n'a aucune influence sur l'âge des hommes. — Exemples d'un grand âge chez les Juifs, les Grecs, les Romains. — Dénombrement du temps de Vespasien. — Exemples d'un grand âge parmi les empereurs, les rois et les papes. — Frédéric II. — Hermites et Moines. — Philosophes et gens de lettres. — Poëtes et artistes. — L'âge le plus considérable se trouve parmi les gens de la campagne, les chasseurs, les jardiniers, les soldats et les matelots. — Moins parmi les médecins. — La vie la plus courte. — Différence de l'âge selon le climat.

PASSONS au chapitre le plus intéressant de nos expériences, à l'histoire de l'homme, et rassemblons des exemples qui puissent prouver en faveur de notre système.

J'offrirai les exemples les plus remarquables de
l'âge le plus avancé, et nous verrons dans quel
climat, dans quelle position, et à l'aide de quelles
dispositions de corps et d'esprit l'homme y est parvenu. — Coup-d'œil intéressant qui nous fera connoître une partie essentielle de l'histoire universelle, l'histoire de l'âge de l'homme, et parcourir
la galerie respectable des Nestors de tous les temps
et de toutes les nations. — Je donnerai çà et là une
esquisse du caractère, afin d'indiquer jusqu'à quel
point le caractère et le tempérament peuvent
influer sur la longueur de la vie.

On croit communément que, dans l'enfance du
monde, ses habitans avoient une jeunesse plus longue, étoient d'une force et d'une grandeur gigan-
tesque, et jouissoient d'une vie plus parfaite et
d'une durée extraordinaire. On se berça pendant
long-temps d'idées semblables, source de plus d'une
rêverie riante ou extravagante. — C'est ainsi que
l'on débitoit sérieusement que notre premier père
Adam avoit une taille de deux ou trois cent toises,
et qu'il avoit vécu près de mille ans. Mais l'œil
clairvoyant des physiciens modernes n'a trouvé dans
ces prétendus os de géants que des os de rhinocéros; et des théologiens éclairés ont démontré
que la chronologie de ces temps-là étoit bien différente de la nôtre. Hensler sur-tout a fait voir
qu'il est très-vraisemblable que l'année des premiers
hommes jusqu'à Abraham n'avoit que trois mois,
après lui elle en avoit eu huit, et que depuis
Joseph elle en avoit eu douze. Ce qui est d'autant plus probable qu'il y a encore dans l'Orient
des peuples qui ont l'année de trois mois, et
que l'on seroit fort embarrassé d'expliquer pourquoi la vie des hommes avoit été, tout de suite
après le déluge, abrégée de moitié. Il seroit aussi

difficile de concevoir pourquoi les patriarches ne se marioient qu'à soixante, soixante et dix et même cent ans; mais on lève cette difficulté en soumettant la vie des premiers hommes au calcul précédent; car alors on a pour résultat vingt ou trente ans, âge auquel on se marie de nos jours. — Ce calcul donne à tout une autre forme; les seize cents ans qui ont précédé le déluge ne forment plus que quatre cent et quatorze ans; les neuf cents ans de Mathusalem (l'âge le plus avancé dont il soit fait mention) n'en font plus que deux cent : et cet âge n'a plus rien d'incroyable, puisqu'on a vu de nos jours des hommes en approcher.

On parle aussi dans l'histoire profane de cette époque de héros et de rois d'Arcadie qui vécurent pendant plusieurs siècles, ce qui s'explique aussi de la même manière.

A l'époque d'Abraham, la première qui ait de vrais caractéres d'authenticité, on commence à trouver des exemples d'un âge qui n'a plus rien d'etonnant, et que l'on pourroit atteindre même de nos jours, si l'on vouloit se faire à la vie frugale et libre de ces peuples nomades toujours exposés au grand air.

L'histoire des Juifs nous offre les exemples suivans : Abraham, homme doué d'une ame forte et courageuse, qui réussissoit en tout, vécut cent soixante et quinze ans; son fils Isaac, chaste, paisible et ami du repos, vécut cent et quatre-vingts ans; Jacob, également ami de la paix, mais plus rusé, cent quarante-sept; le guerrier Ismaël cent trente-sept; Sara, la seule femme des premiers âges dont on cite la longue vie, cent vingt-sept; Joseph, grand philosophe et grand politique, malheureux dans sa jeunesse, mais honoré dans sa vieillesse, vécut cent dix ans.

E 3

Moyse, homme d'un génie et d'une énergie extraordinaires, parlant peu, mais agissant beaucoup, parvint, malgré ses soucis et ses fatigues, jusqu'à l'âge de cent-vingt ans. Il se plaint déjà que « notre vie ne dure que soixante et dix, ou tout au plus quatre-vingts ans. » Ainsi, il y a trois mille ans, qu'il en étoit comme aujourd'hui.

Josué, homme guerrier et actif, vécut cent dix ans. — Le grand prêtre Elie, homme gras, phlegmatique et paisible, vécut environ quatre-vingt-dix ans : au contraire, Elisée, sévère envers lui-même comme envers les autres, méprisant les commodités et les richesses, vécut plus de cent ans. — A la dernière époque de l'histoire des Juifs, le prophète Siméon, rempli d'espérance et de confiance en Dieu, parvint à l'âge de quatre-vingt-dix ans.

Quoique tout ce qui tient à l'histoire des Egyptiens soit rempli de fables, cependant l'âge de leurs premiers rois n'a rien d'extraordinaire ; le règne le plus long n'est que de cinquante ans.

On avoit, sous ce rapport, à en juger par Lucien, une haute idée des Sères ou Chinois. Ils étoient appelés Macrobiens, et Lucien attribue la longueur de leur vie à l'énorme quantité d'eau qu'ils buvoient. — Etoit-ce le thé dont ils faisoient dès lors usage ?

Nous trouvons chez les Grecs plus d'un exemple. — Le sage Solon, ame forte, philosophe profond et patriote zélé, sans être tout-à-fait insensible aux douceurs de la vie, vécut quatre-vingts ans ; Epiménide de Crète vécut, dit-on, cent cinquante-sept ans ; le joyeux Anacréon, malgré son goût pour les plaisirs, vécut quatre-vingts ans, ainsi que Sophocle et Pindare ; Gorgias vécut cent huit ans, ainsi que Léontium, grand orateur, qui avoit beaucoup voyagé et avoit passé sa vie à instruire la jeunesse. Protagore d'Abdère, orateur, qui avoit aussi beaucoup voyagé, véçut quatre-vingt-dix ans; Isocrate, doué d'un naturel paisible et modeste, quatre-vingt-dix-huit ; Démocrite, grand naturaliste, homme d'un caractère gai et jovial, véçut cent neuf ans; le frugal et sale Diogène quatre-vingt-dix; Zénon, fondateur de l'école des Stoïciens, grand maître dans l'art de renoncer à soi-même, véçut près de cent ans; et Platon, l'un des plus sublimes génies qui aient existé, ami du repos et de la philosophie contemplative, véçut quatre-vingt et un ans. — Pythagore, qui recommandoit principalement un régime austère, la modération des passions et les exercices du corps, parvint également à un âge très-avancé. Il divisoit la vie humaine en quatre parties égales; depuis un an jusqu'à vingt, c'est l'enfant; de vingt à quarante, le jeune homme; de quarante à soixante, l'homme fait; de soixante à quatre-vingt, le veillard ou l'homme sur son déclin : au-delà de cet âge il ne comptoit personne au nombre des vivans, quelque long-temps qu'ils vécussent.

Les exemples suivans sont les plus remarquables parmi les Romains.

M. Valerius Corvinus, homme très-courageux, très-populaire et toujours heureux, véçut plus de cent ans. Le fameux Orbilius, qui de soldat étoit devenu pédagogue, sans s'écarter de la sévérité de son premier état, véçut cent ans. Nous avons vu à quel âge parvint Hermippe, maître d'une école de filles. — Fabius, le temporiseur, en vivant quatre-vingt-dix ans, fit voir que l'on peut aussi reculer le triomphe de la mort. Enfin, Caton, doué d'un corps de fer et d'une ame inébranlable, ami de la vie champêtre et ennemi des médecins, vécut au-delà de quatre-vingt-dix ans.

Les femmes Romaines nous offrent aussi des exemples remarquables. Térence, femme de Cicéron, malgré ses malheurs, ses chagrins et la goutte, vécut cent trois ans ; et Livie, épouse d'Auguste, femme impérieuse, passionnée et pourtant heureuse, vécut quatre-vingt-dix ans.

Il est bon de remarquer que l'histoire Romaine nous offre plusieurs exemples d'actrices très-avancées en âge ; avantage qu'elles ont perdu de nos jours ; ce qui semble prouver qu'il y a aujourd'hui plus de consomption attachée à leur état qu'autrefois. — Luceïa, qui avoit commencé à jouer de bonne heure, joua pendant cent ans, et parut encore sur la scène à l'âge de cent douze ans. Galérie Copiale, actrice et danseuse, reparut sur la scène quatre vingt-dix ans après son début, pour féliciter Pompée ; et elle reparut encore sur le théâtre à l'occasion du couronnement d'Auguste.

Pline nous donne une liste précieuse du temps de Vespasien, tirée des registres du dénombrement, source la plus authentique qu'il soit possible. A l'époque de ce dénombrement, l'an 76 de notre ère ; il y avoit dans la partie d'Italie située entre l'Apenin et le Pô, cent vingt-quatre hommes âgés de cent ans et plus ; c'est-à-dire cinquante-sept de cent dix, deux de cent vingt-cinq, quatre de cent trente, quatre de cent trente-cinq à cent trente-sept, trois de cent quarante. Outre cela, il y avoit à Parme cinq hommes, dont trois avoient cent vingt, et deux, cent trente ans ; à Plaisance un de cent trente ; et à Faenza, une femme de cent trente-deux. Dans une seule petite ville près de Plaisance (Velleïacium) il y en avoit dix, dont six avoient cent dix ans, et quatre, cent vingt.

Les tablettes de mortalité du fameux Ulpian se trouvent aussi parfaitement d'accord avec les nôtres, sur-tout avec celles des grandes villes. On peut, d'après elles, comparer l'ancienne Rome avec Londres, quant à la probabilité de la durée de la vie.

On voit, par tout ceci, que la durée de la vie humaine étoit, du temps de Moyse, des Grecs et des Romains, là même qu'aujourd'hui, et que l'ancienneté de la terre n'a point d'influence sur ses habitans, excepté celle que peut produire la différence de la culture de sa surface et la différence des climats qui en provient.

Par exemple, il est certain que l'on ne trouve pas maintenant en Italie, en proportion, autant de vieillards que du temps de Vespasien ; mais la raison en est que les forêts qui couvroient alors ce pays, rendoient le climat plus froid et les hommes plus durs (*). Il n'est pas non plus hors de vraisemblance que la chaleur intrinsèque de la terre en parcourt toutes les parties successivement, et se fixe ou diminue dans tel ou tel climat.

Nous aurons toujours pour résultat de nos recherches que les hommes peuvent vivre aussi long-temps que jadis, avec cette différence que le nombre en est maintenant moins grand.

Parcourons maintenant les âges des hommes dans les différentes classes ou conditions, en ayant surtout égard aux siècles plus modernes.

Commençons par les empereurs et les rois ; en un mot, par les grands du monde. La nature qui leur a donné tous les avantages, toutes les jouis-

---

(*) On trouve beaucoup de témoignages à l'appui de cette assertion. Pline, par exemple, nous parle d'hivers, où le vin avoit gelé dans les caves, et où le Tibre l'avoit été jusqu'au fond de son lit.

sances de la vie, ne leur a-t-elle pas aussi accordé son plus beau présent, une longue vie ? Malheureusement non. Nous ne trouvons ni dans l'histoire ancienne, ni dans l'histoire moderne, rien qui nous dise qu'ils aient jamais eu cette prérogative. Nous ne voyons dans l'histoire ancienne que peu de rois qui aient atteint l'âge de quatre-vingts ans. Il en est ainsi de l'histoire moderne. Dans toute la liste des empereurs Romains, Allemands, depuis Auguste jusqu'à nos jours, dont le nombre monte à plus de deux cents, nous n'en trouvons, excepté Auguste et Tibère, que quatre qui aient vécu quatre-vingts ans, savoir : Gordien, Valérien, Anastase et Justinien.

Auguste vécut soixante et seize ans ; c'étoit un homme d'un caractère paisible et modéré, mais prompt dans l'exécution, faisant peu de cas des délices de la table, mais aimant d'autant plus les arts et les sciences ; il se nourrissoit des mets les plus simples, ne mangeoit que quand il avoit faim, ne buvoit jamais plus d'une livre de vin, mais tenoit à ce que le repas fût assaisonné par la gaîté et la bonne compagnie. Du reste il étoit gai et heureux ; et ces mots *Plaudite, Amici !* qu'il dit peu de momens avant sa mort, font voir ce qu'il pensoit de la vie. C'est un genre d'humeur très-favorable à la conservation de la vie. A l'âge de trente ans il eut une maladie si dangereuse, qu'on désespéra de sa vie. C'étoit une espèce de maladie de nerfs, que ses médecins ne firent qu'augmenter en lui ordonnant de se tenir chaudement et de faire usage de bains chauds. Antonius Musa conçut l'idée de le traiter d'une manière entièrement opposée ; il lui ordonna le régime contraire, et Auguste fut rétabli en peu de temps. Cette maladie et la révolution favorable qu'elle occasiona dans sa manière de vivre, ne contribuèrent pas peu sans doute à prolonger sa vie.

Ce trait nous apprend en même temps que l'on a
tort de nommer Anglais l'usage des bains froids,
qui est si ancien.

L'empereur Tibère vécut deux ans de plus; il
étoit d'un caractère violent, mais *vir lentis maxil-
lis*, comme le nommoit Auguste, ami des plaisirs
des sens, mais modéré et ne perdant pas de vue sa
santé, même au sein de la jouissance; il disoit
même qu'il regardoit comme un fou celui qui, après
l'âge de trente ans, consultoit encore un médecin
sur le régime qu'il avoit à observer, parce qu'alors
chacun devoit savoir ce qui lui est bon ou nuisible.

Le fameux conquérant Aurengzeb parvint, il est
vrai, à l'âge de cent ans; mais il faut le considérer
moins comme un roi que comme le chef d'un peuple nomade.

Les exemples d'un âge avancé sont aussi rares
parmi les rois et princes de l'histoire moderne. Les
rois de France de la maison de Bourbon font une
exception; on en trouve successivement trois qui
atteignirent l'âge de soixante et dix ans.

Nous ne devons pas oublier ici un des exemples
les plus intéressans de nos jours, celui du grand
Fréderic. Il étoit grand en tout, même dans son
physique. — Non-seulement il atteignit un âge très-
rare parmi les rois, soixante et seize ans, mais ce
qu'il y a de bien plus étonnant encore, ce fut après
avoir eu à supporter autant de peines, de soucis et
de fatigues que jamais aucun homme ait eu à souffrir, après avoir passé vingt ans à la guerre, et sup-
porté toutes les fatigues du soldat, avec cette différence, que pendant que celui-ci se reposoit,
Fréderic, comme général, s'occupoit de tout à la
fois, et passoit la nuit à méditer et à faire de nouveaux plans.

Les grands de l'église n'ont pas été plus heureux. De trois cents papes, il n'y en a que cinq qui aient atteint ou passé l'âge de quatre-vingts ans, quoiqu'ils eussent l'avantage de ne parvenir que tard à cette dignité, et que par conséquent il fût plus vraisemblable qu'ils atteindroient un âge avancé.

Mais on trouve une foule d'exemples extraordinaires parmi les hermites et les religieux, qui soumis au régime le plus sévère, et pratiquant l'abnégation de soi-même la plus complète, dégagés de toutes les passions, privés du commerce des hommes qui les fait naître, menoient une vie contemplative, en réunissant les avantages des exercices corporels à ceux du grand air. Ainsi l'apôtre St.-Jean vécut quatre-vingt-treize ans; l'hermite Paul cent-treize, dans une caverne et avec l'abstinence la plus sévère; et St. Antoine cent cinq; Athanase et Jérôme vécurent aussi plus de quatre-vingts ans. —De nos jours, que l'étude profonde, le renoncement à soi-même et la frugalité ont souffert quelques changemens, ces exemples sont devenus plus rares.

Les philosophes profonds se sont aussi toujours distingués par un grand âge, sur-tout lorsque leur philosophie avoit pour but la nature, et qu'elle leur procuroit le plaisir divin de découvrir de nouvelles vérités; cette jouissance la plus pure que l'on puisse goûter, cette exaltation bienfaisante de notre être, enfin cette espèce de restauration semble être un des premiers moyens de prolonger la vie d'une créature parfaite. — Ceux qui sont parvenus à l'âge le plus avancé étoient de la secte des Stoïciens et de celle des Pythagoriciens, qui faisoient consister dans le triomphe des passions et de la volupté, et dans une grande austérité de mœurs, les qualités essentielles d'un philosophe. — Nous avons déjà cité Platon et Isocrate. — Apollonius de Thyane, homme beau, parfait et extraordinaire au moral, et au physique, que les Chrétiens regardoient comme un magicien, et les Romains et les Grecs comme un envoyé de la Divinité, imitateur de l'austérité de Pythagore, et grand ami des voyages, vécut plus de cent ans; Xénophyle, également Pythagoricien, vécut cent six ans; le philosophe Démonax cent; c'étoit un homme très-austère et d'une apathie vraiment stoïque. On lui demandoit, avant sa mort, comment il vouloit être enterré : Ne vous inquiétez pas, répondit-il, l'infection enterrera le cadavre.

Mais, lui répliquèrent ses amis, veux-tu servir de pâture aux chiens et aux oiseaux?

Pourquoi pas? répondit-il; j'ai cherché pendant ma vie à servir les hommes de mon mieux; pourquoi ne donnerois-je pas quelque chose aux bêtes après ma mort?

Les philosophes ont joui de cet avantage même dans les derniers temps; c'est une récompense de plus que les hommes profonds semblent recueillir de leurs joies immatérielles. Kepler et Bacon parvinrent à un âge très-avancé; et Newton, qui ne trouvoit de jouissances que dans les régions supérieures, au point qu'il descendit, dit-on, vierge dans le tombeau, vécut jusqu'à quatre-vingt-dix ans. Euler, homme d'une activité prodigieuse, auteur de plus de trois cents ouvrages profonds, vécut à peu près autant; et le plus grand philosophe vivant, Kant, prouve non-seulement que la philosophie contribue à prolonger la vie, mais encore qu'elle est la compagne fidelle de la vieillesse, et une source inépuisable de bonheur pour l'homme qui la cultive et pour tout ce qui l'entoure.

Les académiciens ne se distinguent pas moins; je ne citerai que le respectable Fontenelle, qui

vécut quatre-vingt-dix-neuf ans, et le Nestor For-
mey, secrétaires perpétuels ; le premier de l'académie des sciences de Paris, le second de celle de
Berlin.

On trouve aussi parmi ceux qui s'adonnent à
l'éducation, beaucoup d'hommes très-âgés, ce qui
feroit croire que le commerce habituel de la jeunesse contribue à nous rajeunir et à prolonger
notre vie.

On distingue sur-tout les poètes et les artistes,
en un mot ces êtres fortunés, dont les jeux de l'imagination et la contemplation des mondes qu'ils se
créent eux-mêmes font la principale occupation,
et dont la vie entière n'est, à proprement parler,
qu'un beau songe. Nous avons déjà vu à quel âge
parvinrent Anacréon, Sophocle et Pindare. Young,
Voltaire, Bodmer, Haller, Métastase, Gleim,
Uz, Oeser, ont aussi vécu très-long-temps ; et
j'oserai exprimer ici mon vœu et celui de chacun
de nous, que Wieland, la gloire des poètes Allemands, nous offre depuis long-temps un exemple
de plus.

Mais les exemples les plus extraordinaires se
trouvent dans les classes d'hommes qui, accoutumés aux travaux du corps et au grand air, mènent
la vie la plus simple et la plus conforme à la nature, parmi les gens de la campagne, les jardiniers, les chasseurs, les soldats et les matelots. Ce
n'est que dans ces classes que l'on rencontre encore
des hommes de cent quarante et de cent cinquante
ans. Je ne puis résister au désir d'en rapporter avec
quelque détail, les exemples les plus remarquables,
les plus petites circonstances étant en pareil cas
curieuses et importantes.

En 1670 mourut H. Jenkins, dans le comté
d'York. Il s'étoit trouvé en 1513 à la bataille de

Flowdenfield, il étoit alors âgé de douze ans. On voyoit par les registres des chancelleries et autres tribunaux, qu'il avoit paru en justice et prêté serment pendant cent quarante ans. Ainsi c'est un fait incontestable. Il avoit en mourant cent soixante-neuf ans. Sa dernière occupation étoit la pêche ; et âgé de plus de cent ans, il nâgeoit encore dans les courans les plus forts.

Celui qui en approche le plus est Thomas Parre, du comté de Shrop. C'étoit un pauvre paysan, obligé de se nourrir du travail de ses mains. A l'âge de cent vingt ans il épousa en secondes noces une veuve, qui vécut avec lui douze ans, et assura de ne s'être jamais aperçue de son âge. Jusqu'à sa cent trentième année il faisoit tous les travaux domestiques, et battoit même encore le blé. Ce ne fut que quelques années avant sa mort que sa vue et sa mémoire commencèrent à s'affoiblir ; mais il conserva jusqu'à sa mort l'usage de l'ouïe et de sa raison. Il avoit cent cinquante-deux ans, lorsque le roi ayant entendu parler de lui à Londres, et voulant voir cette merveille, le fit venir. Ce fut sans doute ce voyage qui lui coûta la vie ; il fut traité si magnifiquement, et se trouva transporté dans une position si différente de la première, qu'il mourut peu de temps après à Londres, en 1635. Il avoit cent cinquante-deux ans et neuf mois, et avoit vécu sous neuf rois. — Ce qu'il y a de plus remarquable, c'est qu'à l'ouverture que fit Harvey de son corps, toutes les parties intérieures se trouvèrent être dans le meilleur état ; on ne put y découvrir le moindre défaut. Ses côtes n'étoient pas même ossifiées, ce qui est ordinaire dans les vieillards. Ainsi son corps ne renfermoit pas encore le moindre germe de destruction, et il n'étoit mort que de réplétion subite, provenant du genre de vie trop délicat qu'on lui avoit fait prendre.

Il y a des familles dans lesquelles les facultés vitales, mieux organisées, semblent donner des dispositions à une longue vie ; il n'y a pas long-temps que l'arrière petite fille de ce même Parre mourut à Corke, âgée de cent trois ans.

On a vu de nos jours un exemple à peu près semblable. Un Danois, nommé Draakenberg, né en 1626, servit sur la flotte en qualité de matelot jusqu'à l'âge de quatre-vingt-onze ans, fut pendant quinze ans esclave chez les Turcs, en proie par conséquent à la plus grande misère. A cent onze ans, voulant enfin jouir du repos, il conçut l'idée de se marier, et épousa une femme de soixante ans. Il lui survécut long-temps, et à cent trente ans il devint amoureux d'une jeune paysanne, qui, comme on le juge bien, n'écouta point ses propositions. Il fit des tentatives auprès de plusieurs autres, et n'ayant été nulle part plus heureux, il résolut de rester veuf, et vécut encore seize ans dans cet état. Il mourut en 1772, dans la cent quarante-sixième année de son âge ; il étoit d'un tempérament très-robuste, et montra souvent sa force dans les dernières années de sa vie.

En 1757 mourut à Cornouailles J. Esingham, à l'âge de 144 ans. Il étoit né sous le règne de Jacques I, de parens très-pauvres. Accoutumé au travail dès l'enfance, il servit long-temps en qualité de soldat et de caporal, et c'est dans cette dernière qualité qu'il se trouva à la bataille de Hochstat. Il retourna enfin à son lieu natal, où il vécut comme journalier jusqu'à sa mort. Il est bon de remarquer que, dans sa jeunesse, il n'avoit jamais bu de boissons fortes et échauffantes, qu'il avoit toujours vécu très-sobrement, et n'avoit mangé de la viande que très-rarement. Jus-

qu'à

qu'à l'âge de cent ans, il ne savoit pas, pour ainsi dire, ce que c'étoit qu'une maladie, et huit jours avant sa mort, il fit un voyage de six lieues.

Voici les exemples les plus récens, et qui ne sont pas moins remarquables.

En 1792, mourut dans le Holstein, à l'âge de cent trois ans un certain Stender, paysan très-laborieux. Il n'avoit presque vécu que de gruau et de lait, n'avoit mangé que de la viande très-salée, encore très-rarement. Il n'avoit presque jamais soif, et buvoit très-peu; il aimoit à fumer. Ce ne fut que dans sa vieillesse qu'il commença à prendre du thé et quelquefois du café; il avoit perdu ses dents de bonne heure, et n'avoit jamais été malade. Il ne pouvoit se fâcher, c'est-à-dire, qu'il étoit physiquement impossible que la bile chez lui passât dans le sang. Il évitoit aussi avec soin jusqu'aux moindres querelles; du reste il avoit la plus grande confiance en la providence; c'étoit sa consolation et son soutien dans ses souffrances et ses adversités. La bonté divine étoit le sujet familier de ses entretiens.

Mais voici un des exemples les plus extraordinaires, et qui prouve comment, au milieu des jeux de la fortune les plus variés, des dangers les plus suivis, et des influences les plus pernicieuses, la vie de l'homme peut se conserver longtemps. En 1792, un soldat, nommé Mittelstedt, mourut en Prusse à l'âge de 112 ans. Né à Fisshän au mois de Juin 1681; il commença par servir un maître qui, dans une seule soirée, perdit au jeu tout son équipage, ainsi que six domestiques, et il étoit du nombre. Il entra ensuite au service, et servit en qualité de soldat pendant soixante-sept ans, fit toutes les campagnes de Fréderic I, de Fréderic-Guillaume I, et de Fréderic II,

F

toute la guerre de sept ans ; se trouva à dix-sept batailles rangées (*), auxquelles il brava très-souvent la mort, et reçut beaucoup de blessures. Dans la guerre de sept ans il eut un cheval tué sous lui et fut fait prisonnier par les Russes. —Après tant de fatigues, il se maria en 1790, pour la troisième fois, âgé de cent et dix ans ; et peu de temps avant sa mort il étoit encore en état de faire tous les mois deux lieues pour aller chercher sa petite pension.

En 1790, un vieillard, nommé H. Kauper, mourut à Neus dans l'archevêché de Cologne, à l'âge de cent et douze ans. C'étoit un homme très-fort ; il faisoit tous les jours une petite promenade, lut jusqu'à sa mort sans lunettes, et conserva jusqu'à sa fin l'usage de sa raison.

Il y a quelque temps, qu'une femme nommée Hélène Gray, mourut en Angleterre dans la cent et cinquième année de son âge. Elle étoit petite de corps, vive, gaie et de bonne humeur ; il lui poussa de nouvelles dents peu d'années avant sa mort.

Dans le comté de Fife, vivoit encore l'année dernière Thomas Garrik, âgé de cent et huit ans ; il étoit encore très-vif, et l'on citoit toujours son estomac comme un prodige. Jamais, depuis vingt ans, la plus petite incommodité ne l'avoit retenu au lit.

Une feuille anglaise de l'année dernière nous apprend qu'il y avoit encore, il n'y a pas long-

---

(*). L'exemple du général Autrichien, comte de Molza, mérite d'être cité à cette occasion. Il mourut en 1792 à l'âge de septante-huit ans. Il avoit servi depuis l'âge de dix-huit ans, avoit fait dix-sept campagnes, s'étoit trouvé à neuf siéges, et avoit reçu sept blessures meurtrières.

temps, à Toconi, près de Philadelphie, un cordonnier nommé R. Glan, âgé de cent quatorze ans. Il a vu le roi Guillaume III, et conserve encore l'usage parfait de la vue et de la mémoire, il boit et mange avec plaisir, digère à merveille, travaille toute la semaine, et va le dimanche à l'église à Philadelphie. — Sa troisième femme vit encore ; elle est âgée de trente ans, et ne se plaint point de son époux.

En 1770, à Méran dans le Tyrol, le baron Baravicino de Capellis, mourut à l'âge de cent quatre ans. Il avoit eu quatre femmes, avoit épousé la première à l'âge de quatorze ans, et la quatrième à quatre-vingt-quatre. Il avoit eu sept enfans de son dernier mariage, et sa femme étoit grosse du huitième quand il mourut. Ce ne fut que dans les derniers momens de sa vie qu'il perdit sa vivacité de corps et d'esprit. Il ne s'étoit jamais servi de lunettes, et faisoit souvent, dans sa vieillesse, deux lieues à pied. Il vivoit ordinairement d'œufs ; il n'avoit jamais mangé de viande bouillie ; il mangeoit de temps en temps du rôti, mais en très-petite quantité. Il faisoit un grand usage de thé avec du rosoli et du sucre candi.

Ant. Sénish, laboureur du village du Puy dans le Limousin, mourut, en 1770, à l'âge de cent et onze ans. Il travailla encore quatorze jours avant sa mort, il avoit toutes ses dents et tous ses cheveux, et n'avoit point encore maigri. Sa nourriture ordinaire consistoit en marrons et en blé de turquie. Il n'avoit jamais été ni saigné, ni pris de laxatifs (*).

(*) On voit aussi des personnes dans cette partie-ci de l'Allemagne parvenir à l'âge de cent trente-six ans, comme le prouve l'exemple suivant : George Wunder, né le 23 avril 1626 à Wolchenstædt

Je ne puis m'empêcher d'insérer ici un des exemples de vieillesse les plus intéressans qui se trouve dans les feuilles anglaises de Schubart, 2 vol. n.° 2.

» Les jeunes gens d'une ville de Kantorbéry ne peuvent s'empêcher de rire toutes les fois qu'ils entendent nommer le vieux Nobs. Leurs pères leur avoient souvent parlé de ce vieillard extraordinaire, dont toute la vie étoit aussi réglée que l'aiguille d'un cadran. De temps en temps, et à de certaines heures, paroissoit cet homme respectable. On le voyoit au milieu de la canicule travailler sur le penchant de la colline escarpée, en hiver grimper au haut de la montagne couverte de glaces, avec un habit seulement à demi boutonné, par le froid le plus rigoureux, et bravant le vent glacial du nord ; nu jusqu'aux hanches en automne, tenant son chapeau et son bâton d'une main, et se servant de l'autre pour fendre le brouillard épais.

» Le but ordinaire de ses promenades étoit le haut d'une colline, où il arrivoit toujours dans un temps prescrit ; et il se vantoit d'avoir compté quarante mille fois le nombre de pas qu'il faisoit jusque-là. A Highgate il buvoit tranquillement sa bouteille de vin, regardoit pendant une heure le vallon couvert de vapeurs, et retournoit alors paisible-

---

dans l'évêché de Salzbourg, vint avec sa femme à Greis en 1754. Ses certificats ayant été vérifiés, on lui assigna un logement à l'hôpital. Quelques années après, sa femme, qui l'avoit jusque-là fort bien soigné, mourut à l'âge de cent dix ans. Alors il passa dans l'hôpital des orphelins, et fut nourri jusqu'à sa mort, qui arriva le 12 Décembre 1761. Vers la fin de sa vie il tomba dans l'enfance ; il ne marchoit plus qu'en s'appuyant sur deux béquilles, et conserva cependant jusqu'à sa fin l'usage de la vue et de l'ouïe. Son portrait est à Greis, ainsi que celui de sa femme. C'est l'âge le plus avancé dont j'aie connoissance pour l'Allemagne.

ment chez lui. Il connoissoit les plus petits détours du chemin ; il savoit les places sans baisser les yeux où il falloit lever le pied pour passer par-dessus une pierre. Il trouvoit le chemin, les yeux bandés, et s'il eût été aveugle, il eût été tout aussi impossible de lui faire dépasser de cinq pas la porte de l'auberge, qu'il l'est de faire tourner le chien qui tire l'eau du puits, dès que le seeau est arrivé.

« Tout le monde sur la route connoissoit le vieux Nobs, et il connoissoit également tout le monde ; il saluoit chacun amicalement ; mais il eût été impossible, même à ses plus anciens amis, de l'engager à entrer chez eux, et à prendre quelques rafraîchissemens ; jamais il ne se permettoit de boire avant d'avoir gagné sa bouteille par sa tâche accoutumée.

» Il n'y avoit aucun de ceux qui habitoient le long du chemin qui ne l'aimât. L'homme simple est celui qu'on aime le plus généralement, il l'étoit au souverain degré : il avoit ses fantaisies, mais elles amusoient ; et quand la mort l'emporta, sa perte parut affliger tout le canton.

» Il avoit pour chaque maison, pour chaque cabane, un salut particulier convenable à ceux qui y habitoient. Rien de ce qu'il disoit ne fâchoit ; on jugeoit de tout selon son intention ; c'étoit comme s'il eût dit : voilà Nobs qui passe !

» Relevez vos jupons, disoit-il en passant auprès de la laiterie, et les laitières, aux joues couleur de rose, lui répondoient : bonne promenade, maître Nobs. Quand il passoit par-devant le tailleur, il disoit, en faisant un signe de tête amical : mouchez la lumière. Et on lui répondoit : attends, vieil espiègle. En passant devant le chenil il frappoit dessus, et les chiens venoient à lui pour le caresser. Auprès du presbytère il ôtoit son

bonnet, et chantoit à plusieurs reprises et dévote-
ment: Amen. Ce n'étoit qu'un mot, mais ce mot
seul exprimoit tout le respect de ce bon vieillard
pour la religion.

» La pluie étoit à peine capable de l'empêcher
de faire sa promenade: mais dans les cas où il alloit
en idée à Highgate, de ses deux chambres il n'en
faisoit qu'une, et commençoit à l'heure ordinaire.
Comme il savoit combien il lui falloit de pas pour
y arriver, il traversoit les deux chambres et marchoit jusqu'à ce qu'il en eût fait le même nombre,
et avoit par conséquent rempli sa tâche. Mais,
dira-t-on, comment faisoit-il pour les stations.
—Il ne les passoit pourtant point. Quand il avoit
fait autant de pas qu'il lui en falloit pour arriver
à la laiterie, il disoit : relevez vos jupons. Quand
il en avoit fait autant qu'il lui en falloit pour
arriver auprès du tailleur, alors il disoit son top
aussi régulièrement que s'il eût passé réellement
devant la boutique même. Arrivé à la cour des peu-
pliers, il frappoit sur la table au lieu du chenil,
et quand il avoit dit son amen, il témoignoit la
même joie que s'il se fût trouvé au terme de son
pélerinage. Dans ce voyage autour de sa chambre,
il voyoit en idée chaque coin qu'il rencontroit
ordinairement sur la vraie route ; sur le pont il
sentoit l'odeur du foin nouvellement fauché ; il
levoit davantage les pieds quand il étoit arrivé à
la colline. Dans le fond de la chambre il y avoit
deux chaises, par-dessus lesquelles il grimpoit
quand il y avoit des haies à passer. Il se donnoit
de l'air quand il étoit arrivé à l'auberge ; il dé-
bouchoit sa bouteille ; il se mettoit à une fenêtre,
et là son imagination lui peignoit la vue entière
de la colline. Enfin, après s'être reposé pendant
une heure et s'être bien rafraîchi, il revenoit sur

ses pas, passoit par-dessus les hâies, et répétoit ses complimens à chaque station.

» Vous, qui riez de ce vieillard extraordinaire, laissez le sérieux de la réflexion prendre sur votre front la place de l'ironie, et imitez-le. A l'aide de ces exercices journaliers, il parvint à l'âge de quatre-vingt-seize ans. Il servoit de père à l'affligé, de consolateur à celui qui avoit des peines, d'appui aux malheureux; enfin, c'étoit le meilleur homme de tout le canton. Toujours content intérieurement, il cherchoit aussi toujours à communiquer aux autres sa gaieté, et pour y parvenir aucun sacrifice ne lui coûtoit. Il consacroit aux malheureux les biens que tant d'autres consacrent à des amusemens inutiles, et leur sourire, leurs bénédictions et leurs prières étoient sa récompense. Le vent peut disperser sa cendre, son souvenir n'en restera pas moins gravé éternellement dans la mémoire de ses compatriotes.

» Ceux qui ne faisoient que le voir, l'aimoient à cause de ses originalités; mais ceux qui avoient besoin de son secours, le respectoient à cause de sa vertu et de sa douceur. Dans tout le cours de sa vie il n'y eut pas un seul homme qui pût dire que Nobs l'eût offensé même en idée. Avec un revenu très-médiocre il porta pendant soixante ans le nom de bienfaisant, et ne laissa en mourant à sa famille que très-peu de biens. Mais quel bien est aussi précieux que ces bénédictions que le ciel accorde en récompense aux enfans des bienfaisans ! »

L'exemple le plus récent d'un grand âge est celui de Joseph Surrington, qui mourut au mois de septembre 1797, dans un petit bourg près de Bergen en Norwège, dans la cent soixantième année de son âge. Il conserva jusqu'à sa mort sans altération l'usage de sa raison et de ses sens. La veille de sa mort, il assembla tous les membres de sa famille, et leur partagea ses biens. Il avoit eu plusieurs femmes, et a laissé une jeune veuve et plusieurs enfans. Son fils aîné a cent trois ans, et le plus jeune n'en a que neuf.

Voilà les exemples des derniers temps dont j'ai eu connoissance. — Je ne compte point les hommes de cent ans, que l'on rencontre assez souvent. Il y a quelques années à Burgel, non loin d'ici, qu'un charpentier mourut âgé de cent quatre ans. Il travailla jusqu'à sa mort ; son occupation favorite sur la fin étoit de filer. Un jour il étoit assis à son rouet, tout d'un coup sa fille s'aperçut qu'il ne filoit plus ; elle l'examina plus attentivement ; — il étoit mort.

Il seroit assez juste que les médecins, qui fournissent aux autres tant de moyens de conserver leur vie et leur santé, occupassent un des premiers rangs. Malheureusement il n'en est pas ainsi. — C'est à eux que l'on peut appliquer le plus généralement ce passage : *Aliis inserviendo consumuntur ; aliis medendo moriuntur.*

La mortalité est du moins dans la classe des médecins praticiens plus grande que dans tout autre métier. Ce sont eux qui sont le moins en état de pratiquer les règles de santé et de prudence qu'ils prescrivent aux autres ; et il y a peu d'occupations qui entraînent une consomption du corps et de l'ame aussi grande que celle-là. La tête et les pieds doivent toujours travailler de concert. — Cependant le danger est plus grand dans les dix premières années de la pratique. Le médecin qui les a passées heureusement, acquiert une certaine fermeté, une certaine insensibilité contre les fatigues et les causes de maladies ; l'habitude même diminue l'influence des mauvaises exhalaisons, et des maladies contagieuses ; les scènes déchirantes qu'il voit chaque jour, et même les injustices multipliées, et les mauvais traitemens moraux, inséparables de son métier, finissent par l'émouvoir moins ; enfin dès qu'il a heureusement terminé son temps d'épreuve, il peut devenir vieux.

Notre patriarche Hippocrate nous donne en cela un bon exemple. Il vécut cent quatre ans, occupé à étudier la nature, à voyager et à visiter les malades, et plus dans les petits endroits et à la campagne, que dans les grandes villes. — Gallien, Craton, Forestus, Plater, Hofmann, Haller, van Swieten, Boerhaave parvinrent tous à un âge très-avancé.

Parmi ceux qui vivent peu, l'on distingue surtout ceux qui travaillent aux mines et aux forges, qui, vivant sous la terre, respirent sans cesse des exhalaisons pernicieuses. Il y a des mines qui renferment beaucoup d'arsénic et de cobald, où les ouvriers ne vivent pas au-delà de trente ans.

Jetons encore un coup-d'œil sur la différence d'âge en raison du climat, ou plutôt de la qualité du pays.

Il faut placer en tête la Suède, la Norwège, le Dannemarck et l'Angleterre. Ce sont sans contredit ces pays qui ont produit les hommes les plus vieux dans les derniers temps, de cent trente, de cent quarante, de cent cinquante ans, et au-delà.

Autant qu'un climat plus au Nord est favorable à la vie, autant un degré de froid trop considérable lui est-il contraire. — En Islande et en Sibérie, le pays le plus au Nord de l'Asie, les hommes vivent tout au plus soixante à soixante-dix ans.

Outre l'Angleterre et l'Écosse, l'Irlande est aussi d'un climat favorable à la durée de la vie. Dans un village médiocre, appelé Dunsfort, on comptoit une fois quatre-vingts personnes qui avoient passé quatre-vingts ans. — Et Bacon dit : « Je ne crois pas qu'il y ait dans tout le pays un seul village, où l'on ne trouve un homme de quatre-vingts-ans. »

Les vieillards d'un âge aussi avancé sont plus rares en France ; cependant il mourut, en 1757, un homme âgé de cent vingt-un ans.

Il en est de même de l'Italie ; cependant on a, dans les provinces du Nord, comme la Lombardie et autres, des exemples d'une grande vieillesse.

On a aussi vu en Espagne des vieillards de cent dix ans ; mais très-rarement.

Le pays si agréable et si sain de la Grèce passe toujours pour avoir autant de vieillards que jadis. Tournefort trouva à Athènes un vieux consul de cent dix-huit ans. On y distingue sur-tout l'île de Naxos.

On trouve même en Egypte et dans l'Inde des exemples d'une très-longue vie, sur-tout dans la secte des Bramines, des Anachorètes et Hermites, ennemis de la paresse et de la débauche des habitans de ce pays.

L'Ethiopie avoit aussi autrefois cette réputation; mais Bruce assure que c'est sans fondement.

On cite sur-tout quelques cantons de la Hongrie.

L'Allemagne renferme beaucoup de vieillards, mais peu d'un âge extraordinaire.

On en trouve même en Hollande, mais très-peu, et on y parvient rarement à l'âge de cent ans.

CHAPITRE VI.

Résultats des expériences. Terme de la vie humaine.

La mortalité, en général, est indépendante de la vieillesse de quelques individus. — Influence de la position, du climat, de la température sur la durée de la vie. — Isles et presqu'îles. — Pays en Europe les plus favorables à la durée de la vie. — Avantages de la frugalité. — Les deux causes les plus effrayantes de la mortalité dans les temps modernes. — La modération en tout contribue beaucoup à prolonger la vie. — Le mariage. — Différence des deux sexes. — Vie active. — Frugalité. — Culture. — Vie champêtre. — Il y a une espèce de rajeunissement possible dans l'homme. — Terme de la vie humaine. — Sa durée absolue et relative. — Tablettes de celle-ci.

Pour ne pas fatiguer ici, en accumulant les exemples, je finis en prévenant que je me contenterai d'en rapporter d'autres dans l'occasion.

Maintenant je vais exposer les résultats que l'on peut tirer de l'expérience.

1.º L'âge du monde n'a eu jusqu'à présent aucune influence sensible sur l'âge de l'homme. On peut, de nos jours, devenir aussi vieux que du temps d'Abraham et dans les temps plus reculés encore. Sans doute il y a des époques auxquelles, dans le même pays, les hommes ont vécu plus ou moins long-temps ; mais il est clair que cela vient, non du pays, mais des hommes eux-mêmes. Lorsqu'ils étoient encore sauvages, simples, laborieux, vivant au grand air et selon les lois de la nature, bergers, chasseurs et laboureurs, ils parvenoient ordinairement à un âge très-avancé ; au contraire, dès qu'infidèles à la nature, et outrant les bornes de la civilisation, ils se furent adonnés davantage au luxe, leur vie s'abrégea sensiblement. — Mais le même peuple, qu'une révolution feroit rentrer dans un état moins civilisé et plus rapproché de la nature, pourroit atteindre, comme jadis, le vrai terme de la vie. — Ce ne sont donc que des périodes qui vont et qui viennent; le genre humain n'en souffre point en général, et le terme de la vie qui lui est assigné ne change point.

2.° L'homme peut, comme nous l'avons vu, presque dans tous les climats, sous la zone torride et sous la zone glaciale, parvenir à un âge avancé. La seule différence peut-être est que cela arrive plus fréquemment dans les uns que dans les autres, mais que l'on ne peut dans tous atteindre l'âge le plus avancé.

3.° Même dans les pays où la mortalité est généralement grande, quelques individus peuvent vivre plus long-temps que dans d'autres où elle est moins considérable. Prenons pour exemple les climats les plus chauds de l'Orient. La mortalité y est, en général, très-peu considérable; de là vient cette population si forte ; l'enfance y est aussi exposée à beaucoup moins de dangers, la température de l'air y étant toujours pure et égale. Cependant on y trouve en proportion moins de gens très-vieux que dans les climats qui sont plus au nord, où la mortalité est, en général, plus considérable.

4.° Les lieux élevés ont plus de vieillards que ceux qui sont bas. Cependant il faut un milieu, et l'on ne peut pas poser pour principe, que plus un lieu est élevé, et meilleur il est. — Le degré de hauteur le plus considérable, celui des glaciers, est contraire à la santé, et la Suisse, qui est sans contredit le pays le plus élevé de l'Europe, offre moins de vieillards que les montagnes d'Ecosse. — On peut en donner deux raisons : la première, c'est qu'à une trop grande élévation, l'air étant trop vif, trop pur, trop raréfié, consume trop promptement ; la seconde, c'est que la température est trop inégale, le froid et le chaud s'y succèdent trop rapidement, et rien n'est plus contraire à la durée de la vie qu'un changement trop subit.

5.° L'homme vit plus long-temps dans les climats froids que dans les climats chauds, et cela pour deux raisons; d'abord, parce que la consomption de la vie est plus considérable dans un climat chaud ; ensuite, parce qu'un climat froid est celui de la modération, qui arrête par conséquent la consomption intérieure.—Toutefois il y a un milieu pour le froid comme pour la chaleur; le froid excessif du Groënland, de la nouvelle Zemble, etc., abrège la durée de la vie.

6.° Ce qui contribue le plus à prolonger la vie, c'est une température réglée, sur-tout par rapport au chaud et au froid, à la pesanteur et à la raréfaction de l'air. C'est ce qui fait que les pays où le baromètre et le thermomètre sont sujets à des changemens subits et considérables, ne sont jamais favorables à la durée de la vie. — Du reste ils peuvent être sains; les hommes peuvent y vivre long-temps, mais ils n'y parviennent jamais à un âge très-avancé ; car les changemens subits sont autant de révolutions intérieures qui consument considérablement, et les facultés et les organes. Il n'y a pas de pays qui y soit plus exposé que l'Allemagne qui, par sa position, offre un mélange continuel de climats chauds et froids, du sud et du nord, où, le même jour, il gèle le matin, et fait très-chaud à midi ; où enfin, après un mois de mars brûlant, il tombe souvent de la neige au mois de mai. Ce climat, d'une température si variable, est sans doute la principale

cause de ce que , malgré la position saine du pays ,
les hommes qui , en général , y vivent assez long-
temps , y atteignent cependant un âge très-avancé
plus rarement que dans d'autres pays voisins, situés
presque à la même latitude.

7.° Trop de sécheresse et trop d'humidité nuit à
la vie. Aussi l'air le plus favorable à la durée de
la vie , est celui qui est mêlé d'une petite portion
d'humidité ; d'abord un air humide est déjà en
partie saturé , par conséquent il enlève au corps
moins de parties , c'est-à-dire, le consume moins ;
secondement , la température d'un air humide est
toujours plus égale , et le passage subit du chaud
au froid y est plus rare ; enfin , une atmosphère
un peu humide entretient plus long-temps les organes dans un état de souplesse et de jeunesse ,
tandis que celui qui est trop raréfié accélère davantage le desséchement des fibres et les signes de la
vieillesse.

Les îles nous en offrent la preuve la plus frappante; elles ont été de tout temps , et sont encore ,
ainsi que les presqu'îles , le siége de la vieillesse.
Les hommes y vivent toujours plus long-temps
que dans les pays du continent situés à la même
latitude. — Par exemple, ils vivent plus long-temps
dans les îles de l'Archipel que dans les parties de
l'Asie qui les avoisinent; dans l'île de Chypre plus
qu'en Syrie ; dans l'île Formose et au Japon plus
qu'en Chine ; en Angleterre et en Danemarck plus
qu'en Allemagne.

Toutefois l'eau de la mer y contribue plus que
l'eau douce ; ce qui fait que les marins deviennent
si vieux. Les eaux dormantes sont nuisibles par
leurs exhalaisons méphitiques.

8.° La longue vie paroît dépendre en grande
partie du sol , de la qualité même de la terre ,

enfin du génie du lieu ; un sol calcaire semble le moins favorable à la durée de la vie.

9.º Toutes les expériences prouvent que l'Angleterre, le Danemarck, la Suède et la Norwège sont les pays où l'homme devient le plus vieux, et nous voyons aussi qu'ils réunissent les qualités indiquées ci-dessus. Au contraire, l'Abyssinie, quelques pays de l'Amérique et Surinam, sont ceux où les hommes vivent le moins long-temps.

10.º L'homme vit plus ou moins, selon qu'il reste plus ou moins fidèle à la nature. C'est une des règles les plus générales. — On a vu les habitans d'un même pays parvenir à un âge très-avancé, pendant qu'ils menoient la vie frugale de bergers et de chasseurs ; et terminer plus vîte leur vie dès qu'ils commencèrent à être plus civilisés, et, par conséquent, se livrer au luxe, à la débauche et à la paresse ; et nous voyons tous les jours que les personnes les plus âgées ne se trouvent point dans la classe des riches et des grands qui font usage de teintures d'or, d'essences merveilleuses ; les paysans, les laboureurs, les matelots, en un mot, ceux à qui il n'est jamais venu dans l'idée de chercher comment on fait pour devenir vieux, sont précisément ceux qui offrent les exemples les plus extraordinaires.

11.º C'est parmi les nègres esclaves d'Amérique et les enfans trouvés, que l'on trouve la mortalité la plus effrayante. — Il meurt ordinairement par an un sixième de nègres, c'est-à-dire, autant qu'en emporteroit la peste la plus terrible ; et de sept mille enfans trouvés qui entrent tous les ans dans l'hôpital de Paris, il n'en reste, dix ans après, que cent quatre-vingt, il y en a donc six mille huit cent vingt de morts ; ainsi il n'y en a qu'un seul sur quarante qui échappe au tombeau.

— N'est-ce pas une nouvelle preuve extrêmement remarquable de ce que nous avons avancé plus haut, que la mortalité n'est nulle part plus effroyable que dans les pays où l'homme s'écarte le plus de la nature, où il foule aux pieds les lois les plus sacrées, et brise ses liens les plus forts? où vraiment ravalé jusqu'au dessous de la bête, il arrache l'enfant du sein de sa mère pour l'abandonner à des mercenaires; où il sépare le frère de son frère, de sa patrie, de ses parens, pour le transplanter sur une terre étrangère et mal saine; où, sans espérance, sans consolation, sans amis, le cœur tourmenté sans cesse du désir le plus vif de revoir les absens, il est condamné aux travaux les plus cruels. — Nous ne trouvons, ni dans l'histoire ancienne, ni dans l'histoire moderne, aucun exemple de pestes, de fléaux, de calamités qui aient causé une mortalité pareille à celle que l'on trouve dans les hôpitaux d'enfans trouvés. Il falloit pour cela un excès de raffinement qui étoit réservé pour notre siècle; et ce ne pouvoit être l'ouvrage que de ces misérables calculateurs, qui ont eu l'impudence d'avancer que l'état étoit la meilleure mère; et que pour augmenter les revenus, il suffisoit de considérer les enfans comme appartenant à l'état, de s'en charger, et d'ouvrir un abîme public pour les y précipiter. — On ne voit que trop tard les suites effrayantes de cette prétendue maternité, et de ce mépris des premiers fondemens de la société, le mariage et l'amour filial. — Telle est la vengeance terrible que la nature exerce sur ceux qui foulent aux pieds ses plus saintes lois!

— 12.° Le résultat de toutes les expériences et le fondement de la *macrobiotique*, est que *omnia mediocria ad vitam prolongandam sunt utilia.* Le milieu

lieu en tout, cette *aurea mediocritas*, qu'Horace a si bien chantée et que Hume appelle le souverain bien sur la terre, est effectivement ce qu'il y a de plus convenable à la durée de la vie. Un état, un climat, une santé, un tempérament, une complexion, des affaires, une tension d'esprit, un régime etc. qui n'aient rien d'outré; voilà en quoi consiste le grand secret de la prolongation de la vie : tous les extrêmes, le trop ou le trop peu lui sont contraires.

13.º Il est aussi bon d'observer que tous les vieillards très-avancés en âge avoient été mariés plus d'une fois, et la dernière fois très-tard. On ne cite pas un seul célibataire qui ait atteint un âge très-avancé. Il en est à cet égard des femmes comme des hommes. On en peut conclure, ce semble, qu'une certaine abondance de sucs génératifs est nécessaire pour vivre long-temps. C'est un supplément au principe de vie; et la faculté d'engendrer semble unie très-étroitement avec celle de se restaurer et de se régénérer. — Mais il faut de l'ordre et de la modération dans son emploi; et le mariage est le seul moyen d'y parvenir.

L'exemple le plus frappant est celui d'un François, nommé de Longueville; il vécut cent dix ans, avoit eu dix femmes, et la dernière, qu'il avoit épousée à quatre-vingt-dix-neuf ans, lui donna un fils dans sa cent et unième année.

14.º Il y a plus de femmes que d'hommes qui vieillissent; cependant il n'y a que les hommes qui atteignent l'âge le plus avancé. — L'équilibre et la mollesse du corps de la femme semblent pour un temps lui donner de la durée, et le préserver des influences pernicieuses; mais il faut la vigueur de l'homme pour parvenir à un âge très-avancé.

15.º Il est bon, pour devenir vieux, de passer la

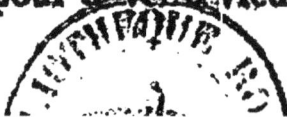

G

première moitié de sa vie dans l'activité, même au milieu des fatigues, mais de passer la seconde dans le repos et l'uniformité. Il n'y a pas d'exemple de fainéant qui ait atteint un âge très-avancé.

16.º Un régime abondant et nourrissant, trop de viande, ne prolonge pas la vie. Ceux qui ont vécu le plus long-temps sont ceux qui, dès leur enfance, se sont nourris principalement de légumes, ou qui n'ont même jamais mangé de viande.

17.º Le physique même de l'homme exige un certain degré de civilisation, qui est favorable à la durée de la vie. Le vrai sauvage vit moins long-temps que l'homme civilisé.

18.º Le séjour de la campagne et des petites villes est favorable à la durée de la vie; celui des grandes villes lui est contraire. Dans les grandes villes il meurt un homme sur vingt-cinq ou trente; dans la campagne il n'en meurt qu'un sur quarante ou cinquante. Le séjour des villes augmente la mortalité des enfans au point que la moitié y meurt avant l'âge de trois ans; tandis que dans la campagne, il n'en meurt la moitié que jusqu'à l'âge de vingt ou trente ans. Le moindre degré de mortalité est d'un par an sur soixante, ce qui ne se trouve que par ci par-là dans la campagne (*).

Il y a des exemples qui semblent prouver la possibilité de se rajeunir. On a vu des vieillards à qui, dans un âge très-avancé de soixante, de soixante et dix ans, époque qui semble être le terme de la vie, à qui cependant il poussoit de nouvelles dents, de nouveaux cheveux, et qui commençoient une nouvelle période, qui duroit vingt et trente ans. C'est une espèce de reproduction intérieure qui

---

(*) Il y en a un exemple même dans notre pays. Pas loin de Jena (où il ne meurt qu'un homme sur quarante) dans une position très-saine se trouve le village de Remda, où il ne meurt qu'un homme par an sur soixante.

ne peut se trouver que dans les créatures les plus parfaites.

L'exemple le plus remarquable que je connoisse est celui d'un vieillard qui vivoit dans le Palatinat, à Rechingen, dans le grand bailliage de Banberg. Il mourut en 1791, à l'âge de cent vingt ans. Après avoir été long-temps sans dents, il lui en poussa en 1787 huit nouvelles, six mois après elle tombèrent; mais elle furent remplacées par de nouvelles molaires qui lui poussèrent en haut et en bas; la nature fut ainsi chez lui dans un état de végétation continuelle pendant quatre ans, et jusqu'à un mois avant sa mort. Ses nouvelles dents, après lui avoir servi pendant quelque temps à mâcher ce qu'il mangeoit, tomboient les unes après les autres, et étoient sur le champ remplacées par d'autres. Elles poussèrent et tombèrent toutes sans lui causer la moindre douleur. Il en avoit eu au moins cinquante.

Toutes nos expériences nous mettent plus à portée de décider quel est le vrai terme de la vie humaine. Il semble que l'on devroit avoir sur ce sujet des données sûres. Mais il y a une différence incroyable dans les avis des physiciens. Les uns donnent à l'homme un terme très-éloigné, d'autres lui en assignent un très-court. D'autres ont cru qu'il suffisoit de savoir combien de temps vivent les sauvages, disant que c'étoit dans cet état de nature que l'on devoit trouver les moyens les plus sûrs d'atteindre le vrai terme de la vie. Mais ce raisonnement est erroné. Il faut observer que cet état de nature est aussi en général celui de la misère; que le défaut de sociabilité et de civilisation expose l'homme à des fatigues qui sont au-dessus de ses forces, et occasione une consomption extraordinaire: que sa position l'expose à plus d'influences destructives, et le prive de plus de moyens de restauration. Ce n'est pas dans la classe des hommes bêtes qu'il faut aller chercher nos exemples, car ses propriétés tiennent alors de celles de la bête; mais il faut les prendre dans la classe où le développement et la civilisation ont fait de l'homme un être raisonnable : ce n'est que dans cette classe qu'il atteint au physique sa destinée et jouit de ses avantages, et que la raison lui fait trouver les moyens de se restaurer et d'améliorer sa position; ce n'est qu'alors que nous pouvons les considérer comme homme, et raisonner en conséquence.

On seroit aussi tenté de croire que la mort causée par le marasme, c'est-à-dire par la vieillesse, est le vrai terme de la vie humaine. Mais il est difficile de faire de nos jours un tel compte; en effet les hommes ont, comme le dit Lichtenberg, inventé le secret de s'inoculer la vieillesse avant le temps, et nous voyons tous les jours des vieillards de trente et quarante ans, qui offrent tous les caractères de la vieillesse, roideur, desséchement, foiblesse, cheveux gris, ossification des cartilages; ce que l'on ne trouve ordinairement que dans les vieillards de quatre-vingt et quatre-vingt-dix ans. Mais ce n'est là qu'une vieillesse artificielle et relative, qui ne peut servir de règle pour calculer la durée de la vie.

On a même imaginé les hypothèses les plus extraordinaires pour résoudre cette question. Les anciens Égyptiens, par exemple, croyoient que le cœur augmentoit pendant cinquante ans de deux drachmes par an; et qu'ensuite il diminuoit pendant cinquante ans dans la même proportion. D'après ce calcul, l'homme à cent ans n'avoit plus aucune apparence de cœur; et cent ans étoient par conséquent le terme de la vie humaine.

Je crois donc que, pour résoudre cette question d'une manière satisfaisante, il faut faire la distinction suivante :

1.º Combien de temps l'homme en général (considéré comme espèce particulière) peut-il vivre ? — Chaque classe d'êtres a une durée de vie absolue; l'homme a aussi la sienne.

2.º Combien de temps peut vivre l'individu ? ou quelle est la durée relative de la vie de l'homme ?

Quant à la première question, rien ne nous empêche d'assigner à la vie de l'homme le terme le plus reculé que nous offrent les exemples. Il suffit de savoir ce que peut la nature humaine; et l'homme qui est parvenu au terme le plus reculé peut être considéré comme le modèle de la perfection de la nature humaine et comme un exemple de ce dont elle est capable dans des circonstances favorables. Or l'expérience nous prouve sans réplique que l'on peut même de nos jours vivre jusqu'à l'âge de cent cinquante et cent soixante ans; il y a plus, l'exemple de Th. Parre, que l'on ouvrit à l'âge de cent cinquante-deux ans, et dont les intestins étoient encore sans défauts, prouve qu'il eût encore vécu plus long-temps, si son nouveau genre de vie ne lui eût pas occasioné une réplétion qui causa sa mort. — On peut donc avancer avec la plus grande vraisemblance, que l'organisation et les facultés vitales de l'homme peuvent durer et agir pendant deux cents ans. La faculté de vivre pendant un si long-temps est dans la nature humaine, considérée ici absolument.

Cette assertion est d'autant plus juste qu'elle s'accorde avec le rapport qui existe entre la durée de l'accroissement et celle de la vie. On peut poser pour principe qu'un animal vit huit

fois autant que la durée de son accroissment.
L'homme dans l'état de nature, c'est-à-dire qui
n'est point forcé par l'art, a besoin de vingt-
cinq ans pour atteindre son dernier degré de
perfection; ce qui lui assigne une durée absolue
de deux cents ans.

Que l'on ne m'objecte point que la vieillesse
est un état contre nature et une exception à la
règle, et qu'une vie courte est la seule conforme
à la nature. — Nous verrons par la suite que la
mort qui arrive avant l'âge de cent ans est presque
toujours artificielle, c'est-à-dire qu'elle est l'effet de
maladies ou de circonstances particulières; et il
est certain que la plus grande partie des hommes
meurent de mort accidentelle; de sorte que sur
dix mille il n'y en a peut-être qu'un qui atteigne
l'âge de cent ans.

Passons à la vie relative de l'homme. Elle est
très-différente, et varie selon les individus.
Elle dépend de la masse plus ou moins parfaite
dont il a été formé, du genre de vie, de la
consomption plus ou moins rapide, et d'une
infinité de circonstances qui peuvent influer
extérieurement ou intérieurement sur la durée de
la vie. Il ne faut pas croire que de nos jours
l'homme en venant au monde apporte un fond
de facultés vitales pour cent cinquante ou deux
cents ans. Malheureusement tel est le sort de la
génération actuelle, que souvent les péchés des
pères empêchent l'embryon de recevoir une portion considérable de facultés vitales. Que l'on
considère ensuite la foule innombrable de maladies secrètes et d'accidens qui rongent sourdement ou à l'extérieur le fil de notre vie, et
l'on verra qu'il est maintenant plus difficile que
jamais de parvenir au terme que la nature hu-

maine peut vraiment atteindre. — Cependant, il faut toujours poser ce terme pour principe, et nous verrons ensuite jusqu'à quel point il est en notre pouvoir d'écarter les obstacles qui nous empêchent d'y arriver.

La table suivante faite d'après les expériences peut servir à juger la vie relative de l'espèce humaine de nos jours :

Sur cent hommes il en meurt cinquante avant l'âge de dix ans ; — vingt entre dix et vingt ans ; — dix entre vingt et trente ; — six entre trente et quarante ; — cinq entre quarante et cinquante ; — trois entre cinquante et soixante.

Ainsi il n'y en a que six qui passent l'âge de soixante ans.

Haller, qui a rassemblé le plus grand nombre d'exemples, a trouvé la proportion suivante :

Plus de mille exemples de cent à cent dix ans ; — soixante de cent dix à cent vingt ; — vingt-neuf de cent vingt à cent trente ; — quinze de cent trente à cent quarante ; — six de cent quarante à cent cinquante ; — un de cent soixante-neuf.

CHAPITRE VII.

Examen plus approfondi de la vie humaine, de ses principales époques, et de l'influence de sa perfection intellectuelle sur sa durée.

Idée fondamentale de la vie humaine. —Entrée de l'extérieur. — Assimilation et animalisation. — Nutrition et perfection de la matière organisée. — Consomption des forces et des organes de la vie elle-même. — Séparation et décomposition des parcelles épuisées. — Organes nécessaires à la vie. — Histoire de la vie. —Causes de la longue vie des hommes. — Influence des facultés sublimes de la pensée et de la raison. — Pourquoi la mortalité est plus grande chez les hommes, qui semblent le plus faits pour vivre long-temps?

MAINTENANT passons à notre objet principal, c'est-à-dire à l'application de tout ce qui précède quant à la prolongation de la vie humaine. Mais il faut auparavant approfondir la question suivante : En quoi consiste proprement la vie humaine? De quels organes, de quelles facultés, de quelles fonctions dépend cette opération importante et sa durée! Quelle est la différence essentielle entre la vie de l'homme et celle des autres créatures ?

L'homme est sans contredit le premier anneau de la chaîne, le modèle de la création visible, l'œuvre le plus parfait du principe actif de l'univers, en un mot la plus belle image que nos sens en puissent concevoir. — C'est le point le plus élevé de notre horizon, celui à l'aide duquel l'imagination franchit la sphère bornée de nos sens, et s'élance dans un monde plus parfait. L'organisation humaine est comme un nœud magique, qui unit deux mondes d'une nature entièrement opposée; merveille à jamais incompréhensible, qui

rend l'homme habitant de ces deux mondes à la
fois, le monde matériel et le monde intellectuel.

C'est avec raison que l'on regarde l'homme
comme un abrégé de la nature entière, comme
un chef-d'œuvre de composition, dans lequel tous
les principes actifs épars dans le reste de la création, toutes les espèces d'organes et de formes de
vie sont réunies pour former un tout, pour agir
de concert, et dont elles font, à proprement parler, un petit monde, (c'est-à-dire une image du
grand) comme les anciens philosophes le nommoient ordinairement.

Le système vital de l'homme est le plus développé; son organisation est la plus délicate et la
plus parfaite; ses sucs et ses substances sont les plus
nobles et les mieux organisés, par conséquent sa
vie intensive et sa consomption intérieure sont les
plus fortes. Il y a donc aussi plus de points de contact avec tout ce qui l'entoure, et plus de besoins;
mais en revanche il a une restauration plus abondante et plus parfaite qu'aucune autre créature. Les
principes morts mécaniques et chimiques de la nature, et cette étincelle du principe divin, la faculté
de penser, se trouvent en lui unis et, pour ainsi
dire, fondus de la manière la plus miraculeuse,
et présentent le sublime et divin phénomène de la
vie humaine.

Jetons un coup-d'œil sur l'essence et le méca-
nisme de cette opération, d'après le peu de lumières que nous avons sur cet objet.

La vie humaine, considérée physiquement, n'est
autre chose qu'un anéantissement et une création
qui se renouvelle sans cesse; une succession de
destruction et de restauration; un combat non
interrompu de principes chimiques dissolvans et
du principe de vie qui unit tout, qui reproduit

tout. La nature qui nous entoure produit sans cesse de nouvelles essences, qui passent de l'état de mort à celui de la vie, du monde chimique dans le monde organisé; et le principe de vie créateur fait de ces parties hétérogènes un nouvel être bien organisé, qui porte sous tous les rapports le caractère de la vie. Mais les substances usées et corrompues se séparent aussi sans cesse de cette combinaison, obéissent aux principes mécaniques et chimiques, repassent du monde organisé dans le monde chimique, et redeviennent une partie de la nature universelle inanimée, dont elles étoient sorties pour quelque temps. Ce procédé non interrompu est l'œuvre du principe de vie toujours agissant qui existe en nous, et qui par conséquent nécessite sans cesse un emploi de facultés; ce qui est une nouvelle essence bien importante de l'opération de la vie. Ainsi prendre, identifier et rendre, c'est-à-dire, un mélange continuel de mort et de reproduction, voilà ce qu'est la vie.

Ce que nous nommons communément la vie d'une créature considérée physiquement, n'est donc qu'une apparition, qui n'a rien d'essentiel que le principe actif sur lequel elle est fondée, ainsi que l'ordre et l'enchaînement qui l'accompagnent. Tout le reste n'est qu'un phénomène, un grand spectacle continuel, où l'objet qui paroît ne reste jamais le même; — où tout l'extérieur, la forme et la durée de la représentation dépendent sur-tout des substances qui les produisent et qui varient sans cesse, ainsi que de la manière dont elles sont employées; où le phénomène ne peut durer qu'autant que l'affluence extérieure des élémens qui entretiennent cette opération; — ainsi la vie a la plus grande analogie avec la flamme, à cette différence près que la flamme n'est qu'une opération chimique, au lieu que la vie est une opération chimico-animale, une flamme chimico-animale.

Ainsi la vie humaine, en raison ι e sa nature, dépend des principales opérations suivantes :

I. *Entrée des alimens extérieurs de la vie et leur réception.*

Je n'entends pas seulement par-là ce que nous nommons ordinairement le boire et le manger, mais encore cette affluence continuelle d'un aliment plus délicat, plus spiritueux que nous tirons de l'air, et qui semble sur-tout destiné à alimenter le principe de vie ; puisque ces alimens grossiers servent plutôt à conserver et à reproduire les matières, les substances du corps et de ses organes. — Je ne parle pas non plus uniquement de ce qui entre par la bouche et par l'estomac ; car nos poumons et notre peau reçoivent une grande quantité d'alimens, et sont pour l'entretien des substances subtiles d'une bien plus grande importance que l'estomac.

II. *Identification, Assimilation, Animalisation. — Passage du monde chimique dans le monde organisé par l'influence du principe de vie.*

Tout ce qui entre en nous doit prendre un caractère de vie, avant de participer à notre nature. Toutes les substances, et même les agens de la nature les plus délicats qui affluent en nous, doivent être animalisés, c'est-à-dire, modifiés par la communication du principe de vie, et amalgamés d'une manière toute nouvelle ; en telle sorte qu'ils n'agissent plus et qu'ils ne soient plus en rapport avec les autres substances, selon les lois mortes ou chimiques de la nature, mais selon les lois particulières de la vie organisée; et qu'on ne puisse plus se les représenter comme des substances d'un corps vivant sous une forme simple, mais comme une combinaison de leur nature et des lois du principe de vie. En un mot, tout ce qui est en nous est animalisé, même les facultés chimiques et mécaniques. Par exemple, le fluide électrique et l'oxygène, dès qu'ils sont substances d'un corps vivant, sont d'une nature composée, étant dès-lors animalisés, et ne devant plus être considérés d'après les lois et les rapports qu'ils avoient lors-qu'ils faisoient partie de la nature chimique, puisqu'ils se forment et agissent en vertu de lois particulières organisées. Ce que nous avons dit de l'oxygène, peut se dire aussi des autres principes chimiques nouvellement découverts. Qu'on se garde de croire qu'ils existent dans l'union ani-mée de notre corps, comme nous les voyons dans l'appareil chimique ; ils agissent également en vertu d'autres lois particulières. Je crois que l'on ne peut maintenant trop appuyer sur cette obser-vation, qui seule peut nous diriger sûrement dans l'application précieuse du reste de la chimie à la vie organisée. Sans doute, les agens et les prin-cipes chimiques existent en nous, et nous ne pou-vons nous dispenser de les connoître : mais leur action y est seulement modifiée d'une manière différente, puisqu'ils se trouvent dans un monde tout différent.

Cette opération importante de l'assimilation et de l'animalisation, est d'abord l'ouvrage du sys-tème absorbant et glandulaire dans sa plus grande étendue, c'est-à-dire, qu'il embrasse non-seulement les vases laiteux, mais encore les vases absorbans de la peau et des poumons, et que l'on peut considérer comme l'avant-cour, par laquelle doit passer tout ce qui s'identifie ensuite avec notre être ; et en second lieu, celui du système de circulation, dont l'activité communique aux substances leur perfection organique.

III. *Nutrition.* — *Fixation des substances animalisées.* — *Leur perfectionnement.*

Les substances entièrement animalisées se changent en organes, ce qui est l'œuvre de la force plastique. — L'action d'organes de secrétion encore plus parfaits et plus délicats, fait parvenir les substances organisées à leur plus haut degré de perfection ; le cerveau en fait des fluides capables de vivifier les nerfs, les organes de la génération ; tous deux résultats de l'union de la matière organisée la plus subtilisée, avec une grande abondance de facultés vitales.

IV. *Consomption des organes et des forces par l'opération de la vie.*

La vie active est un usage de la force et un mouvement continuel qui entraîne nécessairement une consomption continuelle des organes. Chaque action, par laquelle la force se montre comme agissante, est un emploi de la force ; car jamais la vie n'agit, même de la manière la plus indifférente, sans une irritation et une réaction de la force. C'est une des lois de la nature organisée. Ainsi, non-seulement les mouvemens intérieurs de la circulation, de la chylification, de l'assimilation et de la secrétion, qui se font à notre insçu

et sans notre participation ; mais encore les opérations volontaires et celles de l'ame, sont un emploi continuel de la force, et consument sans
cesse les facultés et les organes.

Cette partie de la vie est essentielle à sa durée
et à sa qualité. Plus l'emploi de la vie est fort, et
plus la destruction est rapide, plus aussi par conséquent la durée est courte. S'il est trop foible, il
résulte de là que les substances changeant trop
rarement, la restauration est trop imparfaite et la
qualité du corps mauvaise.

**V. *Séparation et nouvelle décomposition des subs-
tances. — Leur passage du monde organisé dans
le monde chimique, et nouvelle réunion avec la
nature inanimée.***

Les substances usées, et qui ne peuvent plus
rester dans cette combinaison, en ressortent. Elles
perdent l'influence du principe de vie, elles recommencent à se décomposer, à se séparer et à se
réunir uniquement d'après les lois chimiques de la
nature. C'est ce qui fait que toutes nos secrétions
portent évidemment le caractère de la putréfaction ;
procédé purement chimique qui, comme tel, n'a
jamais lieu sur des objets vraiment animés. Le
procédé qui les éloigne du corps s'opère par les
organes de la secrétion et des excrétions qui y travaillent sans cesse, savoir : les intestins, les reins,
et sur-tout la surface de la peau et des poumons.
Ces procédés sont vraiment des opérations chi-
mico-animales ; la secrétion s'opère par les facultés
vitales, mais les résultats sont chimiques.

Telles sont les principales opérations qui forment la vie en général et en particulier ; car elles

sont sans cesse unies, sans cesse présentes et inséparables de la grande opération de la vie.

Quant aux organes qui font partie de la vie,
nous les avons déjà en partie cités. Par rapport au
point de vue sous lequel nous les considérons, il
est bon de les partager en trois grandes classes :
ceux qui reçoivent et préparent; ceux qui donnent ; enfin, ceux qui maintiennent l'ordre et
l'équilibre dans les opérations réciproques, ainsi
que dans toute l'économie intérieure. Il y a plusieurs milliers d'autres organes plus grands et plus
petits, qui sont occupés sans cesse à séparer les
particules épuisées et corrompues par la consomption intérieure. Outre les véritables canaux de secrétion, toute la surface de la peau et des poumons
est couverte d'une infinité d'organes semblables,
qui sont dans une activité continuelle. — Les canaux de la seconde classe de la restauration sont
tout aussi multipliés et aussi variés. Non-seulement
la séparation des parties les plus grossières des alimens se fait à l'aide des organes de la digestion ;
mais encore l'organe de la respiration, le poumon,
est continuellement occupé à tirer de l'air un aliment plus spiritueux, la chaleur et l'oxigène.
— Le cœur et la circulation du sang qui en dépend, servent à régler ces mouvemens, à répartir
dans tous les points la chaleur et les alimens, et à
précipiter les particules usées vers les canaux de
secrétion. — Outre cela, il faut encore considérer
l'influence importante des facultés de l'ame et de
ses organes, que l'homme renferme dans la plus
grande perfection, qui d'un côté augmente la consomption intérieure, la vie intensive, mais qui
devient en même temps pour l'homme un moyen
de restauration très-essentiel, moyen qui manque
aux êtres plus imparfaits.

Ce qui doit donner une idée de la consomption du corps humain, c'est que le battement du cœur et le mouvement continuel du sang, qui en résulte, a lieu cent mille fois par jour; c'est-à-dire, que le cœur et toutes les veines se retirent sur elles-mêmes cent mille fois par jour, avec une force incroyable, capable de communiquer sans cesse le mouvement à une masse de cinquante à soixante livres de sang. Quelle horloge, quelle machine, fût-elle du métal le plus dur, pourroit résister, même pendant peu de temps, à un usage aussi violent? — Calculons encore les mouvemens non interrompus des muscles de notre corps qui doivent épuiser d'autant plus, que ces parties sont composées de parcelles molles et gélatineuses, et alors on concevra qu'elle perte énorme doit occasioner une route de vingt lieues faites à pied, ou de quatre-vingts faites à franc-étriers. — L'usage use peu à peu, non-seulement les parties molles et fluides, mais même les plus solides. C'est ce que nous voyons le plus clairement par les dents qui s'usent par l'usage, et qui, quand on ne s'en sert point, faute de dents qui correspondent, deviennent quelquefois très-longues. — Il est prouvé que nous serions bientôt épuisés, si nous n'avions aucun moyen de restauration; et l'on a calculé, avec assez de vraisemblance, que tous les trois mois nous changeons, et sommes composés de particules toutes nouvelles.

Mais la réparation continuelle de ce qui se perd est tout aussi extraordinaire et aussi étonnante. On peut conclure de-là que, malgré la perte continuelle que nous éprouvons, notre masse est toujours la même. — Les parties fluides sont celles qui se régénèrent le plus vite, et l'expérience nous apprend que la perte de sang la plus considérable se répare souvent

en

en quinze jours de temps. Les mêmes principes et les mécanismes qui ont donné la naissance aux parties solides, les reproduisent. La circulation conduit le principe nutritif gélatineux vers toutes les parties, et il s'y organise en vertu des lois plastiques de chaque partie. Les parties même les plus solides, les os, se régénèrent, comme le prouve l'expérience faite avec la garance, dont l'usage fait en peu de temps rougir les os. C'est ainsi que des os, qui étoient perdus, renaissent, et l'on est quelquefois surpris de trouver dans l'ivoire la matière animale la plus dure qui existe, des balles de plomb qui, après y être entrées, ont été peu à peu entourées de substance d'ivoire.

Voici, en peu de mots, le cours ordinaire, ou l'histoire de la vie humaine.

Le cœur, source première de tout mouvement et de toute communication de vie, principe des opérations de secrétion et de restauration, diminue peu à peu en raison de l'âge; de sorte qu'à la fin de la vie il occupe huit fois moins de place relativement qu'il n'en occupoit au commencement; en même temps sa substance devient plus compacte et plus dure, et son irritabilité diminue dans la même proportion. Par conséquent les facultés actives s'affoiblissent tous les ans. La même chose a lieu dans tout le système des vaisseaux et des organes de mouvement. Les vaisseaux s'endurcissent peu à peu, se rétrécissent, se raccornissent et deviennent inutiles; les artères deviennent osseuses, et une grande partie des vaisseaux les plus délicats se remplissent. D'où il résulte nécessairement:

1.º Que ce changement de forme et ce raccornissement, rendent plus impraticables les organes de la vie les plus essentiels et les plus délicats, ainsi

H

que les canaux extérieurs de communication et d'assimilation, tels que le poumon, la peau et les vaisseaux absorbans, et qu'ils diminuent par conséquent l'affluence de substances nourrissantes et vivifiantes. Les alimens ne peuvent plus ni être reçus comme auparavant, ni être préparés et répartis avec autant de justesse.

2.º Que la durée et le desséchement des fibres augmentant sans cesse, ils perdent de plus en plus de leurs facultés mobiles et sensibles; à mesure même qu'ils augmentent, l'irritabilité et la sensibilité diminuent; ainsi les facultés actives par elles-mêmes, cèdent peu à peu la place aux principes destructeurs, mécaniques et chimiques.

3.º Que cette diminution du principe du mouvement, et cette destruction d'une infinité de petits vaisseaux engorgent sur-tout les secrétions, organes les plus nécessaires à la purification de notre corps et à la séparation de ce qui est corrompu. La peau, qui en est le premier organe, devient tous les ans plus solide, plus impénétrable et moins utile. Il en est de même des reins, des vaisseaux d'exhalaison, des intestins et des poumons. Ainsi les sucs doivent avec la vieillesse devenir de plus en plus impurs, âcres, durs et terreux; la terre, ce grand antagoniste du mouvement vital, devient en nous par là de plus en plus dominante; et de notre vivant nous approchons insensiblement de notre dernière destinée. Rentre dans la terre dont tu as été tiré!

C'est ainsi que notre vie même en amène la fin, c'est-à-dire, la mort naturelle, et voici par quels procédés:

Les facultés soumises à notre volonté, sont les premières qui diminuent, ensuite les véritables facultés vitales qui ne dépendent point de nous.

Le cœur ne peut plus faire parvenir le sang dans les extrémités; les mains et les pieds n'ont plus ni chaleur, ni pouls; le cœur et les grands vaisseaux entretiennent encore le sang en mouvement, et cette petite flamme de la vie se conserve, quoique foible, pendant quelque temps. Le cœur finit par ne pouvoir plus faire passer le sang même à travers les poumons; alors la nature met en usage le peu de forces qui lui restent pour fortifier la respiration, et faire encore circuler le sang. Enfin ces forces mêmes s'épuisent. Dès lors le ventricule gauche ne reçoit plus de sang, il n'est plus irritable, et il cesse d'agir, pendant que le ventricule droit reçoit encore un peu de sang que lui envoyent les parties déjà à demi mortes. Mais bientôt ces parcelles mêmes se refroidissent entièrement, les sucs se figent, il ne reste plus de sang dans le cœur, et tout mouvement cesse, et la mort est complète.

Avant d'aller plus loin, je vais m'arrêter un moment sur quelques circonstances embarrassantes et énigmatiques, qui se présentent à quiconque fait des recherches sur la durée de la vie humaine, et qui méritent une attention particulière.

Voici la première énigme : Comment est-il possible que l'homme, dont l'organisation est la plus délicate et la plus compliquée, dont la consomption est la plus rapide, et dont la vie, par conséquent, devroit être la plus courte, a cependant en durée tant d'avantages sur les autres classes plus parfaites, qui ont même grandeur, même organisation, même place dans la création ?

On sait que les organisations les plus imparfaites sont celles qui ont le moins de durée, ou la vie la moins tenace. Sous ce rapport l'homme, comme la créature la plus parfaite, devroit être

H 2

beaucoup au-dessous des autres animaux. On voit ensuite, par les recherches précédentes, que la durée de la vie d'un animal est d'autant plus précaire et plus courte, qu'elle a plus de besoins; or, l'homme est celui qui en a le plus. Nous avons aussi prouvé ci-dessus, que l'œuvre de la génération produit dans les animaux le plus haut degré de consomption, et abrège considérablement leur vie. L'homme a en cela une perfection particulière; et il y a encore en lui une autre espèce de génération, la génération spirituelle, ou l'œuvre de la pensée; ainsi sa durée devroit en souffrir d'autant plus.

Il s'agit donc de savoir comment l'homme a, même pour la durée de la vie, tant d'avantages?

Je crois pouvoir résoudre la question par les considérations suivantes:

1.º Le tissu cellulaire et la fibre élémentaire de l'homme sont d'une composition bien plus délicate et plus tendre que dans les animaux de la même classe. Même ce que l'on nomme la peau nerveuse d'un boyau, est dans un chien beaucoup plus dure, et n'est pas susceptible d'être enflée autant que celle de l'homme. Les veines, les os, le cerveau même sont dans les animaux beaucoup plus solides, et ont plus de parties terreuses. Cependant j'ai démontré ci-dessus qu'un trop haut degré de dureté et de rudesse des organes est contraire à la durée de la vie, parce qu'ils perdent par là de meilleure heure leur souplesse et leur utilité, et que cette circonstance accélère la sécheresse et la roideur, qui produisent d'abord la vieillesse, et enfin la cessation de tout mouvement; or, ceci prouve déjà que l'homme doit vivre plus long-temps que les autres animaux.

2.º L'homme croît plus lentement, atteint plus

tard l'âge de la puberté, et tous ses développemens
sont plus lents ; or, j'ai prouvé que plus les développemens d'une créature sont lents, et plus sa
durée est considérable.

3.º Le sommeil, le plus puissant moyen de ralentissement et de conservation de la vie, est une
propriété qui agit dans l'homme avec le plus de
régularité et de constance.

4.º Il y a entre lui et les autres animaux une
différence essentielle, produite par la perfection
de l'organisation de l'ame (*) et la faculté de penser — la raison !

Ce principe sublime et divin, que l'homme a
seul en partage, a la plus grande influence, non-
seulement sur son caractère en général, mais encore sur la perfection et la durée de sa vie ; et voici
de quelle manière :

1.º Il est naturel que cette union des facultés
les plus pures et les plus sublimes avec les facultés
actives et vivifiantes, augmente la somme de
celles-ci.

_____

(*) Je prie le lecteur de bien saisir le sens de ce passage. Je ne pré-
tends pas compter l'ame parmi les parties, les produits, les qualités
de la matière ; non sans doute, l'ame est à mes yeux bien différente
du corps ; c'est un être qui appartient à un monde plus sublime et purement intellectuel ; mais pour être ici-bas dans la combinaison où
elle existe, en un mot, pour être ame humaine, il faut qu'elle ait des
organes, non-seulement pour agir, mais encore pour sentir, et même
pour opérer le grand œuvre de la pensée et de la combinaison des
idées. Ainsi la première source de la pensée est immatérielle, mais
l'opération de la pensée elle-même, telle qu'elle se fait dans cette
machine, est organisée. — C'est le seul moyen d'expliquer le méca-
nisme si extraordinaire de quelques lois de la pensée, ainsi que l'influence de causes physiques sur la perfection ou la destruction de
l'opération comme matérielle, afin de la rétablir, (ce à quoi notre état
de médecin nous oblige souvent) sans être matérialiste, c'est-à-dire,
sans regarder la première cause de la pensée, l'ame, comme une matière ; ce qui me paroît au moins absurde.

H 3

2.º L'organisation perfectionnée du cerveau de l'homme, lui donne un organe de restauration tout nouveau qui lui est propre, ou plutôt elle augmente en lui la capacité de la vie. En voici la preuve :

Plus un corps a d'organes pour recevoir, développer et faire agir une grande quantité d'influences et de principes, et plus son existence est riche et parfaite. C'est en cela que gît la grande idée de capacité vitale. Il n'y a d'objets existans pour nous, que les objets pour la réception et l'emploi desquels nous avons des sens et des organes ; et plus le nombre de ceux-ci est considérable, et plus nous vivons long-temps. La bête qui n'a point de poumons peut vivre dans l'air le plus pur, sans cependant y puiser aucune chaleur, aucun principe de vie, et cela uniquement parce qu'elle n'a point d'organes pour cet effet. L'eunuque use des mêmes alimens, éprouve les mêmes influences, et a le même sang que celui qui ne l'est pas ; cependant il n'a ni le principe, ni la matière de la génération, ni le principe moral, ni le physique de l'homme, parce qu'il n'a point d'organes pour les développer. — En un mot, nous pouvons être entourés de principes, porter même en nous une foule de germes qui, faute d'organes propres à les développer, sont perdus pour nous. — C'est aussi sous ce point de vue qu'il faut considérer l'organisation du cerveau. C'est sans contredit le dernier degré de raffinement de la matière organisée. Toutes les observations prouvent que l'homme est de tous les animaux le plus délicat, et celui qui, en raison de ses nerfs, a le cerveau le plus large. C'est dans cet organe que les parties les plus déliées et les plus spiritueuses des principes qui

entrent en nous par les alimens et par la respiration comme dans l'alambic du tout, se rassem-
blent, se subliment, et acquièrent le plus haut
degré de perfection ; et c'est de là qu'elles se communiquent par les nerfs à toutes les parties du
corps. — Le cerveau devient ainsi véritablement
une nouvelle source de vie.

3.º C'est par cette faculté de l'ame perfectionnée au dernier point, que l'homme se trouve lié
à un monde tout nouveau, dont l'entrée est
interdite à tout le reste de la création, — le
monde intellectuel. Ce monde lui donne des
points de contact tout nouveaux, des influences
toutes nouvelles, un élément tout nouveau ; et
ne pourroit-on pas, sous ce rapport, nommer
l'homme un amphibie d'une espèce plus noble,
si j'ose m'exprimer ainsi, — puisque c'est un
être vivant dans deux mondes à la fois, le monde
matériel et le monde intellectuel, — et lui appliquer ce que j'ai dit plus haut des amphibies,
que de vivre dans deux mondes à la fois, prolonge la vie ? — Quelle mer infinie d'alimens et
d'influences spiritueuses cette organisation plus
parfaite ne nous offre-t-elle pas ? Nous y trouvons une nouvelle classe de moyens d'alimenter
et d'exciter le principe de vie, et qui n'est propre qu'à l'homme, celle des impressions et des
contacts des sens plus délicats, et de ceux de
l'ame qui ont atteint le plus haut degré de perfection. Je ne ferai ici que citer les jouissances
et les effets bienfaisans de la musique, des arts
libéraux, de la poésie et des rêves de l'imagination, le sentiment délicieux que nous procure la
recherche de la vérité, ou une découverte que
nous venons de faire dans son empire ; la source
abondante de forces que contient l'idée de l'avenir,

le pouvoir de le rendre présent, et celui de vivre d'espérance, quand le présent s'enfuit. Quelle force, quelle énergie ne nous donne point la seule pensée et la croyance de l'immortalité ! — En un mot, l'étendue de la vie de l'homme s'augmente considérablement; il tire sa subsistance de deux mondes à la fois, du monde matériel et immatériel, du monde présent et à venir; — la durée de sa vie ne peut qu'y gagner.

4.º Enfin le principe plus parfait de l'ame contribue aussi à conserver et à prolonger la vie, en ce que l'homme, par ce moyen, acquiert l'usage de la raison, qui règle tout en lui, qui arrête ce qu'il y a en lui de la bête, l'instinct, l'impétuosité de la passion, et la consomption rapide qui en est la suite; qui, enfin, est capable de le maintenir par là dans cet état mitoyen, qui, comme nous l'avons vu plus haut, est d'une nécessité si indispensable pour la longueur de la vie.

En un mot, l'homme a évidemment plus de parties spiritueuses qu'il ne lui en faut pour ce monde-ci, et c'est cette abondance de facultés immatérielles qui conserve et soutient pour ainsi dire celles du corps. Il n'y a que la partie physique qui cause la destruction et la mort (*).

Je ne puis m'empêcher d'observer ici combien le but moral, la dernière destinée de l'homme, est jointe étroitement à son existence physique, et comment ce qui le rend proprement homme, la raison et la faculté sublime de penser, conserve sa perfection et morale et physique; et que par conséquent une culture convenable de ses fa-

---

(*) Ce n'est pas sans raison qu'un Français disoit : La mort est la plus grande bêtise qu'on puisse faire.

cultés intellectuelles, sur-tout des morales, rend
évidemment l'homme plus parfait, non-seulement au moral, mais même au physique ; augmente ses facultés vitales ainsi que sa durée,
comme nous le verrons par la suite plus en détail.
— L'homme bête, quant à la durée de la vie,
retombe dans la classe des animaux, ses égaux
et même ses supérieurs en grandeur et en force,
comme je vais le prouver ; tandis que l'homme
le plus foible peut, sur-tout à l'aide de cette
existence immatérielle, prolonger son existence
plus long-temps que l'animal le plus vigoureux.

Les mêmes principes servent aussi à résoudre
la seconde énigme.

Pourquoi la vie de l'homme, qui surpasse de
beaucoup celle de la bête en durée, et qui, à en
juger par les exemples, peut atteindre un très-haut
degré, ne parvient-elle que très-rarement à son
vrai terme ? ou, ce qui revient au même, comment se fait-il que la plus grande mortalité règne
précisément dans la classe où il y a le plus de probabilités pour la durée ?

Cette délicatesse et cette souplesse d'organes,
qui rendent l'homme susceptible d'une longue
vie, l'exposent aussi à plus de dangers, à plus
d'interruptions, de stagnations et d'atteintes.

Ensuite, la plus grande quantité de points de
contact qu'il a avec le monde qui l'entoure, le
rend aussi accessible à une infinité d'influences
pernicieuses que ne sent point une organisation
plus grossière ; la multiplication de ses besoins
multiplie aussi ses dangers, dès que ses besoins
ne sont point satisfaits.

La vie intellectuelle a elle-même ses poisons et
ses dangers. La bête connoît-elle les espérances
déçues, les projets déjoués de l'ambition, l'amour

rejeté, le chagrin, le repentir, le désespoir ? Et combien les poisons moraux ne contribuent-ils pas à épuiser et à anéantir l'homme ?

Enfin, une des principales raisons, c'est que l'homme, quoiqu'organisé pour être une créature raisonnable, a cependant la liberté de faire ou de ne pas faire usage de sa raison. — La bête a l'instinct au lieu de la raison, et en même temps beaucoup d'insensibilité et de dureté pour les impressions nuisibles. L'instinct lui apprend à jouir de ce qui lui est bon, et à éviter ce qui lui est nuisible ; c'est l'instinct qui l'avertit quand elle est rassasiée, quand elle a besoin de repos, quand elle est malade ; c'est l'instinct qui la préserve de l'excès et de la débauche, sans le secours d'un régime. — Dans l'homme, au contraire, tout est calculé d'après la raison, même le physique ; il n'a ni assez d'instinct pour éviter l'excès, ni assez de force pour y résister. La raison devroit en lui suppléer à tout cela ; ainsi, quand il est privé de la raison, ou qu'il néglige d'entendre sa voix, il perd le seul guide qu'il ait, son premier conservateur, et se trouve avili, même physiquement, il se met au rang de la bête, et même au-dessous d'elle ; celle-ci étant dédommagée par la nature elle-même, quant à la conservation de sa vie. — L'homme sans raison est au contraire exposé à toutes les influences pernicieuses, et est la créature la plus fragile et la plus corruptible qui existe. Il est bien moins pernicieux pour la durée et la conservation de la vie d'être privé naturellement de la raison, que de la négliger quand on en a l'usage.

Mais comme dit fort bien Haller : Être malheureux, qui tient le milieu entre l'ange et la bête, Dieu te donna la raison, et tu n'en fais jamais usage.

Et voilà la meilleure manière d'expliquer pourquoi l'homme ayant tant de dispositions à une longue vie est cependant exposé à tant de mortalité.

Que l'on ne m'objecte point que beaucoup de fous atteignent un âge très-avancé.—D'abord, tout dépend de l'espèce de folie ; si elle tient de la rage, elle abrège sans contredit de beaucoup la vie, parce qu'elle entraîne le plus haut degré possible d'emploi des forces et de consomption. Il en est de même de la mélancolie, ou de l'inquiétude extrême qui paralyse les plus nobles organes et consume les facultés. Mais dans l'état mitoyen, où l'on n'est pas entièrement privé de la raison, mais où l'on se laisse abuser par une seule idée inexacte, par un aperçu faux, mais très-agréable, la raison peut toujours avoir un avantage physique, lors même que l'avantage moral y perd beaucoup. Il faut même considérer un homme dans cet état comme un homme qui a un rêve agréable, lequel ne se ressent nullement d'une foule de besoins, de soucis, de désagrémens et d'influences qui abrègent la vie, et qui sont même causes de maladies physiques, comme l'expérience nous l'apprend ; lequel vit sans inquiétude dans le monde qu'il se crée lui-même, et éprouve par conséquent bien moins de destruction et de consomption. — Enfin il faut considérer que s'il est vrai que le fou n'ait pas l'usage de sa raison, les hommes qui l'entourent et le soignent pensent pour lui et lui prêtent pour ainsi dire leur raison. Ainsi, c'est toujours la raison qui le conserve, que ce soit la sienne ou celle d'un autre.

CHAPITRE VIII.

Bases particulières et caractères de la durée de la vie des individus.

Principales dispositions à une longue vie. — Un bon estomac, de bons organes de la digestion. — De bonnes dents. — Une poitrine bien organisée. — Un cœur qui ne soit pas trop irritable. — Une abondance de facultés naturelles pour se restaurer et se guérir. — Une assez grande quantité et une répartition de facultés vitales. — Un bon tempérament. — De la perfection et de l'harmonie dans toutes les parties du corps. — Portrait d'un homme fait pour vivre long-temps.

APRÈS avoir posé les principes généraux, je puis déterminer la base spéciale et individuelle de la durée de la vie que l'homme renferme en lui. J'indiquerai les principales qualités et dispositions sans lesquelles l'homme, d'après les principes précédens et l'expérience, ne peut espérer de vivre long-temps. Ce chapitre sera ainsi comme le tableau des caractères d'une longue vie.

Voici les qualités que l'on peut regarder comme les fondemens d'une longue vie.

1.º Avant tout, il faut que l'estomac et tout le système de digestion soit de bonne qualité. — On ne sauroit croire combien ce souverain des organes du règne animal est important sous ce rapport; on peut même avancer avec raison que sans un bon estomac il est impossible de parvenir à un âge avancé.

L'estomac est à deux égards comme la base d'une longue vie; d'abord, parce qu'il est le premier organe de restauration de notre nature et le plus important, la porte par laquelle passe tout ce qui doit s'identifier avec nous, où se fait la première opération, du bon ou mauvais succès de laquelle dépend et la quantité, et même la qualité de notre restauration. — En second lieu, parce que la qualité de l'estomac sert à modifier pour le bien de notre corps l'influence même des passions, des sources de maladies et autres influences destructives. *Il a un bon estomac*, dit le proverbe, en parlant de quelqu'un sur qui le dépit, le chagrin, les désagrémens n'ont aucune influence pernicieuse, et il y a en cela beaucoup de vrai. — Toutes ces passions affectent principalement l'estomac, et doivent, pour ainsi dire, passer par cet organe, avant de se faire sentir au reste de notre machine physique. Elles ne peuvent rien sur un estomac robuste; au lieu qu'un estomac foible et irritable est à chaque instant troublé dans ses fonctions par quelqu'incident de ce genre, qui par conséquent interrompt sans cesse l'opération si essentielle de la restauration. — Il en est de même de la plupart des influences causées par les maladies sur le physique; elles agissent d'abord sur l'estomac; ainsi des changemens dans la digestion sont presque toujours les premiers symptômes des maladies. L'estomac est aussi dans ce cas le premier organe par lequel les maladies agissent sur notre corps, et troublent toute notre économie. D'ailleurs, c'est l'organe dont dépend le plus l'équilibre des mouvemens des nerfs, et sur-tout le mouvement vers la circonférence. Si donc il a assez de forces et d'activité, les causes des maladies ne pourront pas si aisément se fixer; elles seront écartées et volatilisées par la peau, avant de causer un désordre réel dans l'ensemble, c'est-à-dire, la maladie.

On reconnoît un bon estomac à deux signes:

d'abord , un bon appétit. Cependant cela ne suffit pas , car l'appétit peut être la suite d'une irritation quelconque ; mais le bon estomac se connoît sur-tout à une digestion bonne et aisée. Dès qu'on sent son estomac , il cesse d'être bon ; il ne faut pas que l'on sente qu'on a mangé , il ne faut pas avoir envie de dormir en sortant de table , avoir de l'humeur ou des caprices, avoir des glaires le matin dans la gorge ; enfin il faut que les évacuations soient de bonne qualité.

L'expérience nous apprend aussi que tous ceux qui ont atteint un âge très-avancé , avoient un très-bon appétit qu'ils conservèrent jusque dans leur dernière vieillesse.

De bonnes dents sont nécessaires à une bonne digestion ; c'est pourquoi on peut les regarder comme très-essentielles à une longue vie , et cela pour deux raisons : d'abord , elles indiquent assez surement un corps sain et robuste ; il est rare que celui , qui les perd de bonne heure , parvienne à un âge très-avancé. — En second lieu , les dents étant essentielles pour la digestion , le sont aussi pour la restauration.

2.º Seconde qualité pour une longue vie , c'est une bonne poitrine et de bons organes de respiration. On les reconnoît à une poitrine large et élevée , à la facilité de retenir long-temps son haleine , à une voix forte , et à l'absence de la toux. La respiration est une des fonctions de la vie les plus continues et les plus nécessaires , l'organe de la restauration intellectuelle la plus indispensable, et en même temps le moyen qui dégage sans cesse le sang d'une infinité de parcelles corrompues ; ainsi celui en qui ses organes sont d'une bonne qualité , a un brevet de longue vie ; d'autant plus que c'est une des portes principales fermée à la mort et aux influences destructives qui peuvent se glisser par-là dans le corps ; car la poitrine est un des grands *atria mortis*, ou points d'attaque de la mort.

3.º Un cœur qui ne soit pas trop irritable. Nous avons vu ci-dessus qu'une des principales causes de notre consomption intérieure, ou destruction de nous-mêmes, vient de la circulation continuelle du sang. Celui dont le pouls bat cent fois dans une minute, doit par conséquent se détruire beaucoup plus rapidement que celui dont le pouls ne bat que cinquante fois; par conséquent les hommes dont le pouls est sans cesse précipité, en qui la plus petite émotion, une seule goutte de vin précipite la circulation, ne peuvent compter sur une longue vie ; toute leur vie est une fièvre continuelle ; ainsi la prolongation de la vie se trouve arrêtée de deux manières ; d'abord par la destruction plus rapide que cette fièvre occasione ; ensuite parce que la restauration n'a point de plus grand obstacle qu'une circulation sans cesse précipitée. Il faut absolument un certain état de repos pour que les parties nutritives puissent se préparer et se changer en notre substance. C'est pourquoi les personnes de ce tempérament ne deviennent jamais grasses.

Ainsi un pouls lent et uniforme est une condition essentielle et un caractère nécessaire à une longue vie.

4.º Quatrième qualité, c'est un degré convenable et une juste répartition des facultés vitales, un bon tempérament ; calme, ordre et harmonie dans toutes les fonctions et tous les mouvemens de l'intérieur. Mais toutes ces qualités sont fondées principalement sur une disposition convenable de l'irritabilité et de la sensibilité générale du corps ; il faut qu'elles ne soient ni trop grandes, ni trop foibles, mais quelles soient réparties

avec uniformité, et qu'aucune partie en proportion n'en ait ni trop ni trop peu. — Ainsi un certain
degré d'insensibilité, mêlé d'un peu de phlegme,
est très-essentielle pour la prolongation de la vie.
Elle diminue en même temps la destruction intérieure, procure une restauration beaucoup plus
parfaite; et c'est elle qui influe le plus sur la prolongation de la vie. Elle comprend ce que l'on
appelle *bon tempérament*, qui, sous ce rapport,
peut devenir une des bases principales d'une longue
vie. Le meilleur tempérament est le sanguin
mêlé d'un peu de phlegme. C'est lui qui donne
la gaieté, les passions modérées, la bonne humeur,
en un mot c'est le caractère le plus heureux pour
une longue vie. La cause de cette disposition de
caractère est ordinairement elle-même une abondance de facultés vitales; et le savant Kant a aussi
prouvé qu'un tempérament mixte de ce genre
est celui qui favorise le plus la perfection morale;
je crois qu'on peut mettre un tel tempérament
au nombre des plus beaux dons du ciel.

5.º Cinquième qualité, un bon principe naturel
de restauration et de santé, qui nous fasse réparer,
et réparer heureusement les pertes que nous éprouvons sans cesse. Il dépend, d'après ce qui précède,
d'une bonne digestion et d'une circulation de sang
paisible et uniforme. Mais il faut encore une activité parfaite et continuelle des vaisseaux absorbans,
(du système lymphatique) ainsi qu'une bonne qualité et une influence réglée des organes de secrétion. La première fait passer aisément en nous les
substances nutritives et les conduit au lieu de leur
destination; la seconde les dégage entièrement de
tout mélange étranger et pernicieux, et les purifie
avant qu'elles entrent en nous; et voilà proprement en quoi consiste l'idée de la restauration la
plus parfaite.   On

On ne sauroit croire combien cette qualité sert à prolonger la vie. Celui qui en est doué peut se consommer très-vite, sans pourtant rien perdre, vu qu'il se restaure extrèmement vite. Nous avons des exemples d'hommes qui ont vieilli au milieu des débauches et des fatigues; et c'est par là que Richelieu et Louis XV parvinrent à un âge très-avancé.

Il faut aussi avoir reçu de la nature la faculté de se guérir promptement, c'est-à-dire, il faut que le corps ait la propriété de réparer les petits désordres, d'arrêter et de guérir les causes des maladies. Et notre physique renferme des facultés de ce genre étonnantes, comme nous le prouvent les sauvages, qui n'ont presque aucune maladie, et dont les blessures les plus terribles se guérissent d'elles-mêmes.

6.° Une conformation du corps bien proportionnée et sans défauts. Le défaut de proportion dans la taille rend impossible la proportion des forces et des mouvemens, sans laquelle on ne peut devenir vieux. Outre cela, des défauts de conformation occasionent aisément des maladies locales qui causent la mort. Aussi verra-t-on rarement des gens contrefaits devenir très-âgés.

7.° Aucune partie, aucun intestin ne doit être très-foible. Car alors cette partie pourroit aisément servir d'entrée à quelque cause de maladie, à devenir le premier germe d'un désordre et d'une stagnation, et enfin une espèce d'*Atrium mortis*. Elle pourroit même, avec une organisation parfaite, du reste être l'ennemi secret, dont la destruction se répandroit ensuite sur le tout.

8.° Le tissu de l'organisation doit être de qualité moyenne, solide et durable; sans être ni trop sec ni trop roide. Nous avons vu que, dans tou-

I

tes les classes d'êtres un degré trop considérable
de sécheresse et de dureté est contraire à la durée de la vie. Elle doit l'être encore plus dans
l'homme que dans toute autre créature; son
organisation étant, en raison de sa destination,
plus délicate, et étant plus que toute autre
exposée à ce que la surabondance de parties
terreuses la rende inutile. Ainsi ces parties terreuses ont un double inconvénient, celui d'accélérer la vieillesse, le premier ennemi de la
vie; et de rendre beaucoup plutôt inutiles les
organes les plus délicats de la restauration. La
dureté de notre organisation, capable de servir à
prolonger notre vie, doit moins consister dans
une solidité mécanique, que dans une dureté
de sentiment, et doit être moins une qualité
d'un tissu plus grossier que celle des facultés elles-
mêmes. La portion de terre doit être aussi considérable qu'il le faut pour donner assez de ressort et de
ton; mais si elle étoit en trop grande quantité, elle
causeroit une cessation de mouvement; et si elle
étoit en trop petite quantité, elle causeroit un mouvement trop aisé; or ces deux excès nuisent à la
durée de la vie.

9.º Enfin l'organisation parfaite de la génération est, selon moi, une des conditions les plus
indispensables.

On a, je crois, très-grand tort de la considérer uniquement comme un moyen de consomption, et ses produits comme des excrétions; je
suis au contraire convaincu que ces organes sont
un de nos plus grands moyens de conservation
et de régénération; et voici sur quoi je me fonde:

1.º Les organes de la génération ont la faculté de tirer des alimens les substances les plus
délicates et les plus spiritueuses; en même temps

qu'ils ont la propriété de faire rétrograder et passer dans le sang ces sucs qu'ils ont épurés et subtilisés. — Ils sont donc, ainsi que le cerveau, du nombre des organes les plus essentiels au perfectionnement de notre matière organisée, en un mot de nous-mêmes. Les substances brutes nous seroient de bien peu d'utilité, si nous n'avions pas des organes qui en tirent les parties les plus subtiles, qui les digèrent, et qui enfin nous les rendent sous une nouvelle forme et les identifient à notre être. Ce n'est pas la quantité de la nourriture qui augmente notre principe de vie et sa perfection, c'est la multitude et la perfection des organes qui les travaillent et les mettent en usage; et parmi ces organes, celui de la génération tient sans doute un des premiers rangs.

2.° Ce qui donne la vie doit également la conserver. Le principe de vie est tellement concentré dans les sucs génératifs, que la plus petite parcelle de ces sucs peut appeler un être à la vie. Peut-on imaginer un plus grand remède pour la restauration et la conservation du principe de vie qui est en nous?

3.° L'expérience nous démontre suffisamment que le corps n'acquiert pas sa solidité et sa consistance avant que les organes aient acquis leur dernier degré de perfection, et qu'ils soient capables de créer cette nouvelle espèce de sucs, et de développer par-là le nouveau principe. — Ce qui prouve le plus clairement qu'ils ne sont pas destinés pour d'autres, mais immédiatement et principalement pour nous, et que leur influence sur tout notre système est telle qu'ils donnent pour ainsi dire au tout un caractère entièrement nouveau. — Ce développement de la virilité communique à l'homme une nouvelle susceptibilité d'accroissement, qui agit quelquefois avec une rapidité extraor-

dinaire; sa taille plus décidée prend plus de caractère; ses muscles et ses os plus de solidité; sa
voix baisse et devient plus pleine; sa barbe s'épais-
sit; son caractère prend en général plus de force et
d'énergie; enfin ce n'est qu'alors qu'il est homme
au moral et au physique.

Il y a même des bêtes à qui il vient à cette
époque de nouvelles parties, comme les cornes, le
bois, parties qui ne poussent jamais dans celles que
l'on a coupées. Ce qui prouve quelle doit être
l'influence et l'abondance des forces et des sucs
qui passent par ces organes.

4.º Celui à qui on a enlevé les parties de la
génération, est privé de tous ces avantages; preuve évidente qu'ils sont dus à ces parties ainsi
qu'à leurs secrétions.

5.º Il n'y a pas de facultés ni de sucs dont la
perte affoiblisse aussi rapidement le principe de
vie que la dissipation des sucs génératifs. Rien
ne donne autant de sentiment de la vie et d'irritabilité qu'une abondance de ces sucs, et rien
ne produit autant l'ennui et le dégoût de la vie
que leur épuisement.

6.º Je ne connois pas d'exemple d'eunuques
qui aient atteint un âge très-avancé; ils ne sont
jamais que des demi-hommes.

7.º Tous ceux qui ont atteint l'âge le plus
avancé avoient une grande abondance de sucs
génératifs, qu'ils conservèrent jusqu'à la fin de leur
vie; il y en a qui se marièrent à l'âge de cent,
de cent douze ans, et plus, et non uniquement
pro formâ, d'après le témoignage de leurs femmes.

8.º Mais ce qui mérite une attention particulière,
c'est qu'ils n'abusèrent point de leurs facultés, et
ils mirent de l'ordre et de l'économie dans l'usage
qu'ils firent de ces facultés. Ils les avoient ménagées

dans leur jeunesse, et avoient tous été mariés, ce qui est le seul moyen de mettre de l'ordre.

Maintenant traçons le portrait d'un homme destiné à vivre long-temps. Il a une taille moyenne et proportionnée, ou même un peu ramassée. Il n'a pas trop de couleurs; du moins un excès de couleurs dans la jeunesse indique rarement une longue vie. Ses cheveux sont plus blonds que noirs, sa peau est solide sans être rude : (nous observerons ensuite l'influence heureuse de l'heure de la conception) sa tête est de grosseur moyenne, il a des veines fortes aux extrémités; ses épaules sont plus arrondies qu'en forme d'ailes; son cou n'est pas trop long, ni son ventre proéminent; ses mains sont grandes, sans avoir des rayes profondes; son pied est plus large que long, et son gras de jambe est presque rond. Sa poitrine est large et élevée, sa voix forte, et il peut retenir long-temps son haleine sans peine. En général, il y a beaucoup d'harmonie entre toutes ses parties; ses sens sont bons, sans être trop délicats; le pouls est lent et uniforme.

Son estomac est excellent, son appétit fort bon, et sa digestion aisée. Les plaisirs de la table ont de l'attrait pour lui et l'égayent, son ame partage les jouissances du corps. Il ne mange pas uniquement pour manger; mais l'heure du repas est pour lui chaque jour une heure solennelle, une espèce de volupté, qui a sur les autres l'avantage de l'enrichir au lieu de l'appauvrir. Il mange lentement et n'a que rarement soif; une soif considérable est toujours le signe d'une consomption rapide.

Il est en général serein, causant, amical, accessible à la joie, à l'amour, à l'espérance; mais inaccessible à la haine, à la colère, à l'envie. Ses

passions ne sont jamais violentes ni destructives.
Si quelquefois il se fâche et se met en colère, c'est
plutôt alors un échauffement utile, une fièvre artificielle et bienfaisante, sans accumulation de bile.
Il aime l'occupation, sur-tout les méditations tran-
quilles et les rêveries agréables ; il est optimiste,
ami de la nature et du bonheur domestique, sans
ambition, sans avarice, sans inquiétude pour le
lendemain.

CHAPITRE IX.

*Examen de différentes méthodes pour la prolonga-
tion de la vie, la seule qui soit praticable et qui
convienne à la vie humaine.*

Elixirs de vie, teintures d'or, essences miraculeuses, etc. —
Endurcissement des organes. — Repos et interruption de
l'activité de la vie. — Éloignement de toutes les causes de
maladies et de la consomption extérieure. — Vivre vite. —
La seule méthode pour prolonger la vie. — Union des quatre principales indications. — Augmenter les facultés vitales.
— Endurcir les organes. — Ralentir la consomption de
la vie. — Faciliter la restauration. — Modifier cette méthode selon la différence de constitution, de tempérament, d'âge et de climat.

IL y a beaucoup de méthode pour la prolongation
de la vie ; nous avons examiné et apprécié les plus
anciennes, qui étoient fondées sur la superstition, sur
l'astrologie et sur des chimères. Mais il y en a encore
de plus modernes, fondées en apparence sur des
principes plus justes relativement à la vie et à sa durée, qui demandent cependant d'être approfondies,
avant que nous décidions quelle est la seule praticable.

Je crois avoir prouvé assez clairement que l'on
peut prolonger la vie par quatre moyens :

1.º En augmentant les facultés vitales.

2.º En endurcissant les organes.

3.° En ralentissant la consomption.

4.° En facilitant et perfectionnant la restauration,

On a fondé sur chacune de ces idées des plans, et des méthodes qui sont en partie très-séduisantes, et qui ont été à la mode ; mais qui péchent presque toutes en ce qu'elles ne s'attachent qu'à un seul objet, et qu'elles négligent tous les autres.

Examinons-en quelques-unes des plus remarquables.

C'est sur la première idée, l'augmentation des forces vitales, que furent et sont encore fondés les plans des faiseurs et preneurs de teintures d'or, de sels astraliques, de pierre philosophale, d'élixirs de vie. L'électricité et le magnétisme animal doivent aussi être rangés dans cette classe. Tous les adeptes, tous les rose-croix et consorts, et une infinité de personnes très-raisonnables du reste, sont persuadés que leur matière première a tout aussi bien la vertu de changer en or les métaux que la vertu d'alimenter sans cesse la flamme de la vie. Ainsi, en prenant tous les jours un peu de ces teintures, on répare toujours la diminution des facultés vitales ; par conséquent, un homme qui en fait usage n'éprouve jamais de défaut, et encore moins de perte totale. — Telle est l'origine de l'histoire du fameux Gualdus, que l'on prétend avoir vécu trois cents ans par ce moyen, et qui vit encore, comme quelques-uns le croient fermement.

Mais tous les admirateurs de ces recettes se trompent grossièrement. Comme elles sont toutes très-violentes et irritantes, elles augmentent naturellement le sentiment de la vie ; et l'on prend cet effet pour une augmentation réelle des facultés vitales, au lieu de voir que l'augmentation continuelle du sentiment de la vie, en l'irritant, est au contraire le plus sûr moyen de l'abréger, par les raisons suivantes :

1.º Ces moyens, en partie spiritueux, agissent comme des stimulans violens, augmentent le mouvement intérieur, la vie intensive, et par conséquent la consomption intérieure, et détruisent plus promptement. Tel est l'effet des secrets de ce genre, non-seulement des plus grossiers, mais même des plus raffinés. L'électricité elle-même, le magnétisme, et même la respiration de l'air déphlogistiqué, que l'on croiroit devoir être la manière la plus douce d'augmenter les forces vitales, augmentent néanmoins considérablement la consomption. C'est ce qu'on a sur-tout remarqué dans des poitrinaires à qui l'on a fait respirer cet air ; il augmenta en eux le sentiment de la vie, mais ils moururent plus promptement.

2.º Ces secrets, en augmentant le sentiment de la vie, excitent aussi celui du plaisir ; rendent plus disposés aux actes de vigueur, aux jouissances, aux voluptés ; (raison suffisante pour les faire aimer de beaucoup de personnes) ils augmentent ainsi par conséquent la consomption intérieure.

3.º Ils altèrent les organes, en les desséchant et en les contractant, et amènent beaucoup plus rapidement la vieillesse, qu'ils devroient retarder.

Supposé même qu'une pareille exaltation du sentiment de la vie fût nécessaire, on n'a besoin pour cela ni d'alambic, ni de creuset. La nature nous fournit elle-même le plus précieux élixir possible, qui l'emporte sans doute sur tous les autres ; c'est le *vin*. Si quelque chose dans le monde peut contenir la matière première, l'esprit de la terre sous une forme corporelle, c'est sans doute cette production merveilleuse ; et cependant nous voyons que son usage immodéré accélère la consomption et la vieillesse, et abrège évidemment la vie.

Mais c'est une vraie folie de vouloir faire entrer

le principe de vie dans le corps sous une forme concentrée, et de prétendre avoir fait quelque chose de grand. Manquons-nous de moyens pour cela ? — Tout en est rempli autour de nous ; chaque aliment, chaque portion d'air que nous avalons, nous communique le principe de vie. L'essentiel est de conserver à nos organes la faculté de l'attirer, de le recevoir, et de le faire passer en nous. Que l'on verse dans un corps inanimé autant de gouttes d'élixirs de vie qu'on voudra, il ne recommencera pas pour cela de vivre, parce qu'il n'a plus d'organes qui puissent les identifier à son être. Ce n'est pas le défaut d'esprits vitaux, mais le défaut de faculté pour les recevoir, qui empêche l'homme de vivre davantage. La nature se charge elle-même de nous les fournir, et sous ce rapport toutes les gouttes d'élixirs de vie sont inutiles.

On a aussi fondé un système sur la seconde idée, d'endurcir les organes ; c'est le système de l'*endurcissement*. On croyoit que plus on endurcissoit les organes, et plus on les rendoit capables de résister à la consomption et à la destruction.

Mais nous avons déjà vu ci-dessus quelle différence il y a entre la durée mécanique d'un corps et sa durée animale ; nous avons aussi vu qu'il n'y a qu'un certain degré de solidité qui la favorise, tandis que l'excès lui est contraire. Le caractère essentiel de la vie consiste dans une activité libre de tous les organes et dans la circulation de tous les sucs ; or, que peut-il y avoir de plus contraire à ces deux qualités, et par conséquent à la durée de la vie, que trop de dureté dans les organes ? — Le poisson est sans doute l'animal qui a la chair la plus molle et la plus aqueuse, et cependant il vit plus long-temps que beaucoup d'animaux qui ont la chair plus dure.

Ainsi la méthode favorite de l'endurcissement, qui consiste à se rendre fort et capable de résister à tout, en se baignant continuellement dans l'eau froide, en s'exposant à l'air le plus rigoureux, presque sans vêtemens, enfin à s'accoutumer aux plus grandes fatigues; cette méthode, dis-je, ne produit d'autre effet que de rendre nos organes plus roides, plus durs, et inutiles de meilleure heure, et par conséquent d'accélérer la vieillesse et la destruction, au lieu de prolonger notre vie.

Sans doute cette méthode est fondée sur un principe juste, seulement on y a attaché de fausses notions, et on l'a outrée. C'est moins l'endurcissement des fibres que celui du sentiment qui contribue à prolonger la vie. Ainsi en employant cette méthode de manière à fortifier les fibres, sans les rendre dures et roides, à émousser et détruire la trop grande irritabilité, une des principales causes d'une prompte destruction, et à rendre par-là le corps moins sensible à l'extérieur, aux impressions destructives; alors cette méthode peut sans doute contribuer à la prolongation de la vie.

La troisième idée, celle du ralentissement de la consomption, est celle qui a le plus d'attraits, et qui a été adoptée avec joie, sur-tout par ceux qui ont reçu de la nature beaucoup de phlegme et d'amour de la commodité; mais elle a été fort mal employée. Les fatigues corporelles produites par le travail et les efforts n'ayant déjà pour eux rien que de désagréable, ils sont enchantés de pouvoir prouver qu'elles sont aussi nuisibles que difficiles, ils croyent ainsi voir dans la paresse le grand secret d'une longue vie, qui vaut bien mieux que ceux de Cagliostro et de St. Germain.

Il y en a même qui sont allés plus loin; Maupertuis doute si, par une interruption totale de l'activité de la vie, et par une mort artificielle et apparente, il ne seroit pas possible d'arrêter entièrement la consomption intérieure, et de prolonger ainsi la vie pendant des siècles. Il se fonde sur la vie du poulet dans l'œuf, sur celle de l'insecte dans l'état de chrysalide, que le froid et d'autres moyens peuvent prolonger, en faisant rester plus long-temps l'animal dans ce sommeil semblable à la mort. D'après ce raisonnement, on n'auroit besoin pour prolonger la vie de quelqu'un, que de le tuer à demi. — Cette idée plut au grand Franklin lui-même. Ayant reçu d'Amérique du vin de Madère, qui avoit été mis en bouteille en Virginie, il y trouva quelques mouches mortes; il les exposa au soleil le plus ardent; à peine y eurent-elles restées trois heures qu'elles se ranimèrent, après avoir été mortes en apparence pendant si long-temps. Elles commencèrent par éprouver des convulsions spasmodiques; puis elles se levèrent sur leurs pattes, se frottèrent les yeux avec leurs pattes de devant, s'essuyèrent les ailes avec celles de derrière; et bientôt après elles volèrent. Ce philosophe, plein de sagacité, propose à ce sujet la question suivante : Si une interruption totale de la consomption intérieure et extérieure peut effectuer un tel repos de la vie, tout en conservant le principe de vie, un procédé semblable ne seroit-il pas praticable pour l'homme ? Et si cela étoit ainsi, ajoute ce digne patriote, je n'imaginerois pas de plus douce satisfaction que de me noyer avec quelques-uns de mes amis dans du vin de Madère, et de pouvoir, dans cinquante ans et plus, ressusciter aux rayons bienfaisans du soleil de ma patrie; afin de voir quels fruits la semence auroit produits, et quels changemens le temps auroit apportés.

Mais toutes ces propositions retombent dans le néant, dès que nous considérons l'essence et le but de la vie humaine. — Qu'est-ce que la vie de l'homme ? Elle ne consiste pas sans doute uniquement à boire, à manger et à dormir; car alors elle ressembleroit assez à la vie du porc, à laquelle Cicéron croyoit ne pouvoir donner un meilleur nom que celui-ci, *moyen préservatif contre la putréfaction.* La vie de l'homme a une destination bien plus relevée : il est fait pour agir, pour influencer, pour jouir; il ne faut pas qu'il vive uniquement pour vivre, mais qu'il développe les germes, qu'il les perfectionne, et qu'il travaille à sa félicité et à celle des autres; et au lieu de remplir tout simplement un vide dans la création, il faut qu'il en soit le maître, le roi, le bienfaiteur. Dirat-on d'un homme qu'il vit, s'il prolonge sa vie par le sommeil, l'ennui, ou par une mort apparente ? — Mais nous trouvons même encore ici une nouvelle preuve de l'étroite union du but moral de l'homme avec la destination et la disposition de son physique, et de l'influence réciproque de leurs avantages. — Une vie si contraire à la destinée de l'homme produiroit, non la prolongation, mais le raccourcissement de la vie humaine; car :

1.º La machine humaine est composée d'organes si délicats et si fins, que l'inaction et le repos en détruisent très-aisément la force et la propriété; ce n'est que l'usage et l'activité qui peuvent les rendre utiles et durables.

2.º Nous avons vu que la conservation et la prolongation de la vie exigent non-seulement que la consomption soit diminuée, mais encore que la restauration soit facilitée d'une manière convenable. Il faut pour cela deux choses ; l'assimilation parfaite de ce qui est bon, et la séparation de ce qui est mauvais. Il n'y a qu'une activité suffisante qui puisse produire celle-ci. Quelle sera donc la suite d'une prolongation de la vie par le repos et l'inaction ? L'homme ne se consume que peu ou point du tout, et pourtant il se restaure ; il faut donc qu'il finisse par éprouver une réplétion pernicieuse, puisqu'il reçoit sans cesse sans rendre en proportion ; et ce qu'il y a de pire, c'est qu'il finira par se former en lui une grande corruption, dont les suites nécessaires sont les âcretés, les maladies, etc. puisqu'il n'y a point de secrétion de ce qui est nuisible. Il est nécessaire qu'un tel corps soit plutôt détruit, comme effectivement l'expérience nous le démontre.

3.º Enfin, quant à la prolongation de la vie effectuée par l'interruption réelle de l'action de la vie, par une mort apparente, on se fonde sur des exemples d'insectes, de crapauds et autres animaux qui, comme nous l'avons vu ci-dessus, ont été conservés par un sommeil de mort semblable pendant cent années et plus, par conséquent beaucoup au-delà de leur durée ordinaire.

Mais en proposant toutes ces idées, on ne pense pas que toutes ces expériences ont été faites sur des animaux très-imparfaits, en qui le passage de leur demi-existence naturelle à la non-existence est bien moins considérable que dans l'homme qui possède la vie dans son plus haut degré de perfection, et l'on oublie sur-tout la différence essentielle que produit la fonction de la respiration. Tous les animaux ont naturellement besoin de moins de respiration, et il leur faut moins de chaleur pour vivre ; mais l'homme, pour continuer de vivre, a sans cesse besoin d'un supplément de chaleur et de portions spiritueuses, de ce *pabulum vitæ* contenu dans l'air. La perte totale de chaleur intérieure rendroit mortelle la cessation totale de la respiration. Les stimulans de l'ame, même les plus parfaits, sont tellement unis avec l'organisation de l'homme, que leur influence ne peut être long-temps suspendue sans entraîner l'épuisement et la destruction d'organes plus délicats qu'elle met en usage.

D'autres ont cherché à prolonger leur vie, en évitant avec le plus grand soin, ou en détruisant sur-le-champ toutes les causes de maladies, comme refroidissemens, échauffemens, alimens, boissons, etc. Mais l'inconvénient de cette méthode est que nous ne sommes pas capables de les prévenir toutes, et que nous sommes alors d'autant plus sensibles à celles qui nous atteignent. On pourroit rapporter à cette méthode le retardement de la consomption extérieure. Dans les pays chauds, où l'air brûlant tient les pores sans cesse ouverts, et où l'exhalaison de nos parties substantielles est beaucoup plus continue que par-tout ailleurs, on se frotte sans cesse la peau avec de l'huile et des parfums pour fermer par-là aux portions aqueuses et volatiles les voies de l'exhalaison. Cette méthode procure un sentiment de réconfortation, et elle paroît nécessaire dans un climat comme celui-là, pour prévenir la rapidité de la consomption que produit une évaporation trop considérable ; mais elle n'est praticable que dans des climats semblables. Dans le nôtre, où l'air sert lui-même en grande partie à fermer les pores, nous avons plutôt besoin de faciliter la transpiration que de l'arrêter.

Il faut que je dise encore un mot d'une méthode toute nouvelle de prolonger la vie, qui consiste uniquement à augmenter la vie intensive. On compte la longueur de la vie, non d'après le nom-

bre des jours, mais d'après l'usage ou les jouissances de la vie ; et l'on croit qu'en jouissant de
la vie dans un temps déterminé, une fois autant
qu'on le fait ordinairement, on vit aussi une fois
autant. Quelque respect que j'aie pour cette méthode, quand on la fait consister dans une noble
activité, et qu'elle est la suite d'une énergie naturelle, quoique je sente combien, vu l'incertitude
de notre vie, cette idée a d'attraits, je crois, je
l'avoue, qu'on n'atteint pas son but, et ce calcul
me paroît faux. — Comme cette idée a trouvé beaucoup de partisans, je vais l'analyser et exposer les
principes dont je me servirai pour la combattre.

Toutes les opérations de la nature exigent, non-
seulement de l'énergie ou une force intensive,
mais encore de l'extension et du temps. Que l'on
donne à un fruit une fois autant de chaleur et
d'aliment qu'il en a dans son état naturel, sans
doute il mûrira en apparence une fois plus vîte ;
mais il n'aura jamais le degré de perfection qu'il
eût eu dans son état naturel, avec une fois autant
d'activité intensive et de temps.

Il en est ainsi de la vie humaine. Il faut la considérer comme une réunion successive de plusieurs
influences, comme un grand procédé de maturité,
dont le but est le développement le plus parfait
de la nature humaine en particulier, et l'accomplissement de ce que lui impose sa position par
rapport au tout. Or, la maturité et la perfection
est l'effet du temps et de l'expérience ; il est donc
impossible qu'un homme qui n'a vécu que trente
ans, supposé même que pendant cet intervalle il
ait travaillé et fait autant d'ouvrage qu'un autre en
soixante ans, ait acquis une fois autant de maturité
et de perfection. — En second lieu, peut-être étoit-
il destiné à être utile pendant deux ou trois géné-

rations, et son excès de zèle l'emporte à la première. Ainsi il ne remplit, ni par rapport à lui, ni par rapport aux autres, sa destination et le but de sa vie, il interrompt sa carrière, et commet une espèce de suicide.

Mais c'est encore pis quand on cherche à prolonger sa vie en redoublant ses jouissances ; on s'épuise infiniment plus vite : et ce qu'il y a de plus cruel, c'est que souvent on en est puni par la nécessité où on est de mener une vie purement extensive, c'est-à-dire, d'être à charge à soi-même et aux autres, et de se survivre, ou plutôt on existe plus long-temps qu'on ne vit.

Ainsi la vraie méthode pour prolonger la vie humaine consiste à unir et mettre en usage convenablement les quatre principes ou indications ci-dessus décrites, de manière toutefois à ne satisfaire à aucun aux dépens de l'autre, et à ne jamais oublier qu'il s'agit de la vie humaine qui, pour mériter ce nom, doit non-seulement exister, mais encore agir, jouir et remplir sa destination.

Voici un petit aperçu de toute la méthode :

I. Il faut que la somme ou le fonds des facultés vitales elles-mêmes soit donné et alimenté d'une manière convenable ; jamais assez pour produire une action trop violente, mais assez pour faire avec facilité, avec assez de force et de durée, les opérations intérieures et extérieures de la vie, et pour communiquer aux substances et aux sucs le degré de caractère organique nécessaire à leur destination et à l'éloignement de principes chimiques destructeurs.

Les meilleures voies sont :

1.º Une génération saine et vigoureuse.

2.º Une nourriture pure et saine, par conséquent

quent une atmosphère pure, et des alimens frais.
et digestibles.

3.º Une bonne disposition des organes, par lesquels les substances vitales doivent passer en nous
et s'identifier à nous, pour nous faire du bien. Les
organes principaux de la vie sont, les poumons,
l'estomac et la peau; c'est de leur conservation
sur-tout que dépend la santé de la vie.

4.º Une répartition égale des forces vitales dans
tout le corps; car sans cela elles sont inutiles et
même pernicieuses. Chaque partie, chaque point de
notre corps doit avoir la portion de forces qui lui est
nécessaire pour faire ses fonctions; trop peu l'affoiblit; l'excès produit les crises, les irritations, les congestions; en un mot, le trop comme le trop peu détruit l'harmonie, qui est le premier fondement de
la vie. — Cette égale répartition des facultés vitales
dépend sur-tout de l'usage uniforme et réglé de
chaque partie et de chaque organe de notre corps,
ou des exercices de la gymnastique pris avec discernement, des bains d'eau tiède et des frictions.

11. Il faut donner aux organes ou à la matière
du corps un degré suffisant de solidité et d'endurcissement, qui toutefois ne dégénère point en roideur et en dureté, ce qui seroit plus nuisible que
favorable à la vie.

Il y a deux espèces d'endurcissemens; augmentation de liaison et d'union entre les substances,
et par conséquent solidité physique des fibres, et
endurcissement contre les impressions pernicieuses
et sources de maladies.

La solidité et la liaison des fibres, ce que les
médecins appellent ton, élasticité, contribue à la
prolongation de la vie, en plusieurs manières.

1.º Les substances étant plus liées, le procédé
de la vie ne les détruit et ne les sépare pas aussi

K

vîte ; leur changement n'est pas aussi multiplié ; elles n'ont pas aussi souvent besoin de réparation ; et la vie intensive est plus lente, ce qui est un avantage en extension et en durée. — Pour rendre ceci plus clair, il me suffira de jeter un coup-d'œil sur la vie de l'enfant et sur celle de l'homme fait. Dans le premier, le principe physique d'union, la solidité des fibres est bien moins considérable, l'union des substances moins forte, par conséquent le principe s'en consume beaucoup plus rapidement ; ses substances se renouvellent beaucoup plus vîte ; il est obligé, pour réparer ses pertes, de manger beaucoup plus souvent et en plus grande quantité, de dormir plus souvent et plus long-temps ; la circulation est plus rapide ; en un mot, la vie intensive, la consomption intérieure est plus considérable que dans l'homme fait qui a des fibres plus fermes.

2.º Il n'y a que ce moyen qui puisse donner aux organes leur vraie force, laquelle ne vient jamais du principe de vie seul. Il faut un degré suffisant de cohésion de la matière, combiné avec le principe de vie, pour produire ce que nous nommons force d'organes et de tout le corps. — C'est aussi ce que prouve la comparaison de l'enfant avec l'homme fait. L'enfant a une bien plus grande abondance de principes vitaux, d'irritabilité, de force d'accroissement et de facultés reproductives, que l'homme fait ; cependant, ce corps si riche en vie, a moins de force que celui de l'homme fait, et cela uniquement parce que la cohésion des fibres est encore trop foible en lui.

3.º Enfin, l'irritabilité et la sensibilité excessive ou déréglée des fibres, est l'effet d'un mélange suffisant des forces de cohésion réglées, modérées, bornées et dirigées, ce qui prévient l'excès de l'irritation et de la consomption, augmente l'extension et la durée de la vie, diminue en même temps le feu trop violent et trop rapide des impressions extérieures.

Il semble aussi qu'une cohésion plus forte donne à la matière plus de capacité de vie, ou du moins produit entre la matière et le principe de vie une liaison plus intime.

Voici les moyens qui produisent cette augmentation de force et de cohésion des fibres :

1.º L'usage et l'exercice de la force des muscles et des fibres, non-seulement de ceux qui sont immédiatement soumis à notre volonté, en leur procurant des mouvemens volontaires, mais encore de ceux qui ne lui sont pas soumis, comme l'estomac et les intestins, en leur donnant des stimulans convenables, tels que des alimens durs ; enfin les artères, en leur donnant des alimens stimulans. Chaque mouvement d'une fibre en occasione la contraction, c'est-à-dire, que les substances se rapprochent, et cette opération, en se répétant, produit une augmentation de cohésion et de ton. Seulement faut-il éviter avec soin de laisser prendre trop de force aux stimulans, parce qu'ils augmenteroient trop la consomption, ce qui les rendroit pernicieux.

2.º L'usage des alimens gélatineux qui contiennent des parties de fer et augmentent la cohésion, et le soin d'éviter l'excès des substances aqueuses qui l'affoiblissent.

3.º Les moyens de faciliter l'évaporation, tels que les frictions, les exercices du corps, etc. employés avec modération.

4.º La fraîcheur de l'atmosphère, qu'il faut aussi observer dans tout son régime. C'est ici le point essentiel. Quoique le froid ne soit pas précisément un fortifiant pour le principe vital, cependant il augmente et fortifie le principe de cohésion affoiblie, c'est-à-dire, qui en augmente l'élasticité, prévient le trop grand emploi et l'épuisement du principe vital, et devient par là un grand moyen fortifiant, négatif du principe vital lui-même ; au lieu que la chaleur affoiblit, tant par le relâchement de la cohésion, que par l'épuisement du principe vital.

Quoique j'indique tous ces moyens, chaleur, nourriture solide et substantielle, mouvement, etc., je le répète, il ne faut pas les outrer, de peur qu'au lieu de fermeté, ils ne produisent de la roideur et de la dureté dans les fibres.

L'endurcissement contre les causes de maladie vient sur-tout de ce que l'on s'habitue à plusieurs impressions semblables, et à des changemens rapides.

III. Il faut diminuer ou modérer la consomption, afin de prévenir une destruction trop rapide des facultés et des organes.

Tout le procédé de la vie, comme nous l'avons fait voir ci-dessus, est l'action, l'emploi du principe vital, action qui nécessite ainsi la consomption et l'épuisement de ce principe. Ce n'est pas seulement dans les fonctions volontaires, mais aussi dans les involontaires, non-seulement dans les opérations de la vie extérieure, mais même dans les opérations intérieures ; car elles sont entretenues par une irritation et une réaction continuelles. Il faut donc éviter d'outrer les unes et les autres, si nous voulons retarder notre consomption.

Du nombre des excès à éviter, sont les irritations et efforts dont je vais parler :

1.º Un usage forcé du système du cœur et du sang pour accélérer sans cesse la circulation par

des alimens échauffans, par des mouvemens passionnés, par des maladies fiévreuses. Ceux qui
boivent beaucoup de vin et d'eau-de-vie, les
hommes passionnés ont le pouls dans un état
continuel d'irritation et d'agitation, et se maintiennent dans un état de fièvre artificielle, qui
les épuise et les ruine aussi bien que si c'étoit
une fièvre véritable.

2.º Le travail trop forcé et trop continu de la
faculté de penser; (on verra par la suite plus en
détail ce qu'il faut entendre par là) non-seulement il épuise le principe vital, mais de plus il
l'enlève à l'estomac et au système de la disgestion,
et altère par conséquent le moyen de restauration
le plus important.

3.º Trop d'irritation et trop peu de règles dans
les fonctions de l'instinct du sexe. Ce désordre
accélère la consomption de la vie presque autant
que les trop grands efforts de la faculté de penser.

4.º Les mouvemens des muscles trop violens et
trop longs ; toutefois il n'y a qu'un excès très-con-
sidérable qui puisse nuire.

5.º Toutes les excrétions considérables ou longues, comme la sueur, les diarrhées, les catarres,
les rhumes, les hémorragies, etc. Elles épuisent
non-seulement le principe de vie, mais aussi la
matière qu'elles détériorent.

6.º Tous les irritans qui agissent sur nous
avec trop de violence ou trop long-temps, et épuisent par conséquent le principe vital. Plus la vie
est remplie d'irritations, et plus elle passe rapidement. Telles sont les irritations trop violentes
ou trop longues des organes des sens et du sentiment, les mouvemens passionnés, l'excès du vin,
de l'eau-de-vie, des épices, des mets de haut
goût; les plénitudes même, lesquelles nécessitent

des laxatifs ou vomitifs, moyens pernicieux, puisqu'ils affoiblissent.

7.º Les maladies qui entraînent une augmentation d'irritation, sur-tout les fièvres.

8.º La chaleur, si elle agit sur nous avec trop do violence ou trop long-temps.

9.º Enfin un trop haut degré d'irritabilité et de sensibilité des fibres. Plus ce degré est considérable, et plus chaque stimulant, même le plus petit, produit facilement une irritation violente, un mouvement trop fort, et par conséquent un épuisement de forces. Celui qui a cette qualité vicieuse, ce défaut de tempérament, ressent une foule d'impressions qui n'ont pas la moindre influence sur des hommes ordinaires ; les stimulans même les plus légers agissent doublement sur lui ; sa vie est par conséquent intensivement beaucoup plus forte ; mais aussi la consomption est une fois aussi rapide. Ainsi tout ce qui peut augmenter moralement ou physiquement l'irritabilité, accélère la consomption.

IV. La restauration des forces et des matières perdues, doit être aisée et convenable.

Cette restauration exige :

1.º Des organes sains, libres et actifs, par le moyen desquels les nouvelles substances restaurantes puissent entrer en nous ; elle est ou permanente, et s'opère alors par les poumons, ou périodique, et s'opère par l'estomac. Ces organes sont les poumons, la peau, l'estomac et les intestins. Ils sont par conséquent de la plus grande importance pour la prolongation de la vie.

2.º Les mêmes qualités dans les vaisseaux innombrables par lesquels les substances qui passent en nous s'assimilent et se perfectionnent. C'est sur-tout l'œuvre du système lymphatique et de ses glandes innombrables , ainsi que du système de circulation , par le moyen duquel s'accomplit la perfection des organes. Ainsi je regarde le système lymphatique comme un des principaux organes de la restauration. — C'est à quoi il faut sur-tout faire attention dans l'enfance ; les premiers alimens, le traitement que l'enfant reçoit la première année de sa vie , décident ordinairement de l'état de ce système , et il n'est que trop souvent corrompu par des alimens sans force, gâtés et visqueux, et par la mal-propreté , ce qui est le premier principe d'une vie de courte durée.

3.º Une bonne qualité des alimens et des matières qui servent à notre restauration ; les alimens et la boisson doivent être purs, c'est-à-dire, exempts de parties corrompues, pleins d'une assez grande quantité de principes nutritifs , assez irritans , (leur irritation étant nécessaire aussi à une bonne digestion et à tout le procédé de la vie) mais ils doivent de plus être joints à une portion suffisante de fluides. Cette dernière qualité est importante et souvent négligée. Quoique l'eau ne soit pas un aliment, (ce qui est toutefois réfuté par l'exemple des poissons et des vers que l'on nourrit d'eau pendant long-temps) elle est indispensable au moins pour l'œuvre de la restauration et de la sustentation, 1.º parce qu'elle doit servir de véhicule pour répartir d'une manière convenable les alimens primitifs dans toutes les parties du corps ; 2.º parce que le même véhicule est nécessaire à la séparation et l'évacuation des parties corrompues , par conséquent à la purification du corps.

4.º Un air sain et convenable. L'air est notre véritable élément , il est sous deux rapports très-important pour la restauration de la vie : premièrement, en ce qu'il nous communique sans cesse deux substances vitales des plus nécessaires, l'oxygène et la chaleur ; secondement, en ce qu'il est le véhicule le plus propre à tirer de notre corps les parties corrompues, et à les recevoir. La portion de nos secrétions et évacuations la plus considérable est de la nature des gaz, c'est-à-dire que la matière, pour être séparée, doit être changée en vapeur. Telles sont les secrétions de notre surface extérieure, de la peau et des poumons. Cette évaporation ne dépend pas uniquement de la force et de la bonne qualité des vaisseaux respirans, mais encore de celle de l'air qui la reçoit. Plus celui-ci est chargé de substances, et moins il peut recevoir de nouvelles matières, ce qui fait que l'humidité empêche l'évaporation. D'après ces données on peut poser pour principe, que l'air dans lequel nous vivons, doit avoir une portion suffisante d'oxygène, sans en avoir trop ; car alors il irriteroit trop, et accéléreroit la consomption de la vie ; il ne doit contenir que le moins possible de substances étrangères dissoutes ; par conséquent n'être ni humide, ni corrompu par des parties terreuses, végétales ou animales (*) ; il ne doit être ni trop chaud, ni trop froid : trop chaud, il épuise et relâche le principe vital ; trop froid, il rend les fibres trop roides ; enfin l'air ne doit être, ni dans sa tempéra-

---

(*) On voit avec quelle précision il faudroit, en fixant l'idée de l'air corrompu, distinguer l'air qui n'est pas pur de celui qui est saturé, ce qu'on néglige ordinairement. La corruption de l'air vient de la trop petite quantité d'oxygène, ou d'un défaut dans la composition chimique ; et on pourroit l'appeler air non pur, par opposition à l'air pur, ou gaz oxygène, ou des substances qu'il reçoit, et alors on pourroit l'appeler air saturé.

ture, ni dans son mélange, ni dans son influence ;
sujet à des changemens subits, car un des principes les plus confirmés par l'expérience, c'est que
l'uniformité de l'air et du climat est extrèmement
favorable à la durée de la vie.

5.º Des canaux libres et des organes qui opèrent
aisément les secrétions et évacuations des substances corrompues. Notre vie n'est que la succession
des substances ; si celles qui sont corrompues ne
sont pas séparées, il est impossible que les nouvelles puissent s'identifier à notre nature en quantité suffisante ; ce qu'il y a même de plus pernicieux, c'est que les nouvelles, en se mêlant avec
celles qui restent, perdent de leur pureté, et se
corrompent elles-mêmes. De là viennent l'acrimo-
nie, les glaires, la corruption des sucs, ou plutôt
de toute la matière. Ainsi les mauvaises secrétions
empêchent la restauration de deux manières, pour
la quantité et pour la qualité. Les organes dont
cette secrétion et purification du corps dépend
principalement, sont la peau, qui est le premier,
(car on a remarqué que les deux tiers des substances
usées sortent par l'évaporation insensible de la
peau) les reins, les intestins et les poumons.

6.º Une impression agréable et modérée produite sur les sens. Un des avantages de l'organisation de l'homme et de sa plus grande perfection, même physique, consiste en ce qu'il est
susceptible d'impressions plus délicates, et qu'elles
ont infiniment plus d'influence sur son physique
que sur celui des bêtes ; il y trouve une nouvelle
source de restauration qui manque à la bête, savoir, les jouissances et les irritations modérées
de la sensualité.

7.º Une humeur agréable, de la gaieté et de la
modération dans les passions, des idées neuves,

intéressantes et fortes, leur création, leur exposition, leur combinaison. Ces jouissances plus relevées qui sont particulières à l'homme, sont aussi
un moyen de prolonger sa vie. C'est ce qui fait
que l'espérance, l'amour, la joie, sont des passions
si délicieuses, et qu'il n'y a pas de meilleur moyen
pour conserver la vie et la santé. Un caractère
gai et serein entretient le principe vital dans une
activité convenable, facilite la digestion et la circulation ; et ce qu'il y a de plus important, c'est
qu'il n'y a pas de moyen qui entretienne mieux
l'opération de l'évaporation insensible par la peau.
Heureux, même physiquement, ceux à qui le ciel
a donné une ame toujours sereine et gaie, ou qui
ont su se la procurer par la culture de leur esprit !
c'est en eux-mêmes qu'ils ont le meilleur baume
de la vie.

Ces principes renferment le plan général et les
règles fondamentales du système de la prolongation
de la vie le plus raisonnable. Toutefois on doit dire
ici ce que l'on applique à chaque régime, qu'il
faut, dans l'application, avoir égard aux cas particuliers, et le déterminer et modifier selon l'occasion.

Il faut sur-tout observer la différence de la constitution du sujet par rapport aux substances et aux
fibres simples. Plus le corps est naturellement sec
et solide, et moins il a besoin des moyens de la
seconde indication, un endurcissement convenable ; au contraire, plus ses fibres sont molles, et
plus il en a besoin.

En second lieu, la différence du tempérament
naturel, par lequel j'entends toujours le différent
degré d'irritabilité, et son rapport avec le principe de l'ame. Plus le sujet incline vers le tempérament phlegmatique, plus il faut employer

d'irritans et des plus forts. Un degré d'irritation, qui, dans un tempérament sanguin, causeroit l'épuisement et la destruction, est dans ce cas-là bienfaisant, et nécessaire au degré convenable à l'opération de la vie ; enfin c'est un moyen de restauration. Il en est de même du tempérament mélancolique ; il exige aussi des irritations, mais il faut qu'elles soient plus agréables, plus variées, et moins violentes. Mais plus le tempérament sanguin domine, et plus les irritations physiques et morales doivent être employées avec prudence et modération ; le tempérament colérique exige encore plus d'attention, puisque la moindre irritation suffit quelquefois pour produire l'effort le plus violent, et l'épuisement le plus considérable.

Troisièmement, les périodes de la vie. L'enfant et le jeune homme ont beaucoup plus de principes vitaux et d'irritabilité ; la cohésion chez eux est plus foible, et le changement des substances plus rapide ; il faut moins d'irritations, puisqu'une irritation peu forte suffit pour produire une réaction violente ; et il faut avoir en proportion plus d'égard à la restauration et à l'endurcissement. Mais, dans la vieillesse, il faut user d'une plus grande quantité de tout ce qui irrite. Ce qui dans l'enfance est restauration, est alors consomption. Le lait est du vin pour les enfans, le vin pour les vieillards n'est plus que du lait. La vieillesse exige aussi, vu la roideur qui l'accompagne, que l'on n'augmente pas celle-ci par la seconde indication, mais qu'on la diminue par des humectans, comme bouillons, soupes fortifiantes, bains d'eau tiède.

Enfin, le climat fait aussi une différence. Plus il est méridional, et plus l'irritabilité est forte ; plus l'irritation continuelle est considérable, plus le principe vital s'épuise rapidement, et la vie

plus courte. Il faut sur-tout observer de ne point
accélérer encore cet épuisement par des irritations
trop fortes ; au lieu que vers le nord , où le climat plus froid concentre et rassemble davantage
le principe vital , cet inconvenient est moins à
craindre.

SECONDE PARTIE.

DE LA PRATIQUE.

JE passe maintenant à la partie la plus intéressante de ce traité, aux moyens de prolonger la vie, et je puis enfin indiquer les seuls qui y contribuent infailliblement. — S'ils n'ont pas cet air d'importance et de mystère des autres, ils ont du moins l'avantage d'être à la portée de tout le monde, d'être même en partie en nous, d'être d'accord avec la raison et l'expérience, l'avantage, non-seulement de prolonger la vie, mais encore de la rendre plus long-temps utile. Enfin, ces moyens méritent mieux que toutes les autres charlataneries, sans doute, le nom de remèdes universels.

Notre vie est entourée d'amis et d'ennemis ; les premiers la prolongent, les seconds l'abrègent. On devroit attendre sans doute de tout homme raisonnable qu'il se décidât pour les premiers, et qu'il cherchât à éviter les derniers ; mais ce qu'il y a de fâcheux, c'est que ces ennemis ne sont pas connus de tout le monde, qu'au contraire ils agissent en secret et imperceptiblement ; que même les uns prennent au dehors le nom d'amis, ce qui les rend difficiles à reconnoître ; enfin que la plupart sont en nous-mêmes.

L'essentiel de l'art de prolonger la vie consiste à distinguer les amis des ennemis, et à éviter ceux-ci ; ainsi cet art se divise en deux sections :

1.º Eviter les moyens qui abrègent la vie.

2.º Connoître et employer ceux qui la prolongent.

PREMIÈRE SECTION.

Moyens qui abrègent la vie.

Après avoir exposé les principes d'où dépend la durée de la vie, il ne nous sera pas difficile de déterminer quels sont les moyens qui l'abrègent.

1.º Ce sont ceux qui diminuent directement la somme des facultés vitales.

2.º Ceux qui enlèvent aux organes de la vie leur durée et leur activité.

3.º Ceux qui accélèrent notre consomption.

4.º Ceux qui arrêtent la restauration.

On peut ranger dans ces quatre classes tous les moyens qui abrègent la vie ; nous avons aussi une donnée, à l'aide de laquelle nous pouvons juger et apprécier jusqu'à quel point leur influence peut être pernicieuse. Plus un objet renferme de ces causes, et plus il est pernicieux, et réciproquement. — Il y a toutefois des objets qui ont, pour ainsi dire, deux côtés ; un bon et un mauvais ; il y en a, par exemple, qui ont une des quatre mauvaises propriétés susdites, mais qui, en même temps, en possèdent d'autres excellentes ; on pourroit en faire une classe particulière. — Nous les rangerons dans les classes des bonnes ou mauvaises causes, selon que leurs bonnes ou leur mauvaises propriétés l'emportent.

Il y a encore une différence essentielle entre les moyens qui abrègent la vie ; les uns agissent lentement, souvent imperceptiblement ; les autres, au contraire, agissent avec violence et rapidité ; ce qui fait qu'on pourroit les nommer plus justement moyens d'interrompre la vie. Tels sont certaines maladies, ainsi que certains genres de mort, appelés morts violentes. On craint communément beaucoup plus ces maladies, parce qu'elles frappent et épouvantent davantage ; mais elles sont au fond beaucoup moins dangereuses que les ennemis secrets ; elles agissent si ouvertement, que l'on peut se prémunir beaucoup plus aisément contre elles que contre les autres qui agissent sourdement, et nous enlèvent chaque jour une portion de vie, sans que nous nous en apercevions, ce qui toutefois doit donner à la fin une somme énorme de pertes.

Une observation assez triste à faire ici en passant, c'est que les ennemis de notre vie se sont augmentés de nos jours d'une manière cruelle, et que le degré de luxe, de culture, de raffinement et d'oubli de la nature, dans lequel nous vivons, en augmentant considérablement notre vie intensive, en diminue la durée en proportion. — Nous verrons, à l'aide d'un mûr examen, que l'on semble s'être étudié à se tuer réciproquement, à la dérobée, et souvent de la manière du monde la plus aimable.—Il faut maintenant infiniment plus de précautions et de mesures qu'autrefois pour se mettre en garde contre ces dangers.

CHAPITRE PREMIER.

Éducation délicate.

Le moyen le plus sûr de rendre dès ses commencemens le fil de la vie incapable d'une longue durée, c'est de donner une éducation très-délicate à l'enfant pendant ses premières années, qui ne sont encore, à proprement parler, qu'une continuation de génération, de le garantir du moindre petit vent, de le tenir plongé, pendant un an au moins, dans les plumes, et au milieu des boules d'eau, semblable au poussin dans le temps de la couvée; d'avoir soin en même temps de le surcharger d'alimens, d'irriter sans cesse ses facultés vitales par la quantité excessive du vin, du café, du chocolat, des épices et d'autres choses semblables, qui, pour un enfant, ne peuvent être que des poisons. Tous ces moyens accélèrent tellement la consomption intérieure, exaltent tellement la vie intensive, et rendent les organes si foibles, si délicats et si sensibles, qu'un régime semblable observé pendant deux ans, diminue de moitié et plus, comme l'expérience nous l'apprend, le principe vital, sans parler des accidens et des maladies qui en sont une suite nécessaire. Rien ne contribue autant à accélérer le développement de nos organes et de nos facultés; c'est l'effet de la serre qui fait naître des fleurs au sein de l'hiver; or, nous avons vu quel rapport exact il y a entre la rapidité ou la lenteur du développement et la longueur ou la brièveté de la vie. Une maturité trop

prompte

prompte entraîne aussi une prompte destruction (*). C'est sans doute la cause de l'excessive mortalité qui règne dans la classe des enfans. Mais les hommes ne s'aperçoivent jamais des causes qu'ils ont sous les yeux, ils admettent plutôt les plus absurdes, afin de se tranquilliser et de s'épargner de la peine.

CHAPITRE II.

Excès en amour. — Dissipation des facultés de la génération. — Onanie physique et morale.

DE tous les moyens qui abrègent la vie, il n'en est aucun qui ait une influence aussi pernicieuse que celui-ci, et qui réunisse aussi parfaitement les quatre causes qui tendent à abréger la vie que nous avons exposées ci-dessus.

La première manière d'abréger la vie est la diminution du principe vital. Qu'y a-t-il de plus propre à diminuer la somme du principe vital que la dissipation du suc qui le contient sous la forme la plus concentrée, qui renferme l'étincelle primitive de la vie pour une nouvelle créature, et un baume souverain pour notre propre sang?

La seconde vient de la diminution de la solidité et de l'élasticité nécessaires aux fibres et aux

(*) Un des exemples les plus remarquables de cette prematurité de la nature se trouve dans la personne de Louis II, roi de Hongrie; il vint au monde avant terme, de sorte qu'il n'avoit pas même encore de peau; il fut couronné à l'âge de deux ans, il succéda à dix, à quatorze il avoit de la barbe, à quinze il se maria, à dix-huit il avoit des cheveux gris, et fut tué à vingt auprès de Mohacz.

organes. On sait que rien ne les rend aussi mous, ne les use autant, et n'accélère autant leur destruction que cet excès.

La troisième est une consomption plus rapide; rien ne la précipite autant qu'une action qui, comme on le voit dans toute la nature, est le plus haut degré d'activité vitale et de vie intensive, et qui, comme nous l'avons fait voir ci-dessus, termine celle de plusieurs créatures.

La quatrième enfin est le retardement de la restauration; cet excès produit aussi cet effet, en troublant le repos dont la nature a besoin, et l'équilibre nécessaire à la réparation de ce qui est perdu, en privant les organes de la force dont ils ont besoin pour cette opération; mais sur-tout parce que ces débauches affoiblissent d'une manière toute particulière l'estomac et les poumons, et dessèchent par conséquent les principales sources de notre restauration.

Ajoutez à cela le danger d'être infecté de l'un des poisons les plus affreux, du mal vénérien, contre lequel on n'est jamais en sûreté quand on a avec le sexe un commerce illégitime. — Empoisonnement qui non-seulement abrège notre vie, mais encore la rend douloureuse, malheureuse et en fait, même pour nous, un objet d'horreur. J'en parlerai au chapitre des poisons.

Il faut aussi parler de quelques dangers qui en résultent encore, et sur-tout de l'affoiblissement de la faculté de penser. Il paroît que les organes de la pensée (le cerveau) et ceux de la génération, de même que les opérations elles-mêmes, dont l'un crée physiquement, l'autre moralement, sont étroitement unis entr'eux, et épuisent la partie la plus parfaite et la plus noble du principe vital. Aussi voyons-nous qu'ils se succèdent et s'excluent réciproquement. Plus nous exerçons la faculté de penser, et moins les facultés de la génération durent; plus celles-ci sont irritées, plus leurs sucs sont prodigués, et plus l'ame perd de sa faculté de penser, de son énergie, de sa pénétration, de sa mémoire. Rien au monde ne détruit autant et d'une manière aussi irréparable les plus beaux dons de l'esprit.

Peut-être demandera-t-on en quoi consiste l'excès en amour? — C'est quand on jouit de trop bonne heure et avant d'être entièrement formé; pour les femmes avant dix-huit ans, et pour les hommes avant vingt ans; quand on réitère la jouissance trop souvent, ce que l'on reconnoît à la lassitude, à la mauvaise humeur et au peu d'appétit, qui sont la suite de l'excès; quand, par la variété des objets, ou par le moyen de boissons fortes, on produit sans cesse de nouvelles irritations, que l'on exerce trop les facultés de la génération; quand on se livre à ces jouissances après des fatigues considérables, ou pendant la digestion, en un mot, hors du mariage; car il n'y a que le mariage qui, en excluant l'attrait de la nouveauté et en soumettant l'instinct physique à un but moral plus sublime, puisse guérir physiquement ce même instinct, c'est-à-dire, l'empêcher d'être nuisible, et le rendre avantageux.

Tout ce que je viens de dire s'applique sur-tout à l'onanie. Ce que ce crime a de forcé, de contraire à la nature, augmente considérablement la tension et l'affoiblissement qui en est la suite; et ceci vient à l'appui du principe ci-dessus, qui dit que la nature ne venge aucun crime d'une manière aussi terrible que ceux qui l'offensent directement.

— S'il y a des péchés mortels, ce sont sans doute les péchés contre nature.

Il est très-étonnant qu'un excès, qui au fond semble être le même, produise cependant des effets si différens, selon qu'il est naturel ou contre nature; et comme je connois des hommes, même raisonnables, qui ne peuvent se convaincre de cette différence, il est assez à propos de faire voir ici comment l'onanie, dans les deux sexes, fait infiniment plus de mal que l'acte naturel de l'amour. Il est terrible le sceau que la nature imprime à celui qui l'outrage de la sorte ! C'est une rose flétrie, un arbre desséché en fleur, un cadavre ambulant. Ce crime abominable étouffe tout principe de feu et de vie, et ne laisse que foiblesse, inaction, pâleur mortelle, dépérissement du corps et abbattement de l'ame. L'œil perd son éclat et sa force, la prunelle rentre, les traits s'alongent, l'air de jeunesse disparoît, un jaune pâle, tirant sur la couleur du plomb, se répand sur la figure; tout le corps devient sensible, les ressorts des muscles se perdent, le sommeil ne délasse plus, le moindre mouvement fatigue, les pieds refusent le service, les mains tremblent, on ressent des douleurs dans tous les membres, les organes des sens perdent leur énergie, toute gaieté disparoît. L'homme alors parle peu et comme avec effort; toute la vivacité de l'esprit est étouffée; des enfans qui avoient de l'esprit deviennent des gens ordinaires ou même des imbécilles; l'ame perd le goût de toutes les pensées honnêtes et sublimes, l'imagination est entièrement corrompue. La vue seule d'une femme excite en eux des désirs. L'angoisse, le repentir, la honte, et la persuasion qu'ils ne peuvent plus se guérir, achèvent de rendre leur état le plus cruel qu'il soit possible. Leur vie n'est qu'une suite de reproches secrets, de sentimens pénibles d'une impuissance qu'ils ne doivent qu'à eux-mêmes, d'irrésolutions, de dégoûts de la vie; et une idée naturelle alors est celle du suicide, auquel personne n'est plus enclin que l'onaniste. Le sentiment affreux que l'on a d'être mort de son vivant, finit par faire désirer la mort véritable. La dissipation de ce qui donne la vie est aussi ce qui dégoûte le plus de la vie, et causent le plus de ces suicides, par dépit, si communs de nos jours. Outre cela, les facultés de la digestion sont épuisées, on est sans-cesse tourmenté par des vapeurs et par des crampes d'estomac; le sang se corrompt; la poitrine se remplit de glaires; la peau se couvre de boutons et d'ulcères; le corps se dessèche et se consume; ensuite viennent l'épilepsie, la consomption, la fièvre hectique, les foiblesses, et enfin une mort prématurée.

Il y a encore une espèce d'onanie que je serois tenté d'appeler onanie morale, qui, sans impureté physique, ne laisse pas d'épuiser considérablement. On la commet en remplissant et échauffant son imagination uniquement d'images voluptueuses et lascives, et en lui donnant de bonne heure une direction vicieuse. Ce mal peut finir par devenir une vraie maladie de caractère; l'imagination se corrompt entièrement, elle domine l'âme exclusivement, rien n'intéresse que ce qui a rapport aux objets favoris; mais la plus légère impression de ce genre met tout de suite dans un état de tension et d'irritation, toute l'existence n'est qu'une fièvre de stimulans qui affoiblit d'autant plus que l'on reçoit plus d'irritations sans pouvoir les satisfaire. — Cet état a lieu sur-tout dans les voluptueux, qui, forcés de faire vœu de chasteté, cherchent à s'en dédommager par cette volupté spirituelle, et ne voient pas qu'elle est presqu'aussi pernicieuse dans ces résultats ; parmi les célibataires religieux, où cette onanie d'esprit se couvre du manteau de la ferveur et des transport célestes ; enfin, dans les personnes du sexe non mariées qui, par des romans et autres alimens semblables de l'esprit, communiquent à leur imagination cette corruption qui, souvent chez elles, se cache sous le nom à la mode de sensibilité, et qui avec les dehors de l'austérité se livrent intérieurement aux plus grands excès.

Mais en voilà assez sur les suites fâcheuses de ces débauches qui non-seulement abrégent la vie, mais encore la remplissent d'amertumes.

CHAPITRE III.

Excès dans les travaux de l'esprit.

Les excès dans ce genre ont les mêmes suites que les débauches du corps ; il est même bon de remarquer que la dissipation des facultés vitales nécessaires à la tension excessive des facultés de l'ame, a sur la santé et la durée de la vie presque les mêmes effets que la dissipation des sucs génératifs : perte des facultés de la digestion, découragement, abbattement, foiblesse de nerfs, consomption, mort prématurée.

Cependant il faut aussi considérer la différence du tempérament et des dispositions ; ainsi l'on doit plus ou moins souffrir de cette tension, en raison de l'organisation de l'ame plus ou moins forte et active. = C'est pourquoi les suites dont nous venons de parler affligent sur-tout ceux qui n'ayant que de médiocres talens, veulent y suppléer par une application forcée ; ce qui fait que le travail, que nous entreprenons contre notre gré et sans avoir du goût pour le sujet, étant une tension contre nature, nous affoiblit plus qu'aucun autre.

Mais quel est l'excès dans les travaux d'esprit ? C'est ce qui est en général aussi difficile à déterminer que l'excès dans le boire et le manger ; parce que tout dépend de la portion et disposition différente des facultés de penser ; et que celles-ci diffèrent entr'elles autant que les facultés de la digestion. Ainsi ce qui est un effort pour l'un, n'en est point un pour un autre doué de plus de facultés intellectuelles. Les circonstances pendant lesquelles cet excès se commet, font aussi une différence essentielle. Déterminons donc d'une manière plus précise ce que nous entendons par les excès ou débauches morales. Elles ont lieu :

1.º Quand on néglige trop les exercices du corps. Tout exercice de nos facultés qui en interrompt l'équilibre, est pernicieux ; et s'il est vrai que l'on s'affoiblisse infiniment plus en menant une vie purement contemplative, il n'est pas moins certain que celui qui y joint des exercices du corps convenables, peut se livrer bien davantage et avec bien moins de danger pour sa santé aux exercices moraux.

2.º Quand on s'occupe trop long-temps du même objet. Il en est de ceci comme des mouvemens des muscles ; quand on a tenu pendant un quart-d'heure le bras dans la même position, on est plus fatigué qu'après avoir fait pendant deux heures des mouvemens différens. Il en est de même des occupations de l'esprit ; rien n'épuise autant que l'uniformité de l'objet et de l'application des facultés morales. Boerhaave raconte qu'ayant une fois passé quelques jours et quelques nuits de suite à réfléchir sur le même objet, il étoit tombé tout d'un coup dans un état de relâchement et d'abattement , et étoit resté pendant quelque temps sans sentiment et comme mort. Ainsi il faut sur-tout savoir entremêler les objets pour pouvoir étudier sans nuire à sa santé, et même pour travailler davantage. Je connois de grands mathématiciens et philosophes qui, dans un âge très-avancé, jouissent encore d'une portion considérable de gaieté. Mais aussi il faut observer que de tout temps ils se sont fait une loi de cette variété, et ont partagé leurs temps entre ces occupations abstraites et la lecture de poètes agréables, de voyages, d'histoires, ou d'ouvrages d'histoire naturelle. Il est aussi très-utile de réunir toujours la vie pratique à la vie spéculative.

3.° Quand on traite des sujets trop abstraits et trops difficiles, tels que des problèmes de géométrie transcendante et de métaphysique ; plus l'objet est difficile , plus il oblige l'homme qui s'y livre de se séparer du monde matériel, et d'isoler pour ainsi dire son esprit, (ce qui est un des états les plus contraires à la nature que l'on puisse voir) et plus il l'affoiblit. Une demi-heure d'un travail abstrait semblable épuise plus qu'un jour entier employé à traduire. Cependant cela est encore relatif ; il y a des hommes qui ont reçu de la nature les facultés et qualités d'esprit nécessaires à ces travaux ; tandis qu'elles manquent totalement à d'autres qui veulent cependant s'y livrer. Avant de lever un poids, on commence par essayer ses forces ; et je m'étonne qu'avant de se charger d'un fardeau moral, on ne consulte pas les forces de son esprit, pour savoir si elles peuvent le porter. Combien ai-je vu d'hommes devenir malheureux et affoiblir leur santé, pour avoir cru devoir approfondir les secrets de la philosophie, sans être nés philosophes. Faut-il donc que chacun soit philosophe de profession, comme la mode semble l'exiger? Quant à moi, il me semble qu'il faut pour cela une organisation toute particulière; laissons donc aux élus le soin d'examiner et de développer les mystères de la philosophie, et contentons-nous de vivre et d'agir philosophiquement.

4.° Je regarde aussi comme un excès de travailler toujours d'imagination; car on peut, je crois, diviser le travail d'esprit en deux classes; le travail actif ou créateur, qui produit de son propre fonds et crée des idées; et le travail passif, qui ne fait que recevoir les idées des autres, par exemple, de lire et d'écouter; le premier attachant et épuisant beaucoup plus que le second, on devroit les entremêler sans cesse.

5.° Quand on a commencé de trop bonne heure à exercer les facultés de l'esprit; une tension un peu considérable est déjà très-pernicieuse. Tout travail de tête avant l'âge de sept ans est contraire à la nature, et a pour le corps des suites aussi fâcheuses que l'onanie.

6.° Quand on travaille *invitâ Minervâ*, c'est-à-dire, à des matières que l'on ne traite pas *cum amore*. Plus le travail est de notre goût, et moins il est pernicieux; il faut donc être bien circonspect dans le choix de nos études, examiner scrupuleusement celle qui nous convient, et malheur à celui qui a négligé cette précaution.

7.° Quand on excite ou que l'on prolonge par des stimulans artificiels la tension de l'esprit. On emploie ordinairement pour cet effet, le vin, le café, le tabac ; et quoique l'on ne puisse pas approuver ces secours artificiels, lesquels produisent toujours un double épuisement, cependant j'avoue que dans ce siècle, où, pour se livrer au travail de tête, on est obligé de consulter un temps déterminé plutôt que la disposition de l'esprit, il n'est guère possible de les exclure entièrement ; et alors une tasse de café et une pipe ou prise de tabac sont encore ce qu'on peut conseiller avec le moins d'inconvéniens ; seulement faut-il en éviter l'excès, qui augmente considérablement le dommage produit par la tension de l'esprit.

8.º Quand on s'applique pendant la digestion. Le travail est alors doublement pernicieux, on s'affoiblit davantage ; car il faut alors plus d'efforts pour penser, et l'on interrompt le procédé si important de la digestion.

9.º Quand on prend sur les heures du sommeil ; c'est une des habitudes les plus pernicieuses pour la vie, dont je parlerai plus au long à l'article du sommeil.

10.º Quand le travail est accompagné de plusieurs autres circonstances pernicieuses. Il y en a deux sur-tout qui contribuent quelquefois plus que l'action de penser elle-même aux suites fâcheuses de la réflexion : d'être assis trop courbé, et de se tenir dans une chambre où l'air ne se renouvelle pas. Ainsi il est bon de s'accoutumer à travailler à demi couché, debout, en se promenant, ou même à cheval sur un siége de bois, pas toujours dans sa chambre, mais quelquefois en plein air. Par-là on évitera ce qu'on appelle les maladies des savans. Les anciens philosophes pensoient bien autant que les modernes, et ne connoissoient cependant ni l'hypocondrie ni les hémorrhoïdes, etc. la raison en est qu'ils travailloient davantage en se tenant

couchés, ou en se promenant, et en plein air ;
qu'ils ne faisoient usage ni de café, ni de tabac,
et ne négligeoient point les exercices du corps.

CHAPITRE IV.

*Maladies. — Traitemens faux. — Morts violentes.
— Penchant au suicide.*

Cette foule d'ennemis publics et secrets de la
vie s'est augmentée dans les derniers temps d'une
manière effrayante. Quand on pense combien le
sauvage des îles de la mer du sud connoît peu de
maladies, et que d'un autre côté on jette les yeux
sur un appendix pathologique européen, où les
maladies se montrent par milliers, alors on pense
avec effroi aux suites que le luxe, la corruption
des mœurs, une manière de vivre contraire à la
nature, et les excès peuvent avoir. La plupart de
ces maladies viennent de notre faute, et nous en
créons de nouvelles tous les jours. Il y en a qui ont
pris naissance, on ne sait pas comment, et qui
étoient également inconnues à l'ancien monde.
Ce sont précisément les plus dangereuses et les
plus tenaces, telles que la petite vérole, la rougeole, le mal vénérien. Celles-ci viennent en partie
de notre faute, en ce que nous les laissons se perpétuer et continuer leurs ravages ; quoiqu'il soit
prouvé que, par l'usage de notre raison et en con-
sultant l'expérience, nous pourrions les chasser
hors de nos frontières tout aussi bien qu'elles les
avoient franchies.

La plupart des maladies agissent, ou comme
genres de morts violentes et moyens qui inter-

rompent l'opération de la vie, tels que les suffocations et attaques d'apoplexies; ou comme moyens qui abrègent lentement la vie, soit qu'ils soient incurables, soit que la perte des facultés vitales, ou que l'affoiblissement et la destruction des organes nobles qu'ils occasionent, empêchent le corps d'atteindre le terme qui lui étoit destiné.

L'aperçu qui suit, tiré d'une foule de listes, prouvera plus évidemment que tout le reste quelle perte énorme les maladies causent maintenant à l'humanité.

De mille hommes nés en même temps il en meurt vingt-quatre en venant au monde; cinquante à la naissance des dents; deux cent soixante dix-sept des convulsions et autres maladies d'enfans dans les deux premières années; quatre-vingt ou quatre-vingt-dix de la petite vérole, qui, comme on sait, emporte au moins un homme sur dix; dix de la rougeole : si ce sont des femmes, il en meurt huit en couches; cent quatre-vingt-dix de phthisie, de la consomption et des maladies de poitrine, du moins en Angleterre; cent cinquante de fièvres aiguës; douze d'apoplexie; quarante-un d'hydropisie. Ainsi sur mille, il y en a peut-être soixante-dix-huit qui meurent de vieillesse, ou, pour mieux dire, dans leur vieillesse; car la plus grande partie des vieillards meurent par accidens. En un mot, tout ceci prouve que les neuf-dixièmes meurent avant le temps.

Je crois devoir faire aussi mention ici d'une maladie terrible, qui est particulière à notre siècle, et qui tend immédiatement à la destruction de notre être; c'est le penchant au suicide. Ce sentiment contre nature, qu'une cruelle nécessité et un dévouement héroïque seuls rendoient possible, est devenu une maladie qui se déclare quelquefois même à la fleur de l'âge, dans la position la plus avantageuse ; maladie qui ne peut être causée que par l'ennui et le dégoût de la vie (*). Il existe des hommes en qui toutes ces sources du sentiment et du bonheur de la vie sont tellement épuisées, en qui tous les germes d'activité et de jouissances sont tellement étouffés, que la vie est ce qu'ils trouvent de plus insipide, de plus dégoûtant, de plus fade, qu'ils n'ont plus aucun point de contact avec le monde qui les entoure, et qu'enfin la vie leur devient insupportable au point qu'ils ne peuvent plus résister au désir de s'en délivrer. Ces hommes sont toujours ceux qui, pour s'être livrés de bonne heure aux débauches et avoir prodigué les sucs précieux de la vie destinés à être la source de nos jouissances, ont épuisé leurs facultés vitales. Il est dans la nature qu'un semblable malheureux préfère la mort qui lui enlève la connoissance, à la mort qui lui en laisse l'usage. Or sa vie est une mort semblable.

Mais ce qui augmente encore les malheurs causés par ces ennemis, déjà si multipliés et si dangereux, c'est qu'on les traite en partie d'une manière absurde, et qu'en général on abuse trop de la médecine.

Parmi les traitemens absurdes il faut compter les suivans :

1.° De laisser toujours agir la cause de la maladie, quelque persuadé que l'on soit qu'elle est pernicieuse : par exemple, il est clair que l'excès du vin, un habillement trop léger, ou le travail de la nuit produisent des maladies, et cependant on continue de commettre ces excès.

(*) Dans un espace de soixante-quinze ans, il est mort à Londres autant de personnes par le suicide que de pleurésies.

2.° D'ignorer la maladie, et de ne vouloir pas regarder comme telle celle qui étant de peu de conséquence peut devenir très-dangereuse. Je ne puis ici m'empêcher de parler d'une faute qui coûte la vie à une infinité de personnes, c'est le peu de cas que l'on fait des rhumes. On les regarde communément comme des maux nécessaires et même utiles; on a raison, quand le rhume n'est ni trop fort ni de trop longue durée. Mais il faut songer que chaque rhume est une maladie qui dégénère aisément en inflammation de poitrine, ou, ce qui est plus commun encore en phthisie, et en consomption; et je ne crains pas d'être accusé d'exagération en avançant que la moitié des consomptions viennent de rhumes négligés. C'est ce qui arrive souvent, quand il est trop long, ou traité d'une manière contraire ; sur quoi j'établis les deux règles suivantes, qui devroient être observées bien scrupuleusement pour chaque rhume de poitrine : si un rhume dure plus de quinze jours, alors il faut le considérer comme une maladie et le faire traiter par un médecin ; en second lieu, il faut éviter de s'échauffer, de se refroidir, s'interdire le vin et les autres boissons et mets trop échauffans.

3.° De faire par ignorance, par préjugé, ou par une complaisance mal entendue, précisément le contraire de ce qu'il faudroit faire; par exemple, de forcer le malade de manger sans appétit, de lui permettre dans des maladies fiévreuses de la bière, du vin, du café, du bouillon et d'autres objets échauffans et nourrisans, qui convertissent la fièvre la plus bénigne en une fièvre maligne; de faire mettre le malade au lit dès qu'il se plaint de fièvre et de frisson; de le couvrir beaucoup; de fermer portes et fenêtres; d'échauffer le plus possible l'air de la chambre sans se renouveler ; de ne point veiller à la propreté , et de ne point épargner assez les secrétions et évacuations aux malades. Un régime aussi déraisonnable fait périr plus de malades que la maladie elle-même ; c'est ce qui fait que tant de paysans , du reste sains et robustes , sont la proie de la mort , et que les maladies prennent si aisément parmi eux un caractère de malignité ; que la petite vérole , par exemple, est, en hiver, en général plus maligne qu'en été, parce qu'on tient les portes et les fenêtres fermées, et que le feu qu'on fait dans la chambre communique au malade une chaleur extraordinaire , qui n'a point lieu en été.

4.º Enfin de négliger d'appeler le médecin , de suivre mal ses avis, de mal employer la médecine, de s'adresser à des charlatans, de faire usage de moyens secrets , de remèdes universels , etc. ce dont je parlerai plus en détail à l'article de l'usage raisonnable de la médecine.

Les morts violentes emportent aussi une infinité d'hommes , et c'est aussi en quoi nous avons malheureusement fait, dans les derniers siècles, de grands progrès. Non-seulement un esprit plus entreprenant , des voyages sur mer plus fréquens , un commerce plus étendu , multiplient les accidens de ce genre ; mais encore on a fait des découvertes, par le moyen desquelles on abrège la vie de la manière la plus raffinée. Je ne citerai que l'invention de la poudre à tirer , ainsi que celle de quelques autres poisons , tels que l'aqua toffana , la poudre de succession, etc. L'art de tuer le genre humain est devenu une des hautes sciences.

CHAPITRE V.

Air mal-sain. — Population excessive des grandes villes.

Un des moyens qui contribuent le plus à abréger la vie est la trop grande population des grandes villes. Il est affreux de voir combien la liste des morts y surpasse celle des hommes nés : à Vienne, Berlin, Paris, Londres et Amsterdam, il meurt un homme sur vingt ou vingt-trois ; tandis qu'à la campagne il n'en meurt qu'un sur trente ou quarante. Rousseau à bien raison de dire, que l'homme est de tous les animaux, celui qui est le moins fait pour vivre en société. Son haleine est mortelle pour ses semblables, au physique comme au moral. Ce n'est pas l'humidité, ou, pour parler en langage plus ordinaire, la densité de l'air qui le rend pernicieux ; mais c'est l'animalisation que tant d'hommes entassés lui communiquent. A peine a-t-on respiré quatre fois le même air, que l'homme lui-même fait, de ce précieux conservateur de la vie, le poison le plus mortel. Que l'on juge maintenant de ce que doit être l'air dans un lieu semblable ; il est physiquement impossible d'en respirer une portion qu'elle n'ait pas déjà séjourné dans les poumons d'un autre ; et c'est un empoisonnement universel qui ne peut qu'abréger la vie. — Ainsi qu'on évite, quand on le peut, le séjour des grandes villes ; ce sont les tombeaux de l'humanité, au moral comme au physique. Même dans les villes de moyenne grandeur, où les rues sont étroites, il faut chercher à se loger à l'extérieur
de

de la ville ; du moins doit-on se faire un devoir de sortir tous les jours pour une demi-heure ou une heure de l'atmosphère de la ville, ne seroit-ce que pour respirer un air pur. — Je parlerai de cela plus au long au chapitre des poisons.

CHAPITRE VI.

Excès dans le boire et le manger. — Cuisine trop raffinée. — Boissons spiritueuses.

CE qui, en fait de régime, abrège le plus la vie, c'est l'intempérance. Elle nuit à la vie de trois manières : en occasionant un usage forcé des facultés de la digestion, et par conséquent en les affoiblissant ; en empêchant la digestion, une si grande quantité d'alimens ne pouvant être assez travaillée, ce qui produit des crudités et de mauvais sucs dans les intestins ; enfin, en augmentant en proportion la masse du sang, en accélérant la circulation et par conséquent la consomption. Elle produit outre cela de fréquentes indigestions qui mettent dans la nécessité de prendre des laxatifs, ce qui affoiblit aussi.

L'excès dans le manger consiste à manger jusqu'à ce qu'on ne puisse plus manger, et les symptômes qui l'indiquent sont un estomac lourd et replet ; des bâillemens, des rapports, l'envie de dormir ; des vapeurs du cerveau. Il faut donc s'en tenir au vieux précepte, qui ordonne de cesser de manger avant d'être rassasié.

Une cuisine trop raffinée. — Je suis obligé d'accuser cette amie de notre palais, comme l'ennemie capitale de notre vie, et une des inventions

M

les plus funestes, qui contribuent le plus à abréger nos jours.

1.º Son plus grand art consiste à donner à tout un goût piquant et relevé. D'après cela, la moitié des alimens consiste en substances échauffantes ; et au lieu d'atteindre le but du manger, qui est de nourrir et de réparer, on augmente encore davantage, par le moyen des stimulans, la consomption intérieure ; et l'on obtient par conséquent un résultat tout contraire. Après un repas de la sorte, on a toujours une espèce de fièvre artificielle, et l'on pourroit dire avec raison de celui qui est dans ce cas-là : *Consumendo, consumitur.*

2.º Ce qu'il y a de pis, c'est que cette cuisine fait toujours trop manger. Elle sait si bien flatter le palais, que toutes les représentations de l'estomac sont inutiles ; et comme elle offre sans cesse au palais quelque chose d'agréable, l'estomac a deux ou trois fois trop de besogne ; car on fait ordinairement cette faute de confondre l'appétit du palais avec celui de l'estomac, et de regarder comme véritable appétit ce qui n'est qu'irritation du palais ; or rien ne favorise plus cette erreur qu'une cuisine raffinée. Par ce moyen, l'homme finit par perdre un des plus grands protecteurs de sa santé, l'art de connoître quand ses besoins sont satisfaits.

3.º Une des principales maximes de cet art est de produire de nouveaux effets et de nouveaux stimulans par les compositions les plus compliquées et les plus opposées à la nature. Il en résulte que des objets qui en eux-mêmes ne sont pas du tout nuisibles, le deviennent par leur réunion. Le doux et l'amer ne nuisent pas séparément ; pris ensemble ils peuvent être pernicieux. Les œufs, le lait, le beurre, la farine, sont séparément très-aisés à digérer; liez-les et faites-en un gâteau bien gras et bien compact, ils seront très-difficiles à digérer. On peut donc poser pour principe, que plus un aliment est composé, et plus il est difficile à digérer; et ce qu'il y a de pis, plus aussi les sucs qui en proviennent sont-ils mauvais.

4.º Un autre triomphe de la nouvelle cuisine est d'offrir les alimens sous la forme la plus concentrée; tels sont les consommés, les jus, les coulis. On est parvenu à faire entrer, à force de cuisson, dans une petite soupe ou gelée la quintessence de plusieurs livres de bœuf, de plusieurs volailles, et os à moelle. On croit avoir fait un chef-d'œuvre lorsque, pour épargner aux dents la peine de mâcher et à l'estomac celle de digérer, on fait passer tout-d'un-coup dans le sang cette essence d'alimens; on croit se rétablir plus promptement, et l'on ne fait qu'accélérer sa destruction. Mais on se trompe cruellement, pour plusieurs raisons :

1.º On ne peut jamais enfreindre les lois de la nature, sans en être puni. Ce n'est pas sans raison que l'estomac ne peut contenir qu'une certaine quantité d'alimens; une plus grande quantité seroit trop forte pour l'ensemble. Chaque corps ne peut contenir qu'une quantité proportionnée à sa grandeur, et cette capacité est toujours en raison de celle de l'estomac. — Mais en cela on trompe la nature, on élude, pour ainsi dire, la première opération, et l'on fait entrer par une espèce de contrebande deux ou trois fois plus de nourriture dans le corps qu'il n'en peut contenir. Il en résulte un engorgement, une réplétion continuelle de tous les vaisseaux qui interrompent toujours l'équilibre, et par la suite la santé et la vie.

2.º C'est par une sage disposition de la nature que les alimens entrent dans notre corps sous une forme un peu grossière. Ainsi, après avoir été mâchés et mêlés de salive, ils séjournent plus long-temps dans l'estomac, disposent par leur irritation l'estomac à une réaction plus considérable, et ainsi s'assimilent et s'identifient plus parfaitement à nous. C'est la base sur laquelle est fondée la vraie restauration ; car un aliment ne peut passer dans notre nature et nous être utile qu'après être devenu, par le moyen des facultés de notre estomac, plus homogène à notre nature.

Ainsi, en éludant cette première opération, on fait entrer dans le corps des sucs qui, n'étant pas assez assimilés, ne peuvent pas non plus produire une bonne restauration ; mais agissent plutôt au contraire comme parties étrangères, comme stimulans, et favorisent plus la consomption que la restauration.

Il est donc clair qu'un art qui arrête la vraie restauration, remplit notre corps de sucs grossiers et non digérés, et qu'il augmente la consomption ; que loin de pouvoir passer pour un ami de notre vie, il doit au contraire être regardé comme un de ses plus grands ennemis. On diroit qu'il a été inventé pour faire des plus beaux dons de la Divinité autant de poisons secrets.

Enfin, il faut sur-tout ranger dans cette classe des moyens qui abrègent la vie, les boissons spiritueuses qui toutes, sous quelque nom que ce soit, abrègent la vie. C'est un feu liquide que l'homme avale ; elles accélèrent d'une manière effroyable la consomption de la vie, et nous détruisent, pour ainsi dire, à petit feu. Elles produisent des âcretés, des maladies de peau, la sécheresse et le roidissement des fibres, une vieillesse prématurée, la toux, l'asthme et les maladies des poumons, l'hydropisie ; et ce qu'il y a de plus affreux, c'est qu'elles émoussent le sentiment physique et même moral, au point qu'un grand buveur d'eau-de-vie finit par être insensible aux stimulans physiques et moraux. Il en résulte que, quand ces malheureux sont malades, il est presqu'impossible de les guérir ; parce que leur corps accoutumé aux stimulans les plus forts n'est plus susceptible de l'impression d'un autre stimulant qui l'est moins. Il en est de même des objets de la morale ; l'honneur, le déshonneur, le grand, le beau ou le bon, rien ne peut agir sur leur ame, rien ne les affecte que l'eau-de-vie ; rien n'abrutit et ne dégrade l'homme autant que l'usage continuel de cette liqueur. Les autres défauts laissent toujours l'espérance d'un changement ; mais celui-ci, en anéantissant la sensibilité, perd l'homme sans ressources — Ces considérations devroient, ce me semble, fixer l'attention des magistrats, et les engager à mettre des bornes à l'usage de l'eau-de-vie, qui devient de plus en plus fréquent parmi le peuple, au lieu de la favoriser en multipliant les cabarets et les maisons où l'on brûle l'eau-de-vie. Cet excès doit entraîner la ruine de l'état dans lequel il existe ; car il détruit l'amour du travail, la vertu, l'humanité, la tempérance, l'instinct moral, qualités sans lesquelles aucun état ne peut subsister. L'histoire nous apprend que l'époque de l'importation de l'eau-de-vie chez les sauvages a toujours été celle à laquelle ils ont commencé à vivre moins long-temps et à s'affoiblir,

M 3.

et que ce présent a plus contribué que les canons à les soumettre aux Européens.

Que l'on ne croie pas éviter tout inconvénient en buvant des liqueurs douces et agréables, ou en n'en buvant que peu par jour. Ces liqueurs flattent le palais, mais elles perdent dans l'estomac ces parties sucrées qui cachoient leur vraie qualité, et leur feu naturel n'en agit qu'avec plus de force. Outre cela, quelque peu que l'on en boive par jour, cela ne laisse pas d'agir, et ce qu'il y a de pire, c'est qu'on ne s'en tient pas là, et qu'on est toujours obligé d'augmenter la portion. Quand on en a l'habitude, il ne faut pas essayer de s'en défaire tout d'un coup; d'un autre côté, si l'on n'essaye de s'en défaire que peu à peu, il est très-aisé de retomber dans le premier excès. Dans ce cas-là, je crois pouvoir conseiller la méthode suivante qui a déjà été mise en usage avec succès; c'est de mettre, par jour dans un verre d'eau-de-vie, cinq, huit ou dix gouttes de cire à cacheter. Par ce moyen, on a par jour autant de gouttes d'eau-de-vie de moins, et peu à peu on arrive au moment décisif où, le verre étant plein de cire, il n'y reste plus d'eau-de-vie.

CHAPITRE VII.

Dispositions de l'ame et passions qui abrègent la vie. — Mauvaise humeur. — Vie trop active.

LES dispositions de l'ame, les habitudes, les passions qui sont les plus pernicieuses à la vie, sont la tristesse, le chagrin, le dépit, la crainte, l'inquiétude, la pusillanimité, et sur-tout l'envie et la jalousie.

Elles épuisent les facultés vitales les plus délicates, empêchent la digestion et l'assimilation,
affoiblissent les ressorts du cœur, et arrêtent, par
ce moyen, le procédé si important de la restauration. Les affections tristes ne contribuent que
négativement à abréger la vie, tandis que l'envie et la jalousie ont des qualités mortelles posi-
tives. Non-seulement elles enlèvent au corps ses
sucs vitaux ; mais, en aigrissant continuellement
la bile, elles entretiennent un poison secret, et
augmentent par le stimulant général de la bile la
consomption intérieure d'une manière affreuse ;
ce qui vérifie le proverbe : l'envie se dévore elle-
même.

De ce nombre est aussi cette maladie morale
si funeste, connue sous le nom de mauvaise humeur. Rien ne contribue autant que cette habitude vicieuse à flétrir la fleur de la vie, à fermer
l'entrée de notre ame aux jouissances et aux plaisirs, et à corrompre tous les sucs vitaux. Je conseille à quiconque aime ses jours, de la fuir comme
un poison mortel, et de ne lui donner jamais accès
dans son ame.

La crainte doit aussi être citée des premières.
C'est une de ces habitudes vicieuses que l'on peut
aussi faire naître et disparoître à volonté.

Un Anglois nommé Walter, qui avoit fait le
voyage autour du monde avec l'amiral Anson,
causoit un jour avec le jeune Berkenhout ; celui-ci
ayant prononcé le mot crainte : fi donc, interrom-
pit-il vivement, c'est une passion indigne de
l'homme. En effet, cette passion est des plus
viles, elle rabaisse l'homme aussi bas que la
passion contraire, le courage, peut l'élever au-
dessus de la nature humaine. Elle lui enlève la
force, la réflexion, le bon sens, la résolution,

enfin tous les avantages de l'esprit humain ; ainsi un des premiers principes de l'éducation devroit être de la bannir de l'ame de l'enfant. Malheureusement on fait précisément le contraire ! Je ne citerai que deux espèces de crainte les plus communes, celle de l'orage, et celle des revenans. Celui qui est tourmenté par ces deux craintes, peut renoncer au repos de la vie. Le temps de la nuit, qui par l'obscurité semble si sagement destiné au repos, est pour lui le signal des plus cruelles inquiétudes. Pendant que les autres goûtent les douceurs du sommeil, lui, attentif et tremblant au moindre bruit, passe la nuit dans les sueurs de la frayeur, et est le lendemain matin plus fatigué qu'il ne l'étoit la veille.

La saison si gaie de l'été est pour lui celle de l'angoisse ; chaque beau jour lui offre en même tems l'idée de quelque orage, et lui fait éprouver les tourmens de l'épouvante.

On imagine quelle influence funeste cette frayeur continuelle doit avoir sur la durée de la vie. C'est une crampe non interrompue ; elle resserre tous les petits vaisseaux ; toute la peau se refroidit, pâlit, et l'évaporation cesse entièrement ; tout le sang s'amasse dans les grands vaisseaux intérieurs, le pouls est intermittant, le cœur s'engorge, ses mouvemens ne sont plus libres, et par conséquent la circulation est interrompue. La digestion l'est également ; on éprouve des mouvemens spasmodiques, tous les ressorts des muscles sont paralysés ; on veut courir sans le pouvoir ; on éprouve un tremblement universel ; l'haleine est précipitée, et la poitrine resserrée. Enfin la frayeur produit toutes les influences que peut avoir un poison mortel et secret, et contribue par conséquent à abréger la vie.

Je ne puis m'empêcher de parler d'une disposition de notre siècle, qui sans doute nous enlève la
plus belle portion de notre vie ; je veux dire cette
activité prodigieuse qui s'est emparée maintenant
d'une grande partie du genre humain, cette activité, cette tendance continuelle vers de nouveaux
plans, de nouveaux travaux et de nouvelles entreprises. Le génie du siècle fait que l'égoïsme,
l'activité, les spéculations, les réformes, sont devenues plus naturelles à l'homme qu'auparavant,
et que toutes les facultés qui en dépendent sont
dans une bien plus grande activité ; le luxe vient
s'y joindre, et par la multiplicité de ses besoins
il nécessite sans cesse de nouveaux efforts et de
nouvelles entreprises. De-là vient cette activité
non interrompue, qui finit par détruire toute susceptibilité de repos et de paix de l'ame, qui ne
permet plus à l'homme de parvenir au degré de
relâchement nécessaire à sa restauration, et qui
accélère d'une manière terrible sa consomption
intérieure.

CHAPITRE VIII.

La crainte de la mort.

Aucune espèce de crainte ne rend plus malheureux que celle de la mort. On craint ce que l'on
ne peut éviter, et ce qui peut nous surprendre à
chaque instant ; on ne jouit qu'en tremblant ; on
s'interdit tout, parce que tout peut servir de véhicule à la mort ; et cette frayeur continuelle de
perdre la vie la fait perdre en effet ; car on n'a

Jamais vu celui qui craignoit la mort parvenir à un âge avancé.

Aime la vie sans craindre la mort ; c'est la loi et les prophètes, la seule disposition de l'ame à l'aide de laquelle on puisse devenir heureux et âgé. Celui qui craint la mort doit renoncer au bonheur de la vie, chaque jouissance entraîne pour lui l'idée de mort ; semblable à celui qui étant poursuivi par son ennemi, croit le sentir sans cesse sur ses talons. Et cependant il y a des hommes qui ne peuvent se défaire de cette malheureuse maladie de tempérament. Pour cet objet je vais donner ici quelques règles qui, sans être d'une métaphysique profonde, méritent d'être recommandées comme moyens fort simples, et en même temps excellens contre la crainte de la mort, et que je connois par expérience.

1.° Que l'on se familiarise avec l'idée de la mort. Quelle est grande l'erreur de ceux qui croient trouver un préservatif contre la crainte de la mort en en éloignant l'idée ! Au moment où ils s'y attendent le moins, au milieu des plaisirs le plus bruyans, cette idée viendra les surprendre, et les frappera d'une manière d'autant plus terrible qu'elle leur est plus étrangère. Enfin il n'y a d'heureux à mes yeux que celui qui, à force d'avoir contemplé de près et avec courage cet ennemi auquel on ne peut échapper, finit par le voir avec indifférence ; qui au sein de la gaieté pense à la mort sans en être troublé ; et je puis prouver par mon expérience même qu'en se familiarisant avec cette idée, et en adoucissant ce qu'elle peut avoir d'effrayant, on finit par ne plus éprouver la plus légère émotion. Que l'on considère les soldats, les matelots, les mineurs : où trouve-t-on des hommes plus heureux, plus gais, plus accessibles à toutes les idées de jouissance? Pourquoi? parce qu'à force de voir la mort de près, ils ont appris à la mépriser. Il n'y a de libre que celui qui ne craint pas la mort; rien au monde ne peut ni l'enchaîner, ni l'inquiéter, ni le rendre malheureux. Son ame est animée d'un courage plus sublime, qui fortifie le principe vital lui-même, et devient par-là un moyen réel de prolonger sa vie.

Cette pratique a encore un avantage; c'est de se fortifier dans la carrière de la vertu et de la probité. Que, dans un cas douteux, ou lorsqu'on se demande si une chose est juste ou injuste, l'on s'imagine être à sa dernière heure, et que l'on se demande, de quelle manière agirois-tu alors, ou voudrois-tu avoir agi? Tout plaisir, toute jouissance au sein de laquelle on peut penser sans trouble à la mort, est sans doute innocente. Si l'on éprouve contre quelqu'un du ressentiment ou de l'envie, ou le désir de se venger d'un affront, — que l'on pense à cette dernière heure, aux rapports qui existeront dans l'autre vie, et je réponds que toute idée de haine disparoîtra. La raison en est, qu'en changeant le lieu de la scène, nous détruisons tous ces rapports minutieux de l'égoïsme, qui nous déterminent d'ordinaire ; on aperçoit d'un coup-d'œil tous les objets sous leur vrai point de vue, l'illusion diparoît et la réalité reste.

2.º Bien des persónnes craignent beaucoup plus l'opération de la mort que la mort elle-même ; elles se font l'idée la plus extraordinaire de l'agonie, de la séparation violente de l'ame et du corps, etc. Mais tout ceci est absolument sans fondement ; personne n'a jamais senti la mort, et nous quittons le monde avec autant d'insensibilité que nous y sommes venus ; ainsi en cela même les extrêmes se touchent. Voici mes preuves : d'abord l'homme ne peut avoir aucun sentiment de la mort ; car mourir, c'est perdre le principe vital par lequel seul l'ame sent le corps ; ainsi à mesure que nous perdons le principe vital, nous perdons aussi la sensibilité et la connoissance ; et nous ne pouvons perdre la vie, sans perdre en même temps, ou même sans avoir déjà perdu le sentiment de la vie ; car il ne faut pour cela que des organes plus délicats. C'est aussi ce que prouve l'expérience : tous ceux qui, après avoir éprouvé le premier degré de la mort, ont été rappelés à la vie, assurent qu'ils n'ont éprouvé aucun sentiment de mort, mais qu'ils étoient sans forces et entièrement sans connoissance (*). Que les convulsions, le râle, les angoisses apparentes de la mort, que l'on voit dans quelques mourans, ne fassent aucune impression sur nous. Ces accidens ne sont effrayans que pour le spectateur, et non pour le mourant, qui n'en ressent rien. C'est comme si l'on vouloit juger des sensations intérieures d'un homme attaqué de l'épilepsie, par les convulsions horribles qu'il éprouve à l'extérieur. Il n'a aucune idée de tout ce qui nous cause une pareille angoisse.

3.° Qu'on regarde toujours la vie comme ce qu'elle est en effet, c'est-à-dire, comme un état mitoyen, (qui n'est pas encore notre dernier but, mais un moyen pour y arriver, ainsi que le prouve la multitude des imperfections auxquel-

(*) Un homme qui s'étoit pendu, et que l'on ressuscita, a dit qu'au moment où la corde s'étoit serrée il étoit tombé dans un état d'insensibilité complète ; que seulement il se rappeloit confusément d'avoir vu des éclairs et entendu un bruit sourd de cloches.

les elle est sujette , comme un temps de développement et de préparation , comme une partie de
notre existence qui nous sert de passage pour arriver à d'autres périodes.) Pourquoi tremblerions
nous donc à l'idée de réaliser ce passage , de
sortir de cet état mitoyen , de cette existence
problématique , incertaine , et qui n'est jamais
entièrement satisfaisante , pour en commencer une
autre plus parfaite ? C'est alors que nous pouvons tranquillement nous abandonner à l'Etre
souverain , qui nous avoit aussi sans notre participation placé sur ce théâtre , et attendre de
lui la décision de notre destinée à venir. — Celui
qui s'endort dans le sein de son père , doit-il
craindre le réveil ?

4.º Ce qui contribue aussi beaucoup à diminuer la crainte de la mort , c'est l'idée de ceux
qui nous ont précédés , de ces êtres encore chers
à nos cœurs , et qui semblent nous inviter à aller
les rejoindre dans ces régions dont notre vue bornée ne peut distinguer les délices.

CHAPITRE IX.

Oisiveté. — Inaction. — Ennui.

LE non usage de nos facultés peut aussi abréger
la vie ; parce qu'il entraîne aisément la détérioration des organes , des stagnations , le défaut de
raffinement des sucs , et une mauvaise restauration. La première destinée de l'homme et la plus
invariable est de manger son pain à la sueur de
son front. L'expérience confirme aussi parfaitement ce principe : le manger ne fait pas du bien

à celui qui mange sans avoir travaillé. Sans un certain rapport entre la restauration et la consomption intérieure, il n'y a ni santé, ni longue vie. L'expérience nous prouve encore que jamais oisif n'atteignit un âge très-avancé ; qu'au contraire, ceux qui ont vécu le plus long - temps sont ceux qui ont mené une vie très-active.

L'oisiveté de l'ame nuit à la durée de la vie ; je vais citer un moyen qui l'abrège, et que l'on ne s'attend pas à trouver ici, vu qu'il alonge tellement la vie en apparence, je veux parler de l'ennui. — Examinons attentivement les effets physiques qu'il produit, et nous verrons qu'il n'est nullement indifférent, mais qu'il peut avoir les suites les plus fâcheuses pour notre corps. Que remarque-t-on dans un homme qui s'ennuie ? Il commence par bâiller, ce qui annonce déjà une suspension de circulation du sang par les poumons ; par conséquent les facultés du cœur et des vaisseaux souffrent et agissent trop lentement. — Si le mal se prolonge, il en résulte des congestions, des stagnations dans le sang ; les organes de la digestion deviennent trop foibles et trop lents ; d'où résulte un relâchement, une mélancolie universelle, des vapeurs, enfin l'hypocondrie ; en un mot, toutes les fonctions se trouvent par-là affoiblies et troublées ; et je crois pouvoir avancer, qu'un état qui trouble les opérations du corps les plus essentielles, et qui affoiblit ses facultés les plus nobles, doit abréger la vie.

L'ennui est dangereux physiquement aussi bien que moralement. Weikard (*) cite l'exemple d'un

(*) Dans un ouvrage qui survivra surement à beaucoup de ceux de son siècle, et qui mérite bien d'être recommandé ici particulièrement : c'est le Médecin philosophe.

enfant né de parens fort pauvres, qui étoient obligés de travailler pour vivre ; il étoit donc destiné
à s'ennuyer dès sa naissance. Dans les commencemens ses parens le laissoient seul couché dans son
berceau, où il passoit son temps à regarder ses pieds
et ses mains ; devenu plus grand, on l'enfermoit
dans un poulailler, d'où il pouvoit regarder en
dehors par un petit trou. Qu'en résulta-t-il ? L'enfant en croissant resta imbécille, et avoit à peine
l'usage de la parole.

L'ennui produit encore des effets plus terribles.
Avec un penchant à la mélancolie il peut conduire
au suicide. Un auteur anglais avoit écrit contre
le suicide un ouvrage très-long et très-sec. Il
rencontra un jour un autre Anglais, sur le visage
duquel étoient empreints tous les symptômes de
la plus profonde tristesse. Où allez-vous, mon
ami, lui dit l'auteur ? Me jeter dans la Tamise.
—Oh, je vous en prie, retournez encore chez
vous, et lisez mon ouvrage sur le suicide. —Comment, répondit l'autre, c'est précisément ce livre
là qui m'a tellement ennuyé que je suis décidé à
m'aller noyer.

Mais, dira-t-on, quel est le préservatif contre
l'ennui ? Il nous suit au bal, au spectacle, aux
sociétés, aux promenades, enfin on ne peut l'éviter d'aucune manière. En effet, rien de tout cela
ne peut nous prémunir contre l'ennui ; il n'y a
qu'un moyen, quoiqu'il ne soit pas du goût de tout
le monde ; c'est un travail réglé.

CHAPITRE X.

Imagination trop exaltée. — Maladies imaginai-
res. — Sensibilité affectée.

L'IMAGINATION nous a été donnée pour assaisonner notre vie ; mais de même qu'il ne faut pas
faire d'un ingrédient physique un aliment ordinaire, aussi ne faut-il pas que notre vie morale
abuse de cet ingrédient moral. On exalte par-là
le sentiment de la vie, mais on augmente aussi
la vie intensive et la consomption, et on empêche
la restauration, comme le prouve la maigreur de
ceux qui ont une imagination ardente. D'ailleurs,
on dispose par-là le corps à des révolutions subites
et violentes qui peuvent être dangereuses pour
la vie ; la plus petite étincelle suffit pour produire dans une imagination trop exaltée la plus
violente explosion.—Que celui donc qui veut vivre
long-temps ne laisse pas à cette faculté de l'ame
prendre trop d'empire, et ne lui permette pas de
l'entretenir dans un état continuel d'exaltation ;
mais qu'il la fasse servir, selon sa destination, à
rendre plus brillans encore les beaux momens
de notre vie, à donner du piquant à ceux qui
sont sans intérêt, et de la gaieté à ceux qui sont
tristes.

Elle devient dangereuse pour la vie, lorsqu'elle
prend certaines directions, qui par leurs effets
secondaires nuisent doublement ; et je distingue
sur-tout les maladies imaginaires de la sensibilité
affectée.

Cette première maladie de l'imagination est sur-
tout

tout le partage des hypocondriaques ; elle provient souvent , dans ceux qui ne sont pas médecins , de la lecture trop multipliée d'ouvrages de médecine , qu'ils appliquent non à l'art même , comme le médecin , mais à eux-mêmes , et que , faute de connoissances suffisantes , ils interprètent souvent à contre sens ; nouvelle raison de se garantir alors de cette lecture. Je puis citer à ce sujet des exemples incroyables ; non-seulement j'ai vu des personnes qui ayant le nez très-droit s'étoient persuadé qu'elles l'avoient de travers ; qui , avec un ventre très-ordinaire , se croyoient fermement , très-dangereusement attaquées d'hydropisie ; mais encore j'ai vu une dame , à qui il suffisoit de parler avec attention d'un mal local , pour le lui faire naître sur le champ ; lui demandois-je des nouvelles de son mal de tête , ou de ses crampes au bras , ou de ses palpitations, et aussitôt elle souffroit ou du mal de tête , ou des crampes , ou des palpitations.

Tulpius cite l'exemple d'un homme qui avoit perdu la tête à force de lire des ouvrages de médecine et de chirurgie.

Monro a vu un homme qui étudioit la médecine sous Boerhaave , et qui étoit très-hypocondriaque. Toutes les fois qu'il assistoit aux cours de Boerhaave , il s'imaginoit avoir la maladie dont il étoit question. Ainsi c'étoit un commentaire vivant de médecine ; et à peine eut-il fini la moitié de ce cours fatiguant , qu'épuisé au moral et au physique , il fut obligé de renoncer entièrement à cette étude. — On a même vu un homme qui , persuadé qu'il étoit mort , seroit réellement mort de faim , si un de ses amis , en feignant d'être mort comme lui , ne lui eût persuadé qu'on mangeoit aussi dans l'autre monde.

N

Ces maladies imaginaires ont plus d'un inconvénient ; d'abord, elles entretiennent la crainte et la frayeur, d'où proviennent beaucoup de maladies; ensuite, on ne cesse de se purger, de se médicamenter le plus follement du monde, sans nécessité ; ce qui ruine souvent le corps plus promptement que la maladie elle-même ne l'eût fait.

La seconde maladie de l'imagination, est une sensibilité outrée ; les sentimens de romans, le délire de la tristesse, ne sont guère moins nuisibles. Peu importe que l'on soit témoin d'événemens tristes, ou que par les romans et ces excès de sensibilité on excite en soi les impressions de douleur que leur vue feroit naître ; ce dernier état est même plus nuisible encore, étant artificiel, il est par conséquent d'autant plus pénible, tandis que l'autre est naturel. Nous avons vu combien la tristesse nuit au principe vital ; que l'on juge d'après cela quel doit être l'effet destructeur d'une disposition de l'ame qui fait de la tristesse une compagne inséparable de la vie, qui fait qu'on ne jouit des plaisirs les plus purs que les yeux mouillés de larmes et le cœur navré de sentimens douloureux. Quelle doit être mortelle pour l'énergie et la gaieté cette tristesse ! Sans doute deux ans de tourmens de cœur semblables ne peuvent qu'abréger considérablement la vie.

CHAPITRE XI.

Poisons physiques et contagieux.

J'ENTENDS par-là toutes les substances qui, même lorsqu'elles ne sont qu'en petite quantité, produisent dans le corps humain des effets destructifs. Il y en a dans la nature un grand nombre et de différentes espèces ; elles opèrent avec violence ou sourdement, promptement ou lentement, à l'extérieur ou à l'intérieur, visiblement ou invisiblement, et elles sont sans contredit du nombre des ennemis de la vie les plus généraux et les plus dangereux.

Je crois donc qu'il importe à la culture de l'homme de savoir connoître et éviter ces poisons, vu que l'ignorance et l'inattention nous exposent à en être attaqués. La bête a, pour les reconnoître et les éviter, l'instinct, et l'homme a la raison et l'expérience ; mais on ne consulte pas, à beaucoup près, assez cette dernière. Mon but est d'exposer les notions les plus générales dont chacun a besoin pour se prémunir contre ces poisons.

C'est un préjugé très-fâcheux de ne regarder comme poison que ce que l'on prend par la bouche. Nous pouvons être empoisonnés par toutes les surfaces, par les parties extérieures et intérieures de notre corps, c'est-à-dire, toutes celles qui ont des nerfs et des vaisseaux aspirans ; comme la bouche et l'estomac, le rectum, toute la surface de la peau, les narines, les oreilles, les parties naturelles, les poumons (par l'air.) La seule différence qu'il y a, c'est que l'effet est prompt dans quelques parties et lent dans d'autres, et que chaque poison n'agit pas sur la même partie.

Je divise les poisons en deux classes, les physiques et les contagieux ; ceux-ci se distinguent en ce qu'ils se forment toujours dans un corps vivant, et qu'ils ont la vertu de se communiquer à d'autres corps.

Parmi les poisons physiques, les plus essentiels à connoître sont les suivans :

L'arsénic, l'orpiment, plus connu sous le nom de *mort aux rats*, le plus violent de tous. La plus petite dose (cinq ou six grains) suffit pour faire périr dans les plus cruelles souffrances, et très-promptement. Il y a une infinité d'exemples d'hommes qui se sont donné ainsi, par imprudence, la mort la plus cruelle. Aussi je crois qu'il vaudroit mieux le bannir de la société humaine, vu qu'il ne sert qu'à faire périr les souris et les rats. Du moins ne devroit-on en permettre la vente chez aucun épicier, dans aucune boutique où l'on vend en même temps du sucre, du café et d'autres comestibles. En attendant, je crois devoir faire attention aux moyens qui rendent très-facile l'empoisonnement par l'arsenic, et donner quelques avis à ce sujet. La méthode de s'en servir pour tuer les souris et autres bêtes, est le moyen qui entraîne le plus d'inconvéniens. Quand on pense à la grande quantité de personnes qui sont mortes de ce poison destiné aux rats, on devroit, ce semble, y renoncer. Les mesures les plus prudentes ne suffisent pas pour prévenir le mal. Je ne citerai que l'exemple suivant : Il y avoit du lait dans une cave, des rats vinrent en boire après avoir pris de l'arsenic, et empoisonnèrent le lait. Il vaut bien mieux se servir de la noix vomique, qui est beaucoup moins dangereuse pour les hommes , et est un poison très-violent pour les bêtes. Une autre manière d'empoisonner se fait par les couleurs mêlées d'arsenic. Les peintres de profession savent se mettre en garde contre ses effets ; mais les amateurs et les jeunes gens devroient être très-prudens en se servant de ces couleurs , et sur-tout se défaire de l'habitude de passer leur pinceau dans la bouche. Il en est de même des joujoux qui sont peints avec des couleurs mêlées d'arsenic , ce que l'on devroit défendre sévèrement. Je dois aussi avertir de se défier des remèdes que vendent les charlatans contre la fièvre intermittente ; ils ne contiennent presque autre chose que de l'arsenic ; il est vrai qu'ils enlèvent quelquefois la fièvre sur-le-champ ; mais aussi ils causent la consomption et ont les suites les plus funestes.

Un autre poison terrible est le plomb ; peut-être même est-il plus terrible encore , en ce qu'il agit plus sourdement , qu'il ne se manifeste pas sur-le-champ par des symptômes violens, et qu'on est souvent tout à fait empoisonné avant de s'en douter. Il y a donc différentes manières d'empoisonner, que le public ne connoît pas , et qu'il faut lui apprendre à distinguer. La première , c'est en avalant tous les jours avec les alimens et les boissons un peu de plomb , ce qui arrive quand on mange des mets cuits dans des vases d'étain , ou qui contiennent du plomb , ou qui sont mal étamés ; ou en buvant du vin falsifié avec du plomb , ce qui est aisé à reconnoître en faisant l'épreuve du vin de Hahnemann. C'est ainsi qu'après bien des années, un empoisonnement incurable s'annonce par les symptômes les plus terribles. — Une autre espèce d'empoisonnement, c'est le fard composé de plomb calciné. Tous les fards sont per-

nicieux, sur-tout les blancs, parce qu'ils contiennent presque tous du plomb calciné, et que ces
parties de plomb entrent dans notre corps par
la peau aussi bien que par l'estomac. Enfin, une
autre espèce d'empoisonnement par le plomb, c'est
le blanc de plomb, ou le vernis à l'huile dont on
revêt les chambres, quand il est encore frais. En
l'habitant trop tôt, on peut communiquer ce poison aux poumons, et devenir asthmatique et
poitrinaire. Les symptômes et effets de cet empoisonnement sont la colique, une selle dure et
peu abondante, des engourdissemens dans les
bras et même dans les pieds, enfin le dessèchement de tout le corps et la consomption.

Il en faut dire autant de toutes les préparations
de vif-argent, d'antimoine et de cuivre, qu'il
faut toutes considérer comme des poisons pernicieux, ce qui rend dangereuse la méthode de
faire cuire dans le cuivre. La plupart des sels
neutres eux-mêmes, pris en trop grande quantité
à la fois, et sans avoir été assez dissous dans
l'eau, peuvent devenir poisons. J'ai vu plusieurs
personnes qui, ayant pris une once ou une once et
demie de salpètre ou d'alun au lieu de sel de Glau-
ber, éprouvèrent tous les symptômes d'un empoisonnement très-violent, dont on eut beaucoup de
peine à arrêter les suites.

Le règne végétal contient une infinité de poisons qui tuent en étourdissant, comme l'opium,
la belladonna; d'autres par leur âcreté et en en-
flammant, tels que l'auréole et l'euphorbe. L'ignorance fait aussi commettre une foule d'erreurs :
combien de personnes ont pris, au lieu de persil,
de la ciguë pour leur salade; au lieu de panais, de
la jusquiame; de mauvais champignons pour des
bons, ou des grains de belladonna, de l'auréole, etc.

et se donnèrent la mort? On devroit par conséquent dans chaque école apprendre à tous les
élèves à connoître les plantes venimeuses qui croissent dans leur pays : et comme les bornes de cet
ouvrage ne me permettent pas d'entrer dans ce détail, je recommanderai ici un livre qui offre à ce
sujet les connoissances les plus exactes (*).

Les plantes venimeuses les plus dangereuses en
Allemagne, et qu'il est le plus indispensable de
connoître, sont, la belladonna, la ciguë (*cicuta*),
la jusquiame (*hyosciamus*), l'aconit (*aconitum*),
la digitale (*digitalis*), la morelle (*solanum*), le
tithymale (*esula*), les coques de Levant (*lolium
temulentum*), le garou (*daphne*), plusieurs espèces de renoncules (*ranunculus*), la laitue appe-
lée *lactuca virosa*, le laurier-cerise (*laurocerasus*);
enfin les amandes amères qui, comme on l'a découvert dernièrement, contiennent un poison
mortel, qui ne le cède nullement en activité à
celui du laurier-cerise.

L'air même dans lequel nous vivons peut être
empoisonné, ce qui produit sur nous tôt ou tard
un effet mortel. Je place également ici le poison
que nous communiquons nous-mêmes à l'air en
respirant. Des êtres vivans consument dans un certain temps tout l'air vital pur qui se trouve dans
un certain espace, et y font entrer un air impur
qui n'est pas bon à respirer. Une grande quantité
d'hommes renfermés dans un petit espace, peuvent, en peu de temps, en rendre l'air mortel (†).

(*) Plantes venimeuses d'Allemagne pour prévenir les accidens,
par Halle, avec des gravures enluminées, 2 vol. troisième édition.

(†) C'est ce que démontre l'exemple épouvantable de la caverne
noire de Calcuta, où sur cent quarante-six Anglais il en mourut en
moins de douze heures plus de cent vingt-trois, uniquement par le
poison de l'air. V. Zimmermann sur l'expérience.

N 4

Si le nombre est moins considérable, l'air, sans devenir mortel, devient pernicieux. On doit donc éviter avec soin les lieux où les hommes sont entassés ainsi en masse, sur-tout ceux qui ne sont pas assez élevés, ou dans lesquels le courant d'air n'est pas assez fort. C'est ce qui arrive le plus souvent dans les salles de spectacles. Un des indices les plus certains de cet empoisonnement de l'air, c'est quand les lumières n'éclairent plus, ou s'éteignent d'elles-mêmes. L'air devient pernicieux à la vie dans la même proportion, le feu et la vie ayant besoin de la même quantité pour subsister. Celui qui n'ouvre jamais sa salle ou sa chambre à coucher, s'empoisonne aussi lentement. C'est ainsi qu'une grande quantité de lumières allumées dans une chambre fermée empoisonne peu à peu l'air; des charbons ardens produisent le même effet, et lorsqu'on s'endort, on court risque de la vie. Si on y met pendant la nuit une grande quantité de plantes, elles empoisonnent aussi l'air, tandis qu'en plein jour et au soleil elles le purifient. L'exhalaison de substances corrompues produit le même effet, et même celles des fleurs à odeur forte dans une chambre fermée communiquent à l'air des propriétés nuisibles et même mortelles ; aussi n'est-il jamais prudent de tenir dans sa chambre à coucher des orangers, des narcisses, des roses et autres fleurs à odeur forte.

Mais une classe bien plus dangereuse encore, et plus nécessaire à connoître, c'est celle des poisons contagieux, et je demande ici une attention particulière. On peut connoître les poisons physiques ; il y a des livres qui apprennent à les distinguer et à les éviter. Il n'en est pas ainsi des poisons contagieux ; on leur a donné, pour ainsi dire, le droit de bourgeoisie, comme à des maux nécessaires ; on ne les connoît point comme poisons, mais comme cause des maladies qu'ils occasionent ; on empoisonne et on est empoisonné ; c'est un échange effroyable que l'on fait chaque jour, à chaque heure, sans que l'on s'en doute. Les poisons physiques sont, comme de raison, soumis à la police ; l'état est chargé de les écarter ou de les arrêter, et l'on traite comme un criminel celui qui les communique à un autre avec connoissance de cause ; au lieu qu'il n'y a ni police, ni loi sur les poisons contagieux qui continuent à exercer leurs ravages parmi nous ; le mari, la femme, le fils s'empoisonnent réciproquement, et personne n'y fait attention. — Enfin, les physiques ne nuisent qu'à l'individu qui en est attaqué, tandis que les contagieux ont la faculté de se reproduire dans chaque être vivant ; non-seulement ils nuisent à celui qui est empoisonné, mais celui-ci devient par là une nouvelle source de poisons qui infectent des cantons entiers.

Je pourrois citer ici les tristes exemples d'hommes empoisonnés de la sorte uniquement par ignorance, d'autres qui empoisonnèrent leurs meilleurs amis, parce qu'ils ne connoissoient pas cette espèce de poisons et la manière dont ils se communiquent. Cette connoissance me paroît si importante et si peu répandue, que je saisis avec empressement l'occasion de publier quelques renseignemens à cet égard.

Les poisons contagieux sont ceux qui ne prennent naissance que dans un corps vivant, et qui possèdent la vertu de se reproduire dans le corps auquel ils ont été communiqués, et occasionent les mêmes maladies et les mêmes suites fâcheuses que dans celui où ils avoient pris naissance. Chaque classe d'animaux a ses poisons particuliers et qui n'agissent point sur d'autres. Par exemple, l'homme a les siens qui n'ont aucun effet sur les animaux, comme le mal vénérien, la petite vérole; et les animaux ont les leurs qui n'agissent point sur l'homme, tels que la peste des bêtes à cornes, la morve des chevaux. Je n'en connois qu'un qui soit commun aux hommes et aux animaux, c'est la rage. On les nomme aussi contagions, miasmes.

Ce qu'il y a de remarquable, c'est que les uns ne peuvent se reproduire sans contagion extérieure, comme le mal vénérien, la petite vérole, la rougeole, la peste, la lèpre, tandis que d'autres peuvent reparoître sans contagion, ensuite des changemens et des corruptions arrivées dans la partie animale, comme le miasme de la galle, de la pourriture, de la phthisie, etc. Aussi a-t-on souvent demandé d'où venoient les poisons de la première classe; cette question n'est pas aisée à résoudre. Toutefois l'analogie de la dernière classe nous permet de supposer qu'ils ont pris naissance dans le corps humain, mais par une concurrence de circonstances intérieures et extérieures si extraordinaires, qu'il faut des siècles pour la renouveler. Il en résulte que ces poisons qui ne peuvent se reproduire que dans un corps vivant, peuvent aussi cesser, dès que le hasard ou des mesures prises en conséquence leur enlèveront la possibilité de se reproduire; idée consolante, qui nous fait espérer de les voir finir, ou du moins chassés de quelques pays; idée d'autant mieux fondée, que nous voyons certains poisons, autrefois très-communs parmi les hommes, et qui maintenant sont détruits parmi les nations policées, comme la peste et la lèpre. Mais en revanche, on est aussi fondé à avancer qu'une nouvelle concurrence de circonstances et de corruptions

peut reproduire dans les corps animés de nouveaux poisons de cette espèce, dont le monde n'aura
pas eu d'idée auparavant.

Mais pour que ces espèces de poisons puissent
agir, (il en est de même de tout autre) il ne suffit
pas qu'ils soient communiqués, il faut de plus que
le corps ait une disposition à les recevoir. Ce qui
fait qu'il y a des hommes qui sont empoisonnés
très-aisément, d'autres très-difficilement, d'autres
qui ne peuvent pas l'être du tout, que quelques-
uns de ces poisons n'agissent qu'une fois sur nous,
parce qu'un seul empoisonnement détruit pour toujours la susceptibilité d'être empoisonné, ce que
nous voyons dans la petite vérole et dans la rougeole.

Le poison se communique en apparence de différentes manières ; cependant on peut poser pour
principe, que le poison ne peut se communiquer
sans un attouchement immédiat du poison lui-
même. Toutefois il faut bien entendre ce principe ;
cet attouchement immédiat peut venir du corps du
malade comme d'un autre corps auquel le poison
s'est attaché ou identifié, tel que des parties séparées du corps du malade, des excrétions, des vêtemens, des meubles, etc. Il n'y a que très-peu de
poisons de cette espèce qui aient la vertu de se
dissoudre dans l'air, comme celui de la petite vérole, de la rougeole, de la fièvre putride ; mais
cette dissolution de l'air n'est empoisonnée qu'autour du malade, ou, ce qui revient au même, il
n'y a que l'atmosphère du malade qui soit contagieux. Mais si elle est mêlée et raréfiée par l'affluence d'un autre air, alors il arrivera ce qui
arrive dans chaque dissolution de poison, (par
exemple, le sublimé) elle cesse d'être empoisonnée, c'est-à-dire, que le poison ne peut plus être
répandu par l'air.

Mon principal but ici, est de mettre le public non médecin à portée d'éviter ces poisons, ou, ce qui ne peut être indifférent à toute ame honnête, de prévenir du moins la communication du poison. Je vais donc donner ici quelques règles générales, à l'aide desquelles on puisse se prémunir contre la contagion, et je donnerai la liste des poisons de cette espèce les plus fréquens chez nous, en y joignant les moyens de les reconnoître et de les éviter.

Voici les meilleures règles pour se garantir de la contagion de toutes sortes de poisons :

1.º Observer la plus grande propreté, car c'est par la surface extérieure que nous sont communiqués la plupart des poisons ; et il est prouvé qu'on peut, par ce moyen, se délivrer d'un poison qui nous a déjà été communiqué avant qu'il se soit entièrement identifié à notre nature. Il faut se laver souvent, se baigner, se laver la bouche, se peigner exactement, et changer souvent de linge, d'habits, et de draps.

2.º Renouveler souvent l'air de la chambre, s'exposer au grand air, et faire beaucoup d'exercices de corps ; c'est par là que l'on conserve l'évaporation et l'activité vitale de la peau, et plus celle-ci est en activité, et moins on a à craindre la contagion.

3.º Entretenir l'ame dans un état continuel de sérénité et de fermeté. C'est cette disposition de l'ame qui conserve le mieux la réaction du corps, l'évaporation libre et la tendance des sucs à l'extérieur, ce qui contribue beaucoup à arrêter les contagions. C'est sur-tout par rapport aux fièvres putrides qu'il faut observer cette règle, aussi l'usage du vin est-il alors très-bon.

4.º Eviter de toucher les personnes dont on ne

connoît pas parfaitement la santé, sur-tout dans les parties qui n'ont point d'épiderme, ou qui n'en ont qu'une très-fine : telles sont les plaies, les lèvres, les mamelons, les parties n turelles par où le poison se communique le plus aisément. Il en est de même des substances qui auront servi peu auparavant à recevoir des parties ou excrétions d'un homme, tels sont, des verres, des chemises, vestes, gants, etc. comme aussi des pipes, des selles, etc.

5.º De ne jamais sortir à jeun quand il règne dans l'endroit des maladies contagieuses, parce que c'est alors que le poison se communique le plus aisément; mais de prendre toujours quelque chose auparavant, ou de fumer une pipe quand on en a l'habitude.

Passons maintenant aux poisons contagieux qui se communiquent d'individu à individu.

1.º *Le mal vénérien.*

Plaignons le sort des derniers siècles, où ce poison fut apporté pour la première fois et répandu parmi nous ! Quelles tristes réflexions ses progrès ne font-ils point faire à l'ami de l'humanité ! Que sont les poisons les plus mortels par rapport à l'humanité, en comparaison du mal vénérien ? Ce poison affreux qui seul empoisonne les sources de la vie, change en amertumes les plus douces jouissances de l'amour, immole et corrompt l'humanité dans le germe, et agit par conséquent sur la génération à venir ; qui trouble le bonheur domestique, divise les pères et les enfans, les époux, en un mot, qui dissout les liens les plus sacrés de l'humanité. Ajoutez à cela qu'il est de la classe des poisons lents, et qu'il ne se manifeste pas toujours par des symptômes frappans. On est souvent entiè-

rement empoisonné sans le savoir, parce qu'on
le laisse communément s'enraciner profondément
avant d'employer les remèdes nécessaires, et que
l'on s'expose à en empoisonner d'autres sans le
savoir. Aussi n'est-on presque jamais sûr d'être
guéri radicalement, et on est obligé de passer sa
vie dans cette incertitude mortelle. Et quand le
mal a fait tous ses progrès, quels ravages ne
cause-t-il pas dans le corps de l'homme ! Les ulcères les plus affreux couvrent tout le corps, les os
sont rongés, des membres entiers sont paralysés,
les cartilages du nez et du palais sont perdus, et
avec eux se perd la beauté des traits et de l'organe ;
les douleurs les plus épouvantables dans la moelle
des os tourmentent le malheureux, sur-tout pendant la nuit, et font du temps du repos celui de
la torture la plus horrible.

En un mot, le mal vénérien réunit tout ce
qu'un poison peut avoir de douloureux, de dégoûtant, d'opiniâtre et d'épouvantable ; et nous
en plaisantons, nous lui donnons le nom agréable de maladie galante, nous négligeons, de même
que dans les rhumes en général comme en particulier, d'employer à temps les remèdes convenables. Personne ne pense à arrêter les progrès de
cette peste contagieuse ; et mon cœur saigne, quand
je pense que les habitans de la campagne, jadis si
sains et si robustes, faits, à proprement parler, pour
conserver une race d'hommes vigoureux, commencent dans nos cantons, où jadis on ne le connoissoit pas même de nom, à en être attaqués par
le commerce des villes ; quand je vois des villes où
ce mal étoit très-rare il y a vingt ans, et où il est
maintenant devenu général ; d'autres où il est
prouvé que les deux tiers des habitans en sont
atteints ; — quand je jette les regards sur l'avenir,

et que je vois, qu'en continuant d'agir sans obstacles, il finira par infecter même les familles les plus respectables par le moyen des nourrices, des gouvernantes, etc. — Quand je vois, comme cela m'est arrivé encore nouvellement, les personnes les plus vertueuses, les plus respectables par leurs mœurs et par leur conduite, en être attaquées, sans débauches et sans le savoir; quand je vois qu'il pénètre jusque dans l'asile même de l'innocence (*) !

Il est temps enfin d'arrêter ce mal contagieux,

(*) Qu'on me permette de citer entre mille un exemple dont je fus témoin dernièrement, et qui est une preuve terrible des malheurs infinis que peut produire une cause à laquelle on fait si peu d'attention. Dans un village éloigné des villes, et où l'on ne connoissoit point encore les maux vénériens, vivoit un père de famille avec sa femme et quatre enfans, au sein du bonheur et de la simplicité, et du produit d'un petit bien. Il va un jour dans la ville la plus proche pour y vendre quelques denrées. Il trouve à s'en défaire heureusement; dans le transport de la joie il s'oublie en buvant, l'ivresse le porte à céder aux invitations d'une fille de mauvaise vie, et il se trouve, sans le savoir, atteint du poison contagieux. Il revient, et le communique à sa femme et à ses enfans. Ces infortunés ne connoissant point ce mal, ne font rien pour se guérir; en peu de temps leur embonpoint, leur santé disparoissent, et ils ressemblent à des spectres ambulans. On en est instruit, tout le village les fuit. Dans beaucoup d'endroits à la campagne on craint et on traite cette maladie comme la peste. On en fait le rapport chez le bailli. Celui-ci se croit obligé de les faire guérir. Le Chirurgien de l'endroit se charge de cette cure, sans connoître la maladie. Ces malheureux passent un an à cracher, à se purger, à suer sans être guéris; le désordre se met dans le ménage, les profits cessent, et les frais considérables du traitement qu'ils avoient à payer engagent le Bailli à mettre en vente la maison et le bien; le père désespéré prend la fuite, et laisse sa femme dans la mendicité, réduite ainsi que ses enfans à l'état le plus déplorable. Personne ne s'inquiéta d'elle. Après avoir passé huit ans dans la plus affreuse misère, elle vint à Jéna dans l'établissement pour les malades, pour chercher un remède contre le mal honteux, qui loin d'être déraciné, lui causoit encore toutes les nuits dans les os des douleurs effroyables. — Vous l'entendez, vous qui vous faites un jeu de ce poison, et qui ne vous faites aucun scrupule de vous exposer à en être infecté, et à le communiquer à d'autres. Telles peuvent être les suites d'une débauche

et je ne vois pas d'autre moyen que d'opérer une réforme dans les mœurs de la première classe sur-tout, de faire de sages règlemens de police pour la santé, et d'instruire le peuple sur la nature du poison, ses dangers, et les moyens de le reconnoître et de s'en garantir. Laissons les premiers articles à la sagesse des autorités constituées, qui j'espère ne tarderont pas à s'occuper sérieusement de cet objet, et occupons nous du second.

Signes auxquels on reconnoît si l'on est attaqué du mal :

1.º Quand on a touché peu auparavant une autre personne, ou quelque chose qui contienne des parties animales avec des parties qui n'ont que peu ou point d'épiderme.

2.º Quand plus ou moins long-temps après (ordinairement dans l'espace d'un mois) on voit à un ou plusieurs endroits les maux suivans : de petits ulcères, qui ont l'air venimeux et ne guérissent point, des verrues et autres petites excroissances de chair, des inflammations, un écoulement de glaires, si c'est une partie qui rende des glaires ; des enflures, des douleurs et un endurcissement des glandes auprès de la partie attaquée. Ces symptômes prouvent que l'on est déjà empoisonné, quoique ce ne soit que localement ; toutefois on doit se mettre sur le champ entre les mains d'un médecin habile, et non entre celles d'un charlatan, afin que le mal puisse être étouffé, avant de passer dans la masse du sang, et d'empoisonner le corps entier.

d'un moment. Telles sont, vues de près, ces maladies nommées maladies galantes.

3.º Mais

3.º Mais quand les glandes des extrémités enflent, quand il paroît des boutons de différente grosseur, des ulcères ou des verrues, que l'on ressent des douleurs au palais ou à la luette, que les yeux s'enflamment, que le front se couvre de petits boutons rouges ou dartreux; alors il est certain que le poison a pénétré dans tout le corps.

Les règles nécessaires pour s'en garantir peuvent se réduire aux suivantes :

1.º Éviter d'avoir commerce avec une personne du sexe, de la santé de laquelle vous n'êtes pas parfaitement sûr; et comme on peut être atteint du mal, sans qu'il se manifeste à l'extérieur, il résulte de-là qu'il n'y a jamais de sureté, et que le seul préservatif est d'éviter tout commerce illégitime avec une personne du sexe.

2.º Ne jamais baiser personne sur la bouche, sans la connoître; aussi est-il très-imprudent de faire du baiser, ce qui est si ordinaire, une honnêteté reçue; et je ne puis voir sans horreur de jolis enfans caressés au milieu de la rue par tous les passans; ce qui devroit être expressément défendu.

3.º Ne jamais coucher avec quelqu'un que l'on ne connoît pas.

4.º Ne se servir jamais d'une chemise, des vêtemens et des draps qui ont servi à quelqu'un que l'on ne connoît pas; c'est pourquoi dans les auberges il faut ou faire mettre devant soi des draps blancs dans son lit, ou se coucher dessus tout habillé.

5.º Ne jamais mettre dans sa bouche ce qui a été dans celle d'un autre, comme pipes, instrumens à vent, et verres, cuillers, etc. (*).

(*) On ne devroit jamais faire usage des pipes qui ont déjà servi, surtout dans les lieux où le mal vénérien est fréquent. J'ai eu, il n'y a pas long-temps, à traiter un ulcère vénérien très-dangereux dans la bouche, et qui provenoit d'une pipe.

6.º Éviter dans les privés de toucher avec les parties naturelles l'endroit qui peut avoir été touché par celles d'un autre. Il faut employer la même précaution pour les seringues et autres meubles.

7.º Le poison se communique très-aisément par les mamelles, ce qui mérite la plus grande attention ; une nourrice qui en est atteinte peut empoisonner l'enfant, et réciproquement. Quelle attention ne devroit-on pas avoir sur-tout dans les grandes villes, à visiter scrupuleusement les nourrices ! Stoll, sur quarante qui s'étoient présentées un jour pour nourrir, n'en trouva qu'une parfaitement saine. — Il faut aussi faire attention aux femmes que l'on prend dans quelques endroits pour sucer le lait ; si elles sont attaquées du mal, elles peuvent le communiquer à la personne dont elles sucent le lait ; et l'on a plusieurs exemples de femmes de cette espèce, qui l'ont communiqué à beaucoup de mères sages et vertueuses.

8.º Il faut dans l'accouchement beaucoup de précaution, non-seulement pour l'accoucheur qui ayant une petite blessure à la main, peut recevoir le poison de la femme ; mais aussi pour celle-ci à qui l'accoucheur peut le communiquer, s'il a des maux vénériens aux mains.

II. *Le Poison de la petite Vérole et de la Rougeole.*

Ces deux poisons se distinguent en ce qu'ils occasionent toujours de la fièvre et une enflure de peau ; le premier, des pustules qui supurent ; le second, de petites taches rouges ; et en ce qu'ils ne peuvent agir comme poison qu'une seule fois sur le même sujet.

Il est aisé de se garantir de ces poisons ; en évitant de les toucher, c'est-à-dire, de toucher le malade ou ses excrétions, ou ce qu'il a touché, ou de respirer le même air. Car depuis long-temps on regarde comme une erreur que la petite vérole puisse se communiquer par l'air à une certaine distance. — Il est donc évident que ces deux maladies ne sont pas nécessaires à l'homme, que l'on peut les éviter, et que l'on parviendroit par-là à les éloigner absolument, ce qui est déjà arrivé dans quelques pays (*). Cependant, comme on n'a guère lieu d'espérer l'accomplissement de ce vœu, tant que l'on ne sera pas persuadé de la grandeur d'un pareil bienfait, et qu'il y a même des médecins qui ne sont pas de cet avis, nous ne pouvons qu'adoucir, autant que possible, ce poison, lequel nous sommes obligés maintenant de regarder comme un mal nécessaire ; le seul moyen d'y parvenir est,

---

(*) On ne peut que donner les plus grands éloges aux efforts que fait le respectable Junker, professeur de Halle, pour réaliser ce grand projet, qui deviendra sans doute plus susceptible d'exécution. Je crois à la vérité que l'empire des lumières et de la moralité n'est pas assez puissant parmi les hommes pour rendre cette exécution générale, et elle ne peut cependant produire des résultats bienfaisans, sans être générale, du moins parmi les nations les plus policées de l'Europe. Peut-être aussi faudra-t-il plusieurs centaines d'années pour amener ce degré de sagesse et de perfection. Cependant ceci n'est point une raison suffisante pour s'opposer au projet en question, comme quelques-uns le prétendent ; au contraire, afin qu'il puisse mûrir et se réaliser un jour, nous devons en préparer les voies, et quiconque s'en occupera a autant de droits à la reconnoissance de l'humanité, que celui qui le mettra un jour à exécution, ce qu'il n'auroit pu faire sans le secours de ses prédécesseurs. Ce qu'il y a de plus intéressant sur ce sujet se trouve dans les archives contre la petite vérole, et dans les idées pour la destruction de la petite vérole, par Junker. On peut aussi consulter mon traité intitulé : *Espérance de voir bientôt la petite Vérole exterminée.* Tout le secret consiste à isoler le malade, c'est-à-dire, à l'éloigner du commerce des hommes qui n'ont point eu cette maladie. Par ce moyen le germe disparoîtra dans chaque endroit ; et si on l'observoit dans toute l'Europe policée, il est aisé de voir que dans quatre ans il n'y auroit plus ni personnes atteintes de la petite vérole, ni germe de petite vérole ; puisqu'il n'y a, comme on sait, que les hommes qui le communiquent. Ainsi disparoîtroit de lui-même ce germe, comme on voit s'éteindre un feu qui n'est point entretenu par des matières combustibles.

O 2

d'après toutes les expériences, la communication artificielle ou l'inoculation.

3.º *Le poison de la gale.*

J'entends par là le principe qui se communique par un objet qui en est atteint à un homme bien portant ; nous n'examinons point ici si cette matière est animée ou inanimée.

Ce poison ne se communique que par un attouchement immédiat et considérable, et jamais par l'air. Ainsi, on s'en garantira en évitant de toucher des personnes qui en sont atteintes, ou ce qu'elles ont porté. Les meilleurs moyens pour s'en garantir sont, d'avoir toujours des vêtemens propres, de respirer un air pur, de se laver et baigner souvent, ce qui fait que les personnes propres et dans les premières classes y sont moins sujettes. Si l'on est obligé de vivre avec des personnes qui en sont atteintes, et qu'on ne puisse en éviter l'attouchement, alors il faut avoir soin de se laver souvent les mains et le visage avec de l'eau dans laquelle on fait dissoudre sur deux livres d'eau une once de sel et une demi-once de salpêtre.

4.º *Le poison de la fièvre putride.*

Le poison de cette maladie peut provenir de toutes les fièvres putrides, et se communiquer non-seulement par l'attouchement, mais par l'air dans lequel respire le malade. Ainsi il faut, autant que possible, éviter avec soin d'approcher le malade. Si on ne peut s'en dispenser, il faut observer ce qui suit : ne point avaler sa salive, tant que l'on est auprès du malade ; se placer de manière à ne point respirer son haleine ; ne point le toucher ; ne point aller chez lui en habits fourrés ou en gros habits de laine, parce que l'exhalaison du poison s'y conserve plus long-temps ; changer d'habits ; se laver la bouche et les mains , dès qu'on est sorti de la chambre ; et même tenir , pendant qu'on est auprès de lui , devant son nez et sa bouche , une éponge imbibée de vinaigre , ou fumer.

Ce poison toutefois ne provient en grande partie que de l'ignorance et des préjugés des hommes ; chaque fièvre peut devenir fièvre putride ; et je vais à ce sujet donner quelques avis. On est exposé à cet inconvénient , en mettant ensemble une grande quantité de malades , (ce qui fait que dans les hôpitaux , dans les prisons , et sur les vaisseaux, les plus petites fièvres se changent en fièvres putrides) en ne renouvelant pas l'air dans la chambre du malade ; en couvrant le malade de lits de plumes , et en faisant beaucoup de feu dans sa chambre ; en lui donnant dès le commencement des bouillons fortifians , du vin , de l'eau-de-vie , de la viande ; en ne le tenant pas assez proprement ; en négligeant de le purger , et d'appeler un médecin à temps. Voilà comment la fièvre la plus légère peut se changer en fièvre putride ; ou , ce qui vient au même , comment le poison de la corruption naît dans la chambre d'un malade , et en sort pour empoisonner souvent des villes entières.

5.° *Le poison de la rage.*

Le poison de cette maladie provient d'hommes ou d'animaux hydrophobes ; il est sur-tout mêlé avec la salive , et ne peut jamais se communiquer par l'air ; mais par une blessure , comme par la morsure , ou par les parties qui n'ont qu'une épiderme très-mince , comme les lèvres , les parties naturelles. Pour l'éviter , il faut sur-tout observer trois choses ; ne point avoir de chiens inutiles , car plus on en a , et plus ce poison naît aisément ;

leur donner souvent à boire ; les laisser s'accoupler, et ne jamais les faire passer trop promptement du chaud au froid , et réciproquement ; observer et tenir à l'écart un chien dès qu'il refuse de boire et qu'il a des symptômes extraordinaires , comme de ne point reconnoître son maître , d'avoir la voix enrouée ; enfin d'éviter la rencontre de celui qui a mauvaise mine (*).

L'effet de ce poison affreux est que , tôt ou tard , on devient hydrophobe , et que l'on meurt au milieu des convulsions les plus horribles. Aussi est-il fort heureux que l'on ait découvert, à force d'expériences , que ce poison, même après avoir été communiqué par une morsure, séjourne souvent pendant long-temps dans la place touchée avant de passer dans le reste du corps. Ainsi , même après l'empoisonnement , on peut s'en délivrer et se garantir de la rage à l'aide des mesures suivantes : il faut bassiner sur le champ la plaie avec de l'eau et du sel , y appliquer des ventouses , et répéter les incisions et les ventouses jusqu'à ce qu'il ne sorte plus de sang ; ensuite on la brûle avec un fer ardent ou avec de la poudre à tirer, et on l'entretient pendant sept ou huit semaines dans un état de suppuration considérable. On prend en même temps de la belladonna , le remède le plus sûr , pour l'emploi duquel il faut toutefois consulter un médecin.

6.º *Autres poisons accidentels.*

Il y a encore des poisons contagieux , qui ne le sont pas toujours , mais seulement dans cer-

---

(*) Les signes les plus reconnoissables d'un chien enragé sont les oreilles et la queue pendantes, les yeux chassieux, la tête baissée , et une marche en droite ligne. On en trouve un portrait fort exact dans l'Ami de la Santé de Hahnemann , première partie.

taines occasions et dans certaines maladies. Ces
maladies sont le scorbut, le cancer, la fièvre écar-
late, la teigne, la dyssenterie, la phthisie, la
goutte, le pourpre. Elles ne sont pas toujours
contagieuses, mais elles peuvent le devenir, quand
elles prennent un certain degré de malignité, ou
lorsqu'il s'y joint de la corruption ; alors il faut
observer les mesures les plus circonspectes, et
éviter du moins d'approcher de trop près ceux qui
en sont atteints, c'est-à-dire de demeurer, de se
coucher avec eux, de porter leurs vêtemens, etc.

CHAPITRE XII.

La vieillesse. — Inoculation prématurée de la vieillesse.

LA vieillesse est de toutes les causes qui abrègent la vie la plus inévitable. C'est, comme Shakespeare l'appelle, un voleur caché, c'est la suite inévitable de la vie elle-même ; car le procédé même de la vie doit rendre insensiblement nos fibres plus sèches, nos sucs plus âpres et plus rares, rétrécir les vaisseaux, mettre les organes hors d'usage, et laisser prendre le dessus aux parties terreuses, qui opèrent infailliblement notre destruction. *

Ainsi on ne peut la prévenir entièrement ; il s'agit seulement de savoir s'il est en notre pouvoir de la hâter ou de la retarder. Il n'est malheureusement que trop vrai qu'on peut accélérer la vieillesse, et précipiter la succession des périodes de la vie. Les derniers temps nous en offrent une foule d'exemples. Nous voyons maintenant, sur-tout dans les grandes villes, des jeunes gens qui entrent à huit ans dans l'âge de puberté, qui ont atteint à seize leur dernier degré de développement, et qui à vingt ans ont à combattre toutes les infirmités qui prouvent la décadence, et offrent à trente ans l'image la plus parfaite d'un vieillard décrépit, les rides, le dessèchement et la roideur des jointures, le dos voûté, l'affoiblissement de la vue et de la mémoire, les cheveux gris, une voix foible, grêle et tremblante. J'ai moi-même ouvert un jeune vieillard qui étoit dans ce cas ; à peine âgé de quarante ans, il avoit les cheveux entièrement gris, et les cartilages des côtes déjà tout à fait ossifiés, ce qui n'arrive ordinairement que dans la vieillesse la plus avancée; c'est ainsi que l'on peut dans notre climat obtenir l'influence que le climat chaud a sur notre constitution, qui est d'accélérer les périodes de développement et la vieillesse.

Disons donc un mot de l'art de s'inoculer la vieillesse dans la jeunesse. Il suffit pour cela de se débarrasser le plutôt possible des principes et sucs vitaux, et de donner aux fibres le degré de dureté, de roideur et d'inflexibilité qui caractérise la vieillesse.

Voici les moyens d'y parvenir; leur exposition peut être utile, en ce qu'elle contient en même temps les moyens qui procurent une jeunesse de longue durée; il suffit de prendre précisément le contraire en tout.

1.º Chercher à accélérer autant que possible l'âge de puberté au moral et au physique, et d'exercer le plus qu'on peut les facultés de la génération.

2.º Commencer de bonne heure à faire les exercices les plus fatiguans, comme de courir pendant plusieurs jours de suite la poste à franc étriers, de danser pendant long-temps sans se reposer, de passer des nuits sans dormir et de s'interdire toute espèce de repos; tout ceci a le double avantage d'épuiser très-promptement les facultés vitales, et de donner de la dureté et de la roideur aux fibres. C'est sur-tout pour les femmes, que la danse est un moyen très-ordinaire de se ruiner la santé. Combien de fois n'ai-je pas déjà vu cet exercice, lorsqu'il étoit pris avec excès, faire périr en peu d'années la fleur de la jeunesse la plus brillante, dessécher la peau et la rendre mal propre? Ces considérations ne devroient-elles pas contribuer à modérer la passion de la danse ? Et les avantages qui en résultent ne valent-ils pas bien le sacrifice d'un moment de jouissance ?

3.º Boire assidument du vin et des liqueurs, ce qui est un des plus sûrs moyens de dessécher et de rétrécir le corps.

4.º Toutes les passions violentes produisent le même effet, et augmentent l'influence des boissons fortes.

5.º Le chagrin, les soucis et la crainte sont très-propres à accélérer les symptômes de la vieillesse. On a vu des hommes dont les cheveux étoient devenus gris pour avoir passé une nuit au milieu des angoisses les plus fortes. — On croiroit qu'il faudroit des causes réelles pour exciter des sensations aussi violentes ; mais il y a des hommes qui possèdent l'art de se créer des sujets de chagrin quand ils n'en ont aucun de réel, de voir tous les objets sous le point de vue le plus défavorable, de soupçonner tout le monde ; et de voir dans les événemens les plus insignifians mille sujets d'inquiétudes.

6.º Enfin, il faut ranger ici un système que l'on pousse à l'excès et que l'on n'entend pas, c'est d'endurcir par le froid, par des bains très-fréquens et très-longs à l'eau de glace, etc. Il n'y a pas de meilleur moyen pour accélérer la vieillesse.

Non content de parvenir à la vieillesse à un âge auquel nos ancêtres étoient dans la force de la jeunesse, on est encore allé plus loin ; on a trouvé l'art de faire venir au monde les enfans comme vieillards. J'en ai vu quelques exemples, couverts de rides et avec les caractères les mieux prononcés de la vieillesse ; ils paroissent sur le théâtre du monde, et après y avoir passé quinze jours au milieu des cris et des souffrances, ils terminent leur vie de vieillard, ou plutôt ils la commencent par la fin. Je tire le rideau sur ces résultats effroyables des débauches des parens, que l'on peut regarder comme les péchés personnifiés de ces derniers.

SECONDE SECTION.

Moyens qui prolongent la vie.

CHAPITRE PREMIER.

Une naissance heureuse quant au physique.

QUAND on considère les bases d'une longue vie et les qualités qu'elle exige, on voit que tout dépend sur-tout de la masse dont nous avons été formés, de la portion de facultés vitales que nous avons reçue alors, et de la constitution foible ou durable, ainsi que de la vigueur ou de la fragilité des organes de la vie dont les bases furent alors posées, enfin de la bonne santé de nos parens, et du moment auquel nous reçûmes l'être ; et sous ce rapport, être bien né est un bonheur que l'on devroit souhaiter à tout le monde. C'est un des plus grands avantages possibles, quoiqu'on ne sache pas l'apprécier, et un moyen de prolonger la vie que nous ne pouvons nous procurer à nous-mêmes, mais que nous sommes obligés de donner aux autres.

Il y a ici trois choses essentielles à observer, la santé des parens, le moment de l'acte de la génération , et le temps de la grossesse.

1.º La santé et le fonds de vie des parens. — Ce qui prouve combien ce point est essentiel, c'est que l'on a vu des familles entières qui sembloient avoir le privilége de la vieillesse, comme la famille de Parre, dont nous avons parlé, et dont le père et les enfans atteignirent un âge très-avancé. La vieillesse des parens fait aussi présumer que les enfans vivront long-temps; aussi quiconque veut avoir des enfans devroit, autant que possible, chercher à ménager et conserver ses facultés vitales. Nous sommes l'image de nos parens, non-seulement pour les formes extérieures, mais aussi pour certaines foiblesses et certains défauts des parties intérieures. On peut même communiquer par ce moyen la disposition à de certaines maladies qui dépendent de la conformation et constitution, telles que la goutte, la pierre, la phthisie, les hémorroïdes. L'expérience m'a prouvé souvent qu'un affoiblissement considérable des facultés de la génération par les débauches des sens, (ou peut-être le mal vénérien lui-même modifié) communique aux enfans une foiblesse réelle dans le système des glandes et dans celui de la lymphe qui dégénère en écrouelles, ce qui fait que cette maladie se déclare souvent dans les premiers mois, et même au moment de la naissance. — Une trop grande jeunesse ou un âge trop avancé dans les parens nuit également à la durée de la vie et à la vigueur des enfans. On ne devroit jamais se marier que quand on a atteint le dernier degré de conformation, c'est-à-dire pour l'homme à vingt-quatre ans, et pour la femme à dix-huit (dans notre climat.) En se mariant avant cette époque, on s'expose à ruiner sa santé et à donner la vie à des enfans délicats. Je pourrois citer beaucoup d'exemples pour prouver combien un mariage avant l'âge convenable a eu des suites funestes pour la santé de la femme et pour le bonheur des deux époux.

2.º Le moment de l'acte de la génération. — Ce point est beaucoup plus important qu'on ne

se croit communément, et a une influence décisive
sur toute la vie de l'enfant, et non-seulement
sur le moral, (au sujet de quoi je renvoie à
l'histoire de la pendule de Tristram Sandy) mais
encore sur le physique. C'est alors que l'on communique au germe du nouvel être le premier principe vivifiant : or, combien le plus ou le moins de
force, de perfection et de santé des causes agis-
santes ne doit-il pas avoir d'influence sur la perfection ou l'imperfection de l'effet ? Ne seroit-il
pas à désirer que les parens y fissent attention,
et n'oubliassent jamais que ce moment est de la
plus grande importance, que c'est celui de la
création d'un nouvel être, et que ce n'est pas
sans raison que la nature y a attaché le plus haut
degré d'exaltation dont nous soyons susceptibles?
Quelque difficile qu'il soit de rassembler des faits
à cet égard, je pourrois citer des exemples d'enfans qui, ayant été engendrés dans l'ivresse, sont
restés imbécilles toute leur vie. Puisqu'un extrême
produit des effets extrêmes, pourquoi n'admet-
troit-on pas une proportion en raison des différens
degrés ? et ne peut-on pas supposer qu'un enfant
engendré dans un moment de mauvaise humeur,
pendant une indisposition physique, ou une altération de nerfs, se ressentira lui-même de ces
maux pendant toute sa vie ? De là vient l'avantage étonnant qu'ont ordinairement les enfans de
l'amour sur ceux du devoir. Aussi je crois que
dans le mariage on ne devroit jamais consacrer
à cet acte que les momens où un sentiment de
forces concentrées, d'un amour vif et d'une gaieté
et insouciance réciproque semble des deux côtés
y inviter; nouveau motif de s'interdire dans le
mariage les jouissances trop fréquentes, ou for-

cées, ou que l'on se procure comme machinalement et par habitude.

3.º Le temps de la grossesse. — Quoique le père soit sans contredit la principale source, d'où le nouvel être tire le souffle de vie et le premier sentiment, toutefois on ne peut nier que le développement qui suit, la masse et la partie matérielle ne viennent de la mère seule. C'est le champ d'où le grain tire son suc; et la conformation du nouvel être doit tenir principalement du caractère de celui dont il a été pendant si long-temps une substance, et de la chair et du sang duquel il est composé. Outre cela, non-seulement la constitution de la mère, mais encore les influences favorables ou défavorables qui ont eu lieu pendant la grossesse, doivent agir d'une manière décidée sur la conformation et la vie du nouvel être. C'est aussi ce que l'expérience nous apprend. La santé de l'enfant, sa constitution plus ou moins forte, dépendent plus de la mère que du père. Un père foible peut engendrer un enfant assez robuste, pourvu que la mère ait de la vigueur; la matière du père se perfectionne pour ainsi dire dans la mère, tandis que l'homme le plus fort n'aura jamais d'une femme foible et languissante que des enfans foibles et languissans.

Quant à la conservation du nouvel être contre tout danger et toute influence pernicieuse, nous voyons ici une nouvelle preuve de la Providence dans les mesures qu'elle prend pour cet objet. Malgré l'union intime du fœtus avec la mère, et quoiqu'il en fasse partie presque pendant un an, et qu'il partage alors avec elle sa nourriture et ses sucs, sa position, puisqu'il nage dans l'eau, le met en sûreté non-seulement contre les atteintes extérieures, mais encore contre les influences morales et celles des nerfs, puisqu'il n'y a aucun rapport immédiat entre les nerfs de la mère et ceux de l'enfant. On a même vu souvent la mère mourir et l'enfant rester en vie. — La nature même, dans sa sagesse, a attaché à cet état une certaine exemption de maladies; et il est prouvé qu'une femme grosse est moins exposée aux maladies contagieuses et autres, et qu'il n'y a jamais plus de probabilités pour la vie d'une femme que pendant sa grossesse.

Le respect dû à cette époque importante fut de tout temps tellement gravé dans le cœur de l'homme, que tous les anciens peuples regardoient une femme grosse comme une personne sacrée et inviolable, et le moindre mauvais traitement, la plus petite injure qui lui étoit faite, comme doublement punissable. — Mais malheureusement les mœurs de notre siècle diffèrent bien à cet égard sous le rapport physique et moral. Les nerfs irritables et la constitution délicate de nos femmes rendent plus dangereux le séjour du fœtus dans le sein de sa mère, lequel n'est plus alors un asile pour lui et cesse d'être l'atelier paisible de la nature. La sensibilité outrée, devenue si propre au beau sexe, rend aussi ces parties beaucoup plus susceptibles d'impressions dangereuses et d'une foule de passions étrangères; et le fruit souffre de toutes les passions, les frayeurs, causes de maladies, même des plus insignifiantes. C'est pourquoi il est impossible qu'un enfant, si sa formation et son développement sont troublés et interrompus à chaque instant, puisse jamais atteindre le degré de perfection et de fermeté qui lui étoit destiné.

Sous le rapport de la politique, on réfléchit aussi trop peu à l'importance de cet état. Qui est-ce qui pense à l'inviolabilité d'une femme grosse ?
Qui

Qui est-ce qui, dans sa conduite à son égard, pense au danger auquel il expose peut-être la formation morale ou physique d'un homme ? Et même combien peu de femmes grosses elles-mêmes ont le respect dû à cet état ? Combien peu sont capables de se refuser un plaisir qui peut leur faire du mal, et d'observer le régime qu'exige leur état ?

Ces réflexions me conduisent tout naturellement aux règles suivantes :

1.° Les personnes dont le système nerveux est trop irritable et la sensibilité trop grande, ne devroient jamais se marier, par compassion pour elles-mêmes, et pour s'épargner mille souffrances, du moins par compassion pour la malheureuse génération à laquelle elles doivent donner la vie. On devroit aussi, dans l'éducation des jeunes personnes, s'appliquer sur-tout à éloigner cette sensibilité outrée, tandis que, pour ménager le teint, la décence et mille autres règles d'étiquette, on fait précisément le contraire. Enfin, il est du devoir d'un homme, en se choisissant une épouse, de voir si son système nerveux n'est pas trop irritable ; sans cela il est impossible d'atteindre le premier but du mariage, qui est d'engendrer des enfans sains et robustes.

2.° Les femmes devroient dans cet état s'observer davantage, et suivre un régime exact au moral et au physique ; car c'est par là qu'elles peuvent contribuer à la perfection ou à l'imperfection, aux bonnes ou aux mauvaises dispositions morales et physiques de leur enfant.

3.° Les autres hommes devroient aussi considérer une femme grosse sous ce point de vue, comme étant un asile qui sert à la formation d'un homme, et avoir pour elle tous les ménagemens et toutes les attentions qu'elle mérite. – Chaque mari

P,

surtout devroit avoir à cœur l'observation de cette règle, et se dire qu'il travaille pour la vie et la santé de ses enfans; et que ce n'est qu'ainsi qu'il peut mériter le plus beau de tous les noms, celui de père.

CHAPITRE II.

Éducation physique raisonnable.

L'ÉDUCATION des enfans pendant les deux premières années, est très-essentielle pour la prolongation de la vie. On pourroit regarder ce temps comme la continuation de la génération. L'enfant vient au monde comme un être à demi développé; la première partie du développement se fait dans le sein de la mère, et la seconde, qui n'est pas moins intéressante, pendant les deux premières années de la vie. Ce n'est qu'alors que se perfectionnent les organes des nerfs et ceux de l'ame, que se développent ceux de la respiration, ainsi que les mouvemens des muscles, les dents, les os, les organes de la parole et de toutes les autres parties, tant à l'intérieur qu'à l'extérieur. On juge jusqu'à quel point la perfection et la durée de la vie peuvent dépendre des circonstances qui ont accompagné la formation et le développement, ainsi que des influences qui les ont ou arrêtés, troublés et affoiblis, ou accélérés. Il est certain que c'est en remontant jusque-là qu'on trouvera les causes d'une consomption plus ou moins lente, et d'une santé exposée à plus ou moins de dangers.

Aussi n'est-il point indifférent de venir au monde dans telle ou telle saison, et sous ce rapport l'on ne peut nier l'influence de l'heure de la naissance sur le bien-être physique. Les enfans nés au printemps meurent moins souvent, et ont plus d'espérance de santé que ceux qui naissent au commencement de l'hiver, au mois de novembre, de décembre, de janvier. Les premiers respirent de meilleure heure et plus long-temps un air pur; les parens les rendant moins délicats en les tenant dans des lits, dans des chambres trop chaudes, et l'influence vivifiante du printemps agit plus efficacement sur leur principe vital. — On fait cette remarque même dans les animaux; ceux qui naissent au printemps sont toujours plus vifs que ceux qui naissent en automne et en hiver; cette observation ne peut toutefois être appliquée qu'à notre climat.

On peut réduire aux principes suivans toutes les règles relatives à l'éducation de cette période :

1.° Il faut faciliter la formation des organes, surtout de ceux desquels dépendent immédiatement la santé et la durée de la vie physique et morale; il faut les entretenir dans un exercice convenable, et les perfectionner autant que possible. Ces organes sont l'estomac, les poumons, la peau, le cœur, les vaisseaux et les organes des sens. On fortifie ses poumons par le moyen d'un air pur, et dans la suite par l'habitude de parler, de chanter, de courir. On acquiert un bon estomac par des alimens sains, aisés à digérer, nourrissans, et qui ne soient ni trop forts ni trop épicés. Une peau saine dépend de la propreté, de l'habitude de se laver et de se baigner exactement, d'un air pur, d'un climat tempéré; ensuite de l'activité, de l'usage de tous les moyens indiqués ci-dessus pour fortifier le cœur

et les vaisseaux, et sur-tout d'une bonne nourriture, et enfin des exercices du corps.

2.º Il faut seconder le développement successif
des facultés physiques et morales, sans le trop ralentir ou hâter ; il faut toujours veiller à une répartition uniforme des facultés vitales ; l'harmonie
et la proportion des mouvemens étant la base de la
santé et de la vie. L'usage des bains et un air pur,
puis les exercices du corps sont les meilleurs
moyens que l'on puisse employer.

3.º Il faut endurcir et émousser le sentiment
de la maladie, c'est-à-dire, la trop grande sensibilité aux causes des maladies, par conséquent au
froid, à la chaleur, et par la suite aux petits dé-
rangemens et aux fatigues insignifiantes. On en
retire un double avantage, on diminue la consomption, et on prévient les maladies qui la troublent.

4.º Il faut éloigner ou prévenir toutes les causes
et tous les germes de maladies dans l'intérieur,
comme amas de glaires, obstructions au mésentère,
formation de sucs aigres, défauts qui proviennent
de serremens et atteintes à l'extérieur, de vêtemens
trop étroits, de mal-propreté, etc.

5.º Il faut nourrir et fortifier le principe vital
en lui-même ; un air pur et frais en est le meilleur
moyen ; il faut sur-tout fortifier dès le commencement la faculté naturelle de rétablir la santé, qui
est le meilleur moyen que nous ayons en nous de
détruire l'influence des causes de maladies. Il faut
pour cela éviter dès le commencement d'accoutumer le corps à des remèdes artificiels ; car alors on
altère tellement la nature, qu'elle est obligée de se
reposer sur autrui du soin de sa guérison, et qu'elle
finit par perdre entièrement la faculté de s'aider
elle-même.

6.° Il faut éviter de donner trop d'activité à tout le procédé de la vie et de la consomption, mais on doit le maintenir dans une action modérée qui décide, pour le reste de la vie, de sa lenteur et de sa durée.

Pour remplir ces idées, il suffit de mettre en usage les moyens simples que je vais indiquer, et qui constituent, selon moi, l'essence de l'éducation physique.

Distinguons deux époques.

Première époque jusqu'à la fin de la seconde année. Voici les points principaux.

1.° La nourriture doit être bonne, mais convenable à cet âge délicat, c'est-à-dire, bien digestible, plutôt liquide que solide, fraîche et saine; nourrissante, sans être trop forte, trop irritante ou trop échauffante.

La nature elle-même nous donne en cela la meilleure instruction, en donnant le lait pour la nourriture de l'homme naissant. Le lait a, dans le plus haut degré, toutes les qualités que je viens de détailler; il est plein de parties nutritives, mais qui le sont sans irriter ou échauffer; il tient le milieu entre la nourriture composée de viande et celle qui l'est de végétaux; il réunit les avantages de l'une et de l'autre : ceux des végétaux, en irritant moins que la viande; ceux de la viande, en nous rendant plus semblables à nous-mêmes par le moyen d'un corps animal qui se transforme en notre substance, et en nous faisant prendre le caractère de notre nature; en un mot, il convient parfaitement à la qualité du corps d'un enfant.

Ce corps vit beaucoup plus vite que l'homme fait, il change plus souvent de substance, et a besoin de la nourriture, non-seulement pour sa conservation, mais encore pour son accroissement continuel, qui n'est jamais plus rapide que pendant la première année ; ainsi il faut qu'elle soit abondante et concentrée. D'un autre côté, ses facultés digestives n'ayant pas encore atteint toute leur force, ne peuvent modifier et animaliser une nourriture solide ou hétérogène pour lui ; il faut donc qu'elle soit liquide et assimilée d'avance, c'est-à-dire, qu'un autre corps vivant l'ait déjà modifiée et rapprochée de sa nature. — Mais aussi l'enfant est irritable et sensible au souverain degré, de sorte qu'un stimulant qui fait à peine impression sur un homme fait, produit sur lui une fièvre artificielle, ou même des crampes, des palpitations ; par conséquent, la nourriture de l'enfant doit être légère, et en raison de son irritabilité.

Je regarde donc comme une des premières lois de la nature, dont l'observation contribue le plus à la longueur et à la santé de la vie, le précepte suivant : que l'enfant boive pendant un an le lait de sa mère, ou celui d'une nourrice saine.

On a, dans les derniers temps, violé cette loi de la nature de plusieurs manières qui, sans doute, ont l'influence la plus dangereuse sur la vie, et que je me crois obligé de dénoncer ici.

On a essayé de nourrir et élever les enfans avec des végétaux, des gruaux, etc. Peut-être cette nourriture est-elle bonne dans certaines occasions ; mais prise seule elle est sans doute nuisible, n'étant pas assez forte, et ce qu'il y a de plus fâcheux, ne pouvant s'animaliser assez, et conservant toujours, même dans le corps de l'enfant, une portion de l'acidité des végétaux. C'est pour cette raison que les enfans deviennent foibles, maigres, et sont tourmentés sans cesse par des aigreurs, des vapeurs, des glaires, des engorgemens de glandes, des écrouelles, etc.

Une coutume plus mauvaise encore, c'est celle de nourrir les enfans de bouillie ; cette nourriture, outre l'inconvénient de celle qui n'est composée que de végétaux, savoir, de s'aigrir, a aussi celui d'obstruer les glandes du mésentère, et de produire les écrouelles et la phthisie.

D'autres, pour éviter ces dangers, peut-être aussi par anglomanie, donnent à leurs enfans de la viande, du vin, de la bière, etc. Ce préjugé doit être dénoncé avec d'autant plus de force, que le nombre de ses partisans ne fait qu'augmenter de jour en jour, qu'il s'accorde avec la méthode des stimulans si fort à la mode, et que les médecins eux-mêmes n'en sentent pas toujours le danger. La viande fortifie, dit-on, et c'est ce qu'il faut à l'enfant ; mais voici les raisons que j'avance contre un tel procédé.

Il doit toujours y avoir un rapport entre la nourriture et celui qui la prend, entre le stimulant et l'irritabilité. Plus l'irritabilité est grande, et plus le moindre stimulant agit avec force, et cela réciproquement. Cette irritabilité dans la vie humaine est toujours en raison décroissante d'année en année depuis la première période de la vie, jusqu'à ce qu'elle s'anéantisse entièrement dans la vieillesse. On peut donc dire que le lait est, quant à sa faculté irritante et fortifiante, ce qu'est la viande pour l'homme fait, et le vin pour le vieillard. La viande sera donc pour l'enfant ce qu'est le vin pour le jeune homme, c'est-à-dire, trop forte et contraire aux lois de la nature. Voici quels en sont les résultats ; on excite et on entretient dans l'enfant une fièvre artificielle, on précipite la circulation du sang, on augmente la chaleur, et on dispose le corps à des crises violentes et à des inflammations. Un enfant nourri de la sorte a l'air bien portant, mais la plus petite cause suffit pour mettre tout son sang en mouvement ; et quand les dents commencent à pousser, que la petite vérole et autres fièvres se déclarent, causes qui par elles-mêmes portent le sang à la tête avec violence, alors on peut s'attendre à des fièvres inflammatoires, à des convulsions, à des coups de sang, etc. La plupart des hommes croient que l'on ne peut mourir que de foiblesse, on meurt aussi d'un excès de force et d'irritation, et c'est à quoi expose l'usage mal entendu des stimulans. Outre cela, une nourriture aussi forte accélère dès le commencement le procédé de la vie et la consomption ; on donne trop d'activité à tous les systèmes et aux organes ; et au lieu de fortifier la vie, on procure les causes qui l'abrègent. On ne doit pas non plus oublier que par là on accélère trop le développement des dents, et par la suite la puberté, un des moyens qui abrègent le plus la vie, et qui ont l'influence la plus fâcheuse sur le caractère même. Les hommes et les animaux qui vivent de viande, sont tous plus violens, plus cruels, plus passionnés, tandis que la nourriture des végétaux porte davantage à la douceur et à l'humanité. J'en ai vu divers exemples. Les enfans qui en ont l'habitude deviennent forts, mais aussi passionnés, violens et brutaux ; et je doute que des caractères de ce genre fassent le bonheur de ceux qui le possèdent et celui de la société. Il y a des occasions où cette nourriture est nécessaire même dans l'enfance, comme pour des sujets naturellement foibles, élevés sans teter, et qui souffrent des aigreurs ; mais alors elle sert de médecine, et c'est au médecin à en prescrire la dose et l'emploi. Ce que j'ai dit de la viande doit s'entendre à plus forte raison du vin, du café, du chocolat, des épices, etc. Ainsi une maxime importante de l'éducation, c'est de ne donner à l'enfant pendant les six premiers mois, ni viande, ni bouillon de viande, ni bière, ni café, mais uniquement le lait de sa mère. Ce n'est que les six derniers mois qu'on peut lui donner une soupe légère au bouillon : mais on ne doit lui donner de la viande en substance, que quand les dents ont percé, c'est-à-dire, à la fin de la seconde année.

Mais quand des raisons suffisantes empêchent une mère d'allaiter elle-même (ce qui de nos jours n'est que trop ordinaire), comme une santé foible, de la disposition à la consomption, des nerfs délicats, qui seroient plus nuisibles que favorables à la durée de la vie de l'enfant, et lorsqu'on ne peut trouver des nourrices saines, on est réduit pour lors à la triste nécessité d'élever l'enfant par des moyens artificiels ; et quoique cette méthode soit toujours un peu contraire à la santé et à la durée de la vie, toutefois on peut diminuer de beaucoup son influence en prenant les précautions suivantes :

1.º Il faut d'abord autant que possible laisser l'enfant teter sa mère les quinze premiers jours, ou même pendant un mois. On ne sauroit croire de quelle importance cette pratique est pour la première période. Ensuite, pour remplacer le lait de la mère, on donnera du lait de chèvre ou d'ânesse, chaud, et au moment qu'on vient de le traire. Il vaudroit encore mieux faire teter l'animal par l'enfant. Si ce moyen est impraticable, on donnera un mélange de lait de vache et d'eau à portions égales, que l'on fait tiédir, et du lait frais au moins une fois par jour. Il faut bien observer de ne jamais faire chauffer le lait, ni le tenir chaud ; car alors il prend un caractère d'aigreur, mais l'eau seulement avant de la mêler avec le lait. En suivant ce régime artificiel, il faut commencer de meil-

leure heure à donner de la soupe de biscuit pilé,
de gruau, de sagou ou de saleb écrasé menu,
cuit avec moitié lait et moitié eau, du bouillon
léger et pas gras, des laits de poule; c'est à-dire,
un jaune d'œuf remué dans un verre d'eau avec
un peu de sucre. Les pommes de terre sont également nuisibles pendant les deux premières années; quoique je ne croie pas qu'elles soient mal-
saines, cependant je suis convaincu qu'elles sont
pour un estomac encore délicat trop difficiles à
digérer, puisqu'elles contiennent une viscosité
très-dure.

2.º Que dès la troisième semaine on fasse respirer à l'enfant l'air frais tous les jours, de bonne
heure en été, plus tard en hiver; et que l'on continue cette pratique, quelque temps qu'il fasse.

Les enfans et les plantes sont en cela parfaitement semblables; quand on leur donneroit la
nourriture la plus abondante et la chaleur, si on
les privoit de l'air et de la lumière, on les verroit
se flétrir, pâlir et périr en peu de temps. L'air pur
et les substances vivifiantes qu'il renferme, sont
une nourriture aussi nécessaire à la conservation
de la vie que le boire et le manger. Je connois des
enfans qui, pour avoir été élevés dans leur enfance
comme les plantes dans la serre, sont restés toute
leur vie foibles et pâles; au lieu que l'usage de
respirer tous les jours un air pur est le seul moyen
capable de communiquer au nouvel être, pour le
reste de sa vie, les couleurs, la force et la santé.
Un autre avantage qu'on en retire, c'est de remplir la partie la plus essentielle de l'endurcissement
pathologique, et de le rendre capable de supporter
fort bien par la suite les changemens du froid,
de la chaleur, etc.

L'air qu'on respire dans un lieu planté d'arbres

et couvert de gazon , et un peu éloigné des maisons , est le plus sain ; celui des rues d'une ville
l'est beaucoup moins.

3.º On lavera tous les jours l'enfant de la tête
aux pieds avec de l'eau qui vient d'être puisée.
Cette pratique est indispensable pour tenir la peau
propre , pour lui donner du ton , pour fortifier
tout le système nerveux , et pour poser la base
d'une vie saine et longue. Il faut commencer dès
les premiers momens avec de l'eau tiède dans les
premières semaines, puis avec de l'eau froide , et
ce qui est essentiel à observer , avec de l'eau qui
vient d'être tirée de la fontaine ou du puits. L'eau
ordinaire a aussi des substances spiritueuses (de
l'air fixe) qui lui communiquent une faculté très-
fortifiante , et qui disparoissent quand elle reste
trop long-temps exposée à l'air. Toutefois il faut
faire cette opération très-promptement , et frotter
le corps aussitôt après. En mouillant lentement
on refroidit ; mais en frottant vite on réchauffe.
Il faut aussi éviter de faire cette opération au moment où l'enfant sort du lit , ou pendant qu'il est
en état de transpiration.

4.º On baignera une ou deux fois par semaine
l'enfant dans l'eau tiède , au degré du lait que l'on
vient de traire ; c'est-à-dire , de 24 à 26 degrés du
thermomètre de Réaumur.

Cette excellente pratique renferme tant de vertus extraordinaires, et convient tellement à l'enfance , que je serois tenté de l'appeler le secret
de développer et de perfectionner le nouvel être.
Purifier la peau et lui donner du ton ; faciliter
le développement des facultés et organes , sans
l'accélérer ; rendre la circulation uniforme ; établir
de l'harmonie dans les influences de l'ensemble ,
(ce qui est la base de la santé) ; fortifier le système

nerveux ; modérer la trop grande irritabilité des fibres, et la consomption trop rapide de la vie ; épurer les sucs ; voilà quels sont les effets des bains ; et je ne connois aucune pratique de l'éducation physique qui réunisse aussi complètement tous les avantages nécessaires pour la santé et pour une longue vie. Il ne faut pas que le bain soit entièrement d'eau chaude, mais d'eau fraîche, à laquelle on en ajoute de la chaude jusqu'à ce qu'elle soit tiède. La meilleure eau en été est celle qui a été échauffée par les rayons du soleil. Le bain à cette période de la vie doit être d'un quart d'heure, et plus long dans la suite. Il ne faut jamais le faire prendre que quelques heures après le repas (*).

5.º Qu'on évite de tenir l'enfant trop chaudement ; que ni la chambre, ni les lits, ni les habits, etc. ne soient pas trop chauds. Une trop grande chaleur augmente considérablement l'irritabilité, accélère par conséquent la consomption, affoiblit et relâche les fibres, précipite les développemens, affoiblit et paralyse la peau, donne de la disposition à des sueurs continuelles, et expose par-là au danger de se refroider à chaque instant. Je regarde sur-tout comme très-important d'accoutumer de bonne heure les enfans à coucher sur des matelats de crin, de balle, ou de mousse, lesquels ne s'échauffent jamais trop, ont plus d'élasticité, et qui en obligeant l'enfant à rester couché sur le dos, puisqu'ils ne cèdent point, préviennent le défaut de mollesse et les difformités, enfin, empêchent l'instinct du sexe de se déclarer trop promp-

_____

(*) On trouvera plus de détails sur l'application de ces moyens aux enfans dans mes Remarques sur l'Inoculation et sur différentes maladies des enfans, dont la troisième édition a paru à Pâques, à Berlin, chez Rottmann.

tément. Quand il fait très-froid , ou peut y ajouter un petit lit de plumes.

6.º Les habits doivent être larges , jamais gênans , et d'aucune étoffe trop chaude , ou qui conserve les évaporations , comme les fourrures; mais tels qu'on puisse en changer ou les laver souvent, de coton, et au fort de l'hiver de laine légère. Point de bandages , de corsets roides , de souliers étroits, etc., qui peuvent être une source de maladies qui abrègent la vie. La tête doit être découverte au bout d'un ou deux mois , selon la saison.

7.º On doit observer la plus grande propreté , c'est-à-dire, changer tous les jours de chemise, toutes les semaines d'habits, tous les mois de draps de lits , en écarter les mauvaises odeurs , sur-tout ne jamais laisser beaucoup de monde dans la chambre des enfans , n'y point faire sécher de linge, n'y point laisser de linge sale ; la propreté est la moitié de la vie des enfans ; plus on les tient proprement , et mieux ils se portent. La propreté seule avec peu de nourriture les rend en peu de temps forts , sains et gais ; tandis que le défaut de propreté , même avec une nourriture abondante, les rend foibles et maladifs. Voilà ce qui fait dépérir tant d'enfans , sans qu'on s'en doute. Les ignorans croient alors qu'ils sont ensorcelés. Mais la mal-propreté seule est le mauvais démon qui les possède , et qui finit aussi par les faire périr.

Seconde époque ; depuis l'âge de deux ans jusqu'à celui de douze à quatorze ans.

1.º Mêmes règles pour la propreté , les bains à l'eau froide , des habillemens légers , de l'air frais , etc.

2.º Que le régime ne soit ni trop recherché , ni trop raffiné , ou trop strict. Ce qu'il y a de mieux c'est de donner aux enfans pendant cette

période une nourriture mêlée de viande et de
végétaux, et de les accoutumer à tout, en évitant d'y
revenir trop souvent et en trop grande quantité.
Si l'on observe soigneusement les autres points
de l'éducation physique, les exercices du corps,
la propreté, etc., on peut être sûr que l'on n'a
pas besoin d'un régime délicat ou strict pour avoir
des enfans bien portans. Il n'y a qu'à voir les enfans
des paysans, qui sont sains et robustes, en faisant
usage d'un régime qui n'est rien moins que d'accord avec la médecine. Mais il ne faut pas faire
ici ce que l'on fait pour tant d'autres objets, se
nourrir comme les paysans et coucher sur la plume,
rester assis et oisif dans sa chambre ; c'est ainsi
que l'on se sert des bains à l'eau froide ; mais en
conservant les chambres chaudes, les lits de plume, etc. Je ne puis trop répéter ce que j'ai dis ailleurs, que le premier point de notre éducation, est
d'observer l'uniformité, et de ne point faire usage
de méthodes qui se détruisent mutuellement. Il
est bon de faire faire aux enfans quatre repas et
toujours aux mêmes heures. Observez seulement
de ne jamais leur donner ni épices, ni café, ni
chocolat, ni mets de haut goût, ni rien de cuit
avec de la graisse, ni pâtisseries, ni bouillies de
substances trop grossières, ni fromage. Quant à la
boisson, la meilleure est l'eau fraîche. Ce n'est
que dans les endroits où il n'y a point d'eau de
source propre, qu'on peut accoutumer les enfans
à la bière.

3.° Les mouvemens des muscles sont aussi très-
essentiels à l'éducation physique. Qu'on fasse passer aux enfans la plus grande partie du jour dans
les exercices du corps de toute espèce, et en plein
air, où ces exercices font le plus de bien. Ils
fortifient considérablement, donnent au corps

l'habitude de l'activité, facilitent la répartition des forces et des sucs, et sont très-propres à prévenir les défauts de conformation.

4.° Il ne faut pas exercer de trop bonne heure les facultés de l'ame. C'est un très-grand préjugé de croire que l'on ne puisse commencer trop tôt à l'exercer. Sans doute on commence de trop bonne heure, si l'on choisit le moment où la nature encore occupée à former les facultés et les organes du corps, a encore besoin de toute sa vigueur; ce qui dure jusqu'à l'âge de sept ans. Si dès cet âge on fait asseoir et étudier les enfans, alors on enlève à leur corps la portion la plus noble de leurs facultés; ils la consument par l'opération de la pensée, et il en résulte nécessairement une imperfection dans la conformation des membres, une foiblesse dans les parties nerveuses, de mauvaises digestions, de mauvais sucs, des écrouelles, une trop grande activité du système nerveux dans toute la machine; ce qui pour tout le reste de la vie occasione des maux de nerfs, des accès d'hypocondrie, etc. Cependant cela dépend beaucoup de la différence du sujet, de la vivacité plus ou moins grande de son esprit; seulement doit-on avoir soin d'observer précisément le contraire de ce qu'on fait ordinairement. Si l'enfant a de bonne heure de la disposition à penser et apprendre, alors, au lieu de le faire appliquer encore plus, on devroit au contraire modérer son zèle; car une maturité aussi précoce est presque toujours une maladie, ou du moins un état contre nature, qu'il faut plutôt arrêter qu'entretenir; à moins que l'on n'aimât mieux en faire un prodige d'érudition, qu'un homme sain et capable de vivre long-temps. Au contraire on peut de meilleure heure mettre un enfant à l'étude, et l'exercer à penser, lorsque la partie matérielle surpasse en lui la partie spirituelle, et que celle-ci semble ne se développer que lentement.

Je dois aussi faire observer que d'étudier trop tôt produit des inconvéniens qui proviennent moins de la tension de l'esprit, que de la nécessité d'être assis dans la chambre, ou du mauvais air des chambres d'écoles où l'on tient les enfans. Ces causes augmentent au moins l'affoiblissement ; et je suis persuadé que ces exercices nuiroient bien moins aux enfans, si on les leur faisoit faire dans la belle saison, en plein air ; là, on a devant les yeux le livre de la nature, qui, en supposant que le maître sache y lire, offre aux enfans une instruction bien plus intéressante et plus à leur portée que tous les livres imprimés.

Il y a encore un point bien essentiel pour cette période, c'est de prévenir l'onanie, ou plutôt d'empêcher l'instinct du sexe de se développer de trop bonne heure ; et comme ce mal est un des moyens les plus sûrs et les plus effroyables d'abréger la vie et de la remplir d'amertume, comme nous l'avons vu ci-dessus, il est de mon devoir de m'étendre sur ses préservatifs. Je suis persuadé que ce mal est très-fréquent, et que c'est un des plus terribles pour l'humanité ; mais lorsqu'il est devenu habitude, il est très-difficile à guérir ; qu'on ne s'imagine donc pas pouvoir y remédier par des spécifiques ou des recettes particulières, qui pour l'ordinaire ne viennent que trop tard. L'essentiel est de prévenir l'onanie ; par conséquent tout le secret consiste à empêcher l'instinct du sexe de se développer et d'être excité de trop bonne heure. C'est la maladie dont notre siècle est le plus affligé, et dont l'onanie n'est qu'une suite. Elle peut exister à sept ou huit ans, même avant l'onanie. Mais pour la prévenir, il

faut

faut prendre ses mesures dès l'enfance , et diriger vers ce but non-seulement quelques points , mais même l'ensemble de l'éducation.

D'après ma manière de voir et mon expérience, voici les meilleurs moyens à opposer à cette peste de la jeunesse , et qui ne peuvent manquer de réussir, quand ils sont bien employés :

1.° Il faut éviter dès le commencement un régime trop irritant , trop fort , trop nourrissant. Peu de personnes , sans doute , ne pensent pas qu'en donnant de bonne heure à leurs enfans de la viande , du vin , du café , etc. , ils sèment en eux le germe de l'onanie. Les irritations employées de trop bonne heure accélèrent ces développemens , comme je l'ai déjà démontré. Ce qu'il y a sur-tout de très-nuisible , c'est de leur donner le soir et peu de temps avant qu'ils aillent se coucher , de la viande , des œufs durs , des mets épicés , ou de ceux qui gonflent , comme des pommes de terre , et autres semblables.

2.° L'habitude de se laver tous les jours à l'eau froide , de respirer l'air frais , de se vêtir à la légère, sur-tout sur les parties naturelles. Des culottes chaudes et étroites n'ont déjà que trop contribué à ce développement prématuré; ainsi il est bon d'habiller les enfans d'une jaquette pendant les premières années , et de ne leur faire pas porter de culottes sitôt.

3.° Qu'on ne les fasse jamais coucher que sur des matelas, qu'on ne les mette au lit que le soir, après qu'ils ont fait beaucoup de mouvement, et qu'ils sont par conséquent bien fatigués , et qu'on les lève le matin dès qu'ils sont éveillés. Ce moment de paresse entre le sommeil et le réveil, surtout sous une couverture très-chaude, est une des

Q

causes qui portent le plus à l'onanie; aussi faut-il se le défendre sévèrement.

4.º Qu'on fasse exercer tous les jours suffisamment les muscles, de manière que la portion naturelle des forces soit modifiée et détournée par les muscles des mouvemens. Est-il étonnant que dans un enfant qui passe toute la journée assis et dans un état d'inaction corporelle, les forces qui doivent agir d'une manière ou de l'autre, prennent une direction si contraire à la nature? Qu'on oblige un enfant d'exercer tous les jours ses forces en plein air, en courant, sautant, etc. jusqu'à ce qu'il soit fatigué, et je réponds qu'il n'aura aucun penchant vers l'onanie. C'est un mal attaché à l'éducation sédentaire dans les pensions et couvens, où l'on n'a que des demi-heures pour exercer le corps.

5.º Qu'on n'applique pas de trop bonne heure les facultés de la pensée et du sentiment; plus on perfectionne les organes, et plus le corps est porté à l'onanie.

6.º Que l'on évite sur-tout avec le plus grand soin les discours, les ouvrages et les occasions qui peuvent exciter ces idées et les mettre en mouvement, en portant l'attention des enfans sur ces parties là. Il faut en éloigner leur attention par tous les moyens possibles, sans cependant faire usage de la méthode tant recommandée par certaines personnes, qui est de rendre ces parties bien importantes aux yeux de l'enfant, en leur en expliquant l'usage. Il est hors de doute que plus on porte l'attention vers ce côté, et plus on y excite promptement un stimulant; car l'attention intérieure que l'on donne à un point (contact intérieur) est un stimulant aussi puissant qu'un contact extérieur. Aussi je pense avec les anciens qu'il ne faut pas parler à l'enfant de l'acte de la génération avant l'âge de dix-neuf ans. Il ne faut pas que la nature ait des notions sur un objet pour lequel elle n'a point encore d'organes, car alors l'idée excite l'organe avant qu'il en soit temps.

7.º Que l'on ait soin également d'écarter les comédies, les romans, les poésies qui excitent les sentimens. On devroit éloigner tout ce qui est propre à enflammer l'imagination. Par exemple, la lecture de beaucoup de poètes anciens, où l'étude de la mythologie a souvent fait beaucoup de mal aux enfans. Aussi, sous ce rapport, il vaudroit bien mieux commencer les études par l'histoire naturelle, la botanique, l'histoire des animaux, l'économie, etc. Ces objets n'excitent aucun sentiment contre nature de ce genre, au contraire, ils entretiennent les penchans de la nature, qui en sont le meilleur préservatif.

8.º Que l'on veille scrupuleusement à ce que les gouvernantes, les domestiques, enfin ceux qui sont autour de l'enfant, ne fassent point éclore en lui le germe de ce penchant, ce qu'ils font souvent sans le savoir. Je connois des enfans qui s'y sont livrés par suite uniquement du procédé de leurs gouvernantes qui, pour les apaiser lorsqu'ils crioient, et pour les endormir, ne connoissoient pas de meilleur moyen que celui de jouer avec leurs parties naturelles. C'est aussi pourquoi il ne faut jamais en laisser coucher plusieurs ensemble.

9.º Cependant lorsque, malgré toutes ces précautions, ce malheureux penchant se déclare, que l'on commence par bien examiner si ce n'est pas une maladie plutôt qu'un défaut, ce à quoi la plupart des maîtres font peu d'attention. Les maladies qui excitent des stimulans extraordinaires dans le bas-ventre, quand il s'y joint une certaine sensibilité de nerfs, sont les causes qui y portent le plus, comme je le sais par expérience. Par exemple les vers, les écrouelles, ou l'endurcissement des glandes du mesentère, trop de sang dans le bas-ventre, soit que cela provienne d'un régime trop irritant ou échauffant, ou de l'habitude d'être assis. Ainsi, dès que l'on a quelque soupçon d'une cause semblable, il faut toujours chercher à éloigner la cause corporelle, à exalter par des fortifians la trop grande sensibilité des nerfs, et par là on parviendra à prévenir le penchant à l'onanie, ou l'irritabilité prématurée de l'instinct du sexe.

CHAPITRE III.

Jeunesse active et laborieuse.

Nous voyons que tous ceux qui ont atteint un âge très-avancé avoient eu dans leur jeunesse beaucoup de travaux et de fatigues à soutenir; tels que les matelots, les soldats, les journaliers. Je ne citerai que Mittelstadt, qui vécut cent douze ans, après avoir été à quinze ans domestique, à dix-huit soldat, et fait toutes les guerres de la Prusse depuis la fondation de la monarchie.

Une jeunesse semblable est le fondement d'une vie durable, et cela de deux manières, en ce qu'elle communique au corps le degré de solidité et d'endurcissement nécessaire à la durée ; et en ce qu'elle donne la possibilité d'arriver un jour à un meilleur état, nécessaire au bonheur et à la longueur de la vie. Celui qui dans sa jeunesse a eu tout en abondance, n'a plus rien à espérer ; il n'a plus ce grand mobile qui ranime et entretient le principe vital , l'espérance et l'attente d'un avenir plus heureux. Si, à mesure qu'il vieillit, il a à éprouver des besoins et des incommodités , alors il en souffrira doublement , et sa vie en sera nécessairement abrégée. Mais le passage des incommodités à un état plus heureux est une source intarissable de joies , de force et de vie.

C'est ainsi qu'à un certain âge le passage d'un climat rude et mal sain dans un autre plus doux, contribue beaucoup à prolonger la vie.

CHAPITRE IV.

Abstinence des jouissances prématurées et illégitimes de l'amour.

Burger a fait sur ce sujet des vers allemands , dont voici la traduction :

Celui qui ne prodigua point au sein d'une volupté honteuse les trésors de la santé , celui là peut dire avec la fierté d'un héros : je suis homme !

Semblable au roseau flexible , auquel la prairie fournit sans cesse de nouveaux sucs , et dont la tige s'élance avec grace , il vit plein de la divinité, fort et beau comme un Apollon.

La force divine qui l'anime , donne des ailes à son génie enflammé, qui perçant à travers les ténèbres , comme l'aigle superbe, dirige vers le ciel son vol audacieux.

Semblable à un dieu , voyez avec quelle majesté il paroît sur la terre; environné d'éclat, il ne demande rien , car c'est lui qui commande.

Son œil étincelle , plein d'un clair obscur comme le cristal d'une fontaine ombragée , son visage

brille comme l'aurore , et porte les titres de sa
souveraineté.

C'est pour lui que brillent et s'embellissent les
plus belles filles ; heureuse celle sur qui tombe
son choix ! heureuse celle qui partage ses jouissances !

———————————————

Il fut un temps où les Germains ne pensoient au
commerce du sexe qu'à l'âge de vingt-quatre ou
vingt-cinq ans ; et cependant ils ne connoissoient
point alors les prétendues suites fâcheuses de la
continence, ni aucun des maux de ce genre ima-
ginés de nos jours ; mais ils croissoient et deve-
noient robustes ; en un mot, c'étoient des hommes,
qui étonnoient les Romains eux-mêmes.

Maintenant on s'arrête à l'époque à laquelle nos
ancêtres commençoient ; on croit ne pouvoir se
défaire assez promptement du fardeau de la chasteté, on se fait les idées les plus bizarres des suites funestes de cette continence ; et les enfans,
même avant l'âge de puberté, commencent à dissiper les forces destinées à animer d'autres êtres.
Il en résulte évidemment qu'ils sont tout le reste
de leur vie des êtres à demi formés ; à l'âge auquel
nos ancêtres commençoient à faire usage de ces
facultés, elles sont épuisées chez eux, la jouissance n'excite plus en eux que du dégoût, et un
des stimulans les plus propres à assaisonner la vie
est déjà perdu pour eux.

On ne sauroit croire jusqu'à quel point on peut
porter les préjugés sur cet objet, sur-tout lorsqu'ils
flattent nos penchans. J'ai connu un homme qui
croyoit sérieusement qu'il n'y avoit pas de poison
plus dangereux pour le corps humain que les sucs

génératifs ; aussi n'eut-il rien plus à cœur que de s'en délivrer le plutôt possible ; par ce moyen il fit tant qu'à vingt ans il étoit vieillard , et qu'il mourut à vingt-cinq , ennuyé et rassasié de la vie.

On a de nos jours tellement pris le goût des siècles de la chevalerie, qu'un roman ne peut plaire sans avoir ce caractère , et on ne cesse d'admirer la noblesse, la grandeur , le courage , et jusqu'aux moindres actions et pensées de ces héros. On a raison sans doute; il semble que plus nous sommes loin d'eux , et plus ces tableaux ont d'attraits pour nous , plus ils nous font désirer de leur ressembler. Mais ne seroit-il pas bon de nous occuper en même temps des moyens d'y réussir ? Ce qui entretenoit en eux ce courage , cette force de corps et d'ame, cette constance , cette fermeté , cette résolution de caractère, enfin tout ce qui en faisoit des hommes , c'étoit sur-tout leur continence austère et le ménagement de leurs facultés physiques. Leur jeunesse étoit consacrée à de grandes entreprises, aux exploits, et non aux plaisirs des sens ; l'amour du sexe , au lieu d'être la jouissance de la brutalité , servoit de mobile aux grandes et belles actions. Chaque chevalier portoit dans le cœur l'image de sa maîtresse réelle ou chimérique ; son serment de fidélité étoit comme le bouclier de sa vertu qui doubloit la force de son corps et le courage et la constance de son ame, en lui faisant voir de loin sa récompense , qu'il devoit toutefois acheter par de grandes actions. Quelque romanesque que cela soit, je trouve qu'il y avoit beaucoup de sagesse à mettre à profit cet instinct physique , un des mobiles les plus puissans de la nature humaine. Que les temps sont changés ! Cet instinct qui , dirigé avec habileté, devient le germe des vertus les plus sublimes , du plus grand hé-

roïsme, a dégénéré en raffinement de sensibilité,
ou en recherche de jouissances brutales, que l'on
satisfait avant le temps jusqu'à la satiété ; le sentiment de l'amour, qui mettoit en garde contre les
excès, est devenu la source des plus grandes débauches ; la continence, la base la plus sûre de
la moralité et de l'énergie, est devenue ridicule,
on la décrie comme un pédantisme hors de mode ;
et ce qui devroit être le prix le plus doux des travaux, des fatigues et dangers, est une fleur que l'a-
dolescent cueille sans l'avoir achetée. Pourquoi la
nature a-t-elle placé dans notre cœur ce désir de la
réunion, ce penchant irrésistible vers l'amour ? Ce
n'est pas sans doute pour jouer des aventures de
roman, pour errer çà et là livré à des extases poétiques, mais pour unir par là d'une manière indissoluble les liens de deux cœurs, jeter le fondement
d'une génération heureuse, et joindre par ce nœud
enchanteur notre existence au premier, au plus
saint des devoirs. — Que ne cherchons nous à nous
rapprocher de ces mœurs primitives, en ne recueil-
lant qu'après avoir semé !

On parle tant maintenant d'énergie et d'hommes
forts ; quant à moi, je ne croirai à tout cela que
quand je verrai qu'ils ont assez de force pour
combattre leurs passions et vaincre leurs désirs ;
car c'est là le triomphe, mais aussi la marque caractéristique de la véritable énergie, et l'école à
laquelle le jeune homme apprend à devenir homme.

Nous voyons que parmi les anciens tous ceux
qui donnoient de grandes espérances étoient obligés de s'interdire les jouissances de l'amour, tant
étoit-on persuadé alors qu'elles ôtent à l'homme
son énergie, et que ceux qui se livrent à ce genre
d'excès ne peuvent rien faire de grand et d'extraordinaire.

C'est sur cela que je fonde une des règles de la vie les plus importantes; savoir que quiconque a à cœur sa santé et la durée de sa vie, doit s'interdire le commerce du sexe jusqu'au mariage.

1.º Le changement toujours continuel et les attraits toujours nouveaux de ce commerce illégitime conduisent bien plus aisément au dérèglement de la jouissance.

2.º Il nous porte à jouir trop tôt, ce qui est un des plus grands moyens d'abréger la vie; au lieu qu'on ne peut s'abandonner aux jouissances du mariage que lorsqu'on est bien préparé au physique et au moral.

3.º Il nous expose sans cesse à être atteints des maux vénériens; toutes les précautions, tous les préservatifs étant inutiles, comme je le ferai voir.

4.º Nous perdons le goût du mariage, ainsi que les facultés nécessaires, et nous nous privons par là d'un des moyens les plus sûrs de prolonger notre existence.

Mais, dira-t-on, comment est-il possible qu'avec un corps sain et robuste, avec notre manière de vivre et de penser actuelle, on observe jusqu'à l'âge de vingt-cinq ans, jusqu'au mariage, une continence aussi exacte? (*) Je sais par ex-

_____

(*) Il y a encore beaucoup de gens qui s'imaginent que cette continence ne peut avoir pour le physique que les suites les plus fâcheuses; cependant que l'on considère que ces sucs génératifs ne sont pas toujours destinés à sortir de notre corps, mais qu'ils rentrent en partie dans la masse du sang, et servent à nous fortifier. Il y a même une mesure de la nature qui assure notre liberté morale, et est particulière à l'homme; j'entends les évacuations involontaires et périodiques de ces sucs, destinés tant à produire qu'à nourrir le fruit; ce sont les pollutions nocturnes pour les hommes, et les règles pour les femmes. L'homme devroit être à chaque instant capable de perpétuer son espèce, sans y être jamais forcé par un instinct animal; et tel est l'effet de ces évacuations naturelles; elles délivrent l'homme

périence que cela est possible, et je pourrois citer
ici plusieurs personnes respectables qui apportèrent
à leurs épouses un cœur neuf pour l'amour. Mais
il faut pour cela une ferme résolution, un caractère
bien décidé ; il faut savoir donner à la façon de
penser, à la manière de vivre, une direction différente de celle du commun des hommes. Je vais exposer ici, pour l'utilité de mes jeunes compatriotes,
quelques-uns des moyens les plus propres à y réussir,
et dont je puis garantir la bonté.

1.º Il faut vivre avec tempérance, éviter l'excès
des choses fortes et qui font beaucoup de sang,
comme la viande, les œufs, le chocolat, le vin,
les épices, etc.

2.º Faire tous les jours des exercices du corps,
même violens, afin que les sucs et les forces étant
dissipées, les stimulans refluent moins vers les parties naturelles. Enfin, ces deux mots, jeûne et travail, sont un puissant talisman contre les attaques
de ce mauvais génie.

3.º Occuper l'esprit d'objets sérieux et même
abstraits, qui l'éloignent de la sensualité.

4.º Éviter tout ce qui enflamme l'imagination et
la dirige vers la sensualité ; par exemple, les conversations libertines, les romans et les poésies

---

de l'esclavage de l'instinct purement animal, le rendent capable
de le subordonner à des lois et à des vues morales, et lui conservent l'usage de sa liberté morale. L'individu des deux sexes
se trouve par là à l'abri des suites fâcheuses que pourroit produire la continence ; il n'y a plus de nécessité purement animale
de satisfaire l'instinct du sexe : enfin, l'homme qui, à force d'exciter cet instinct, n'a point perdu les avantages de la continence,
conserve la volonté libre de le satisfaire ou non, selon que l'exigent des vues morales plus sublimes ; nouvelle preuve que le physique de l'homme a été calculé sur sa perfection morale, et que
ce but est une des qualités les plus intimement unies à son existence.

pleines d'amour et d'images voluptueuses. Nous n'en avons que trop qui paroissent n'avoir d'autre but que d'exalter l'imagination des jeunes gens, et dont l'auteur semble n'avoir en vue que les beautés poétiques, ou le débit de l'ouvrage, sans penser au tort irréparable qu'il fait par ce moyen à l'innocence et à la moralité ; éviter également le commerce de femmes séduisantes, certaines danses, etc.

5.º Se représenter sans cesse vivement les dangers et les suites du libertinage.

Au moral : quel est l'homme qui, pourvu qu'il soit doué de sensibilité et de délicatesse naturelle, puisse prendre sur lui d'être le séducteur de l'innocence ou de la fidélité conjugale ? Ne sera-t-il pas tout le reste de sa vie tourmenté par le reproche accablant d'avoir, dans le premier cas, brisé la tige de la fleur avant qu'elle fût éclose, et d'avoir rendu malheureux pour toujours un être innocent, dont tous les excès, le libertinage et l'état d'abjection qui en est la suite, retombent sur le premier séducteur ? et dans le second cas, d'avoir troublé et empoisonné le bonheur d'une famille entière ; crime qui, aux yeux de la morale, est plus affreux que le vol et l'assassinat ? Car qu'est-ce que la propriété civile en comparaison de celle du cœur que donne le mariage, et le vol des biens en comparaison de celui de la vertu, du bonheur domestique ? Il ne reste donc plus qu'à rechercher le commerce de viles courtisanes : et quelle dégradation pour le caractère ! quelle atteinte portée à la délicatesse des sentimens ! Il est également prouvé que rien n'est plus capable que ces excès d'étouffer le germe des grands sentimens, d'enlever à l'esprit son énergie et sa fermeté, enfin de relâcher toute la machine. —

Les inconvéniens physiques d'un commerce illégitime ne sont pas moins fâcheux : on n'est jamais en sûreté contre la communication du mal vénérien ; rien ne nous en garantit, ni état, ni âge, ni santé apparente. On a traité cet article avec trop de légèreté depuis que ce mal est devenu plus général, et que par l'ignorance de certains médecins il a été traité aussi indifféremment qu'un rhume.

Mais considérons ce mal sous son vrai point de vue, et on verra que c'est un des plus grands malheurs qui puisse affliger un homme. D'abord ses effets attaquent et affoiblissent le corps de plus en plus, souvent d'une manière terrible ; ils conduisent au tombeau, ou font perdre les cartilages du palais et du nez, de sorte que l'homme étale alors sa honte en tous lieux. En second lieu, les plus grands médecins s'accordent à dire qu'il n'y a pas de signes certains auxquels on puisse reconnoître si le mal est totalement extirpé ou non. Il peut se tenir caché et se modifier assez long-temps pour faire croire que l'on est guéri, sans l'être effectivement ; il en résulte que l'on peut aisément conserver dans le corps un reste de poison qui, sous différentes formes, incommode jusqu'à la vieillesse, et rend le corps impotent et infirme ; ou que, ce qui est presqu'aussi affreux, on s'imagine sans cesse en être encore attaqué, l'on attribue à cette cause la plus légère incommodité ; et cette cruelle incertitude devient pour le reste de la vie une source de tourmens. J'en ai vu les exemples les plus tristes. Cette idée, jointe à un peu d'hypocondrie, est un mauvais démon qui chasse de notre ame le repos, le bonheur, et même la moralité.

Outre cela, la guérison même de cette maladie

a quelque chose d'effrayant. Le seul contrepoison est le mercure, c'est-à-dire un poison d'une autre espèce; et les grands remèdes, nécessaires pour guérir le mal parvenu à un certain degré, ne sont autre chose qu'un empoisonnement par le mercure pour détruire un empoisonnement vénérien. Aussi, au lieu des suites du mal vénérien, on éprouve celles du mercure : les cheveux tombent, les dents se gâtent, les nerfs restent foibles, les poumons sont attaqués etc.

Enfin, ce qui pour un homme sensible est sans doute de la plus grande importance, c'est que celui qui en est attaqué, non-seulement reçoit le mal, mais même le reproduit en lui-même, et devient par là une source empoisonnée pour l'humanité. Son corps est comme le réservoir dans lequel il conserve ce poison horrible; et il est démontré qu'il ne se reproduit que dans l'homme, et qu'il seroit aisé de le détruire, s'il ne renaissoit dans aucun individu.

6.° Il y a encore un motif qui ne peut manquer d'avoir beaucoup d'influence sur les ames bien nées, c'est l'idée de l'être qui doit un jour partager notre sort, l'idée de ce qu'on lui doit. Si on la connoit déjà, tant mieux; même sans cela, l'idée de celle dont nous exigerons un jour fidélité, vertu et attachement, doit être un motif puissant pour nous conserver purs et sans taches. Il faut pour être un jour parfaitement heureux avec elle, ne fût-elle encore qu'une chimère, il faut avoir d'avance de l'estime pour elle, lui jurer amour et fidélité, et nous rendre dignes d'elle. Comment celui qui a commencé par se plonger dans la débauche et se déshonorer, ose-t-il espérer de trouver un jour une épouse honnête et vertueuse ? Comment pourra-t-il un jour l'aimer avec pureté et sincérité ? Comment peut-il promettre fidélité, et l'observer, si au lieu de s'accoutumer de bonne heure à ces sentimens purs et sublimes, il les a remplacés dans son cœur par un penchant vil et méprisable ?

7.º Enfin il y a une règle que je ne puis oublier vu son importance : que l'on évite avec soin le premier excès de ce genre. Il n'est aucun penchant qui se tourne en habitude aussi infailliblement que celui-ci. La vertu est un bouclier, fort bien pour celui qui ne se trouva jamais en liaison intime avec le sexe. La pudeur, la timidité, un secret pressentiment du mal, en un mot tous les sentimens délicats qui composent l'idée de virginité, lui donnent la force de résister, même aux plus grandes séductions. Les faire taire une fois, c'est les étouffer pour toujours. Ajoutez à cela que c'est la première jouissance qui fait naître le besoin, et qui développe le germe de cet instinct, de même que chaque sens ne se perfectionne que par la culture. Sous ce rapport, la virginité est une réalité au moral comme au physique, et un bien que les deux sexes devroient conserver comme un dépôt sacré : et il est certain qu'une seule occasion suffit pour nous l'enlever, et que celui qui est tombé une fois tombera encore.

Enfin, pour en revenir à notre objet principal :

Multa tulit, fecitque puer, sudavit et alsit,
Abstinuit venere et vino.

Ce peu de mots renferme tout le secret à l'aide duquel on peut, dans sa jeunesse, acquérir de la force et jeter les fondemens d'une vie durable.

Je n'ai besoin que de rappeler ce qui précède. — Heureux celui qui possède l'art de ménager ses facultés ; il possède en même temps le secret non-seulement de donner à son existence plus d'énergie et de durée, mais encore de la communiquer un jour à d'autres êtres, de jouir alors de toutes les douceurs de l'hymen, et de voir reparoître dans des enfans sains et robustes sa vigueur et sa santé qu'il avoit su épargner : tandis que celui qui les a dissipées, non-seulement abrège sa vie, mais encore a la douleur de voir sa honte se reproduire dans ses enfans. Telle est la récompense inappréciable réservée à celui qui a assez d'énergie pour résister pendant quelques années. Il y a sans doute peu de vertus qui en reçoivent ici bas une aussi belle et aussi douce.

Enfin, outre l'avantage de faire le bonheur du mariage, elle a celui de contribuer à la conservation de la vie.

CHAPITRE V.

Mariage heureux.

C'est un des préjugés les plus mal fondés de croire que le mariage n'est qu'une institution politique et conventionnelle. C'est au contraire une des distinctions les plus essentielles de l'homme individuellement et en société, et un des points les plus nécessaires à son éducation. J'entends par le mariage l'union indissoluble et sacrée de deux personnes de différens sexes pour s'aider réciproquement, pour engendrer leurs enfans et les élever; et cette union, fondée sur des objets aussi importans, est, selon moi, la principale base de la félicité publique et individuelle. Elle est nécessaire à la perfection morale de l'homme ; cet enchaînement de son être avec un autre, de son intérêt avec celui d'un autre individu, le fait triompher de l'égoïsme, le plus dangereux ennemi de la vertu, le porte de plus en plus à l'humanité, et le rapproche davantage de sa vraie perfection morale. Sa femme et ses enfans l'attachent par des liens indissolubles au reste de l'humanité et au bonheur universel ; les sentimens d'époux et de père animent sans cesse son cœur, en bannissent l'indifférence révoltante d'un homme isolé, et les soins si doux qui en sont la suite lui imposent le devoir de s'accoutumer à l'ordre, au travail et à un genre de vie réglé. Le penchant qui nous entraîne vers le sexe, au lieu d'être un instinct brutal, devient un des mobiles les plus nobles, les plus moraux, les plus parfaits, capable d'étouffer les passions les plus violentes, la plus mauvaise humeur, les habitudes les plus vicieuses. Ainsi son influence est extrêmement bienfaisante pour la société ; d'où je conclus que les bons mariages sont les bases les plus solides de l'état, du repos et du bonheur général. Le célibataire demeure toute sa vie égoïste, indépendant, inconstant, soumis à des passions ; il a des caprices, il s'intéresse moins au bien de l'humanité, de la patrie ; un sentiment de liberté mal entendue l'a empêché de se marier, et le célibat ne remplit sans doute pas le vide de son cœur. Qu'y a-t-il de plus capable d'occasioner des innovations, des mouvemens populaires, des révolutions, que l'augmentation des célibataires ?

Considérons l'homme marié. La dépendance dans laquelle il se trouve à l'égard d'une seconde moitié de lui-même, dépendance qui est nécessaire

dans

dans le mariage l'accoutume aussi à la soumission aux lois ; les soins qu'exigent sa femme et ses enfans lui donnent le goût du travail et de l'ordre ; ses enfans l'enchaînent avec l'état ; le bien, l'intérêt de cet état devient le sien propre, ou, pour me servir de l'expression de Bacon, l'homme marié qui a des enfans, a donné des ôtages à l'état ; voilà le seul vrai citoyen, le seul vrai patriote. Je dis plus encore, non-seulement le bonheur de la génération présente, mais même celui de la suivante, en est le résultat ; car il n'y a que le mariage qui donne à l'état des citoyens honnêtes, d'une bonne conduite, et accoutumés dès leur enfance à l'ordre et à l'observation des devoirs dus à la société. Que l'on ne croie pas que l'état puisse suppléer à l'éducation que la sagesse de la nature fait dépendre de la tendresse des parens. L'état n'est qu'une marâtre. J'ai fait voir déjà quels inconvéniens résultent pour le physique de l'acte de la génération fait à la manière des animaux, et de l'éducation des enfans dans les hôpitaux d'enfans trouvés ; il en est de même pour le moral. Il est certain que plus l'état a d'enfans illégitimes, et plus il renferme de germes de corruption, et par conséquent de révolutions. Et cependant, il y a des princes qui, séduits par de faux calculs de finance, croient que le mariage peut être pernicieux à l'état, que le célibat fait les bons sujets, les bons citoyens, etc. O vous, grands de ce monde, si vous voulez assurer le repos de vos états, faire le bonheur de vos sujets en général et en particulier, favorisez, honorez et protégez les mariages ; considérez-les comme des pépinières de bons citoyens, considérez chaque famille qui vit dans l'union comme un gage de la félicité générale et de la sureté de vos

R

trônes ! Mais, si vous voulez achever ce grand
œuvre, il faut donner plus d'attention aux écoles
publiques. L'éducation seule rend l'homme bon
ou mauvais. Les lois et les peines peuvent, quoiqu'imparfaitement, empêcher le mal, mais elles
ne font jamais l'homme. Il n'y a que les impressions de l'enfance, de la jeunesse, qui passent
dans notre être, et s'identifient tellement avec lui,
qu'elles ne s'effacent jamais entièrement. Tout ce
que nous acquérons par la suite n'est qu'étranger
et ne nous appartient jamais autant en propre (*).

Je ne puis m'empêcher d'insérer ici ce que le
grand Platon dit de l'éducation, en priant les
magistrats d'y faire la plus sérieuse attention.
« Celui qui est chargé de l'inspection de l'éduca-

_____

(*) On sait que les préjugés, les vices, la superstition, comme
la crainte des revenans, du tonnerre, etc., s'enracinent quelquefois
dans l'enfance au point qu'il n'est plus possible de s'en délivrer. On
devroit d'autant plus profiter de cette époque pour faire éclore le
germe des vertus, qu'il seroit également impossible de l'étouffer ;
et cette éducation vaut bien celle qui est le résultat de la civilisation
et des raisonnemens ; je parle ici sur-tout de la croyance en Dieu
et à l'immortalité de l'ame. Celui qui ne l'a pas dès l'enfance,
ne l'acquerra presque jamais par la suite, comme le prouvent une
foule d'exemples terribles. On dit, il est vrai, maintenant qu'il ne
faut apprendre aux enfans que ce qu'ils conçoivent. Cela est vrai
pour tout, excepté pour ces deux points. En effet, la philosophie
critique avoue elle-même qu'on ne peut les démontrer strictement,
mais qu'il faut les croire, puisqu'ils sont nécessaires au bonheur
de la vie. Pourquoi donc attendre jusqu'à l'âge auquel il est si difficile, que dis-je, auquel il est impossible de croire sans preuve ?
La jeunesse est l'âge de la croyance ; c'est alors qu'il faut imprimer
dans un jeune cœur des vérités si consolantes ; elles l'accompagne-
ront pendant toute sa vie ; doutes, plaisanteries, raisonnemens,
conviction même, rien ne pourra les lui enlever, puisqu'elles feront
partie de son être. Considérons la vie humaine seule, abandonnée
à elle-même, quel appui, quelle émulation la vertu et l'esprit y
trouvent-ils ? Au contraire, quelle force et quelle résignation ne communique pas le sentiment de ces vérités ? O parens, combien vos
enfans vous remercieront pendant tout le cours de leur vie, de leur
avoir fait de bonne heure ce don précieux, le meilleur héritage
que vous puissiez leur laisser !

tion de la jeunesse doit, ainsi que ceux qui le choisissent, considérer que cette place est sans contredit la première de l'état. — Quoique l'homme soit naturellement doux, cependant ce n'est que par l'éducation qu'il devient le meilleur des animaux, et celui qui approche le plus de la divinité. S'il ne reçoit aucune éducation, ou seulement qu'une mauvaise, alors il devient le plus sauvage de tous les animaux. C'est pourquoi le législateur doit avant tout s'occuper de l'instruction de la jeunesse; et pour remplir dignement ce devoir, il doit fixer son attention sur celui de ses concitoyens qui s'est le plus distingué dans les différentes vertus, et le mettre à la tête de ses établissemens d'éducation. »

Qu'on pardonne cette digression à mon cœur, qui ne peut laisser échapper aucune occasion de faire voir combien est bienfaisante et digne de la divinité cette disposition de la nature évidemment fondée sur le physique et le moral de l'homme, et qui est encore de nos jours soumise à tant de faux jugemens. Mais je reviens à mon sujet principal, qui est de prouver l'influence du mariage pour le bien physique de l'homme. Il mérite sans doute une place parmi les moyens de conserver la vie.

1.º Le mariage est le seul moyen d'assujettir l'instinct du sexe à un ordre et de lui donner un but; il fait éviter les deux excès, celui d'une trop grande dissipation, et d'une continence contre nature. Autant je suis persuadé que la continence est nécessaire à la jeunesse, et en général à la longueur et au bonheur de la vie, autant suis-je convaincu qu'il y a un âge auquel il serait aussi dangereux d'étouffer cet instinct, qu'il l'est de le satisfaire de trop bonne heure. — C'est en partie, du moins quant aux substances grossières, une secrétion ; par une raison des plus plausibles , c'est qu'en négligeant l'exercice de ces organes , nous diminuons la portion de sucs qui doivent se séparer et se préparer ; ainsi il en passe d'autant moins dans le sang , et nous finissons par essuyer une perte. La loi générale de l'harmonie l'exige ; chaque principe doit être développé et exercé suffisamment. *Coïtus modicus excitat , nimius debilitat.*

2.º Le mariage modère et règle la jouissance. Cette uniformité, qui dégoûte le voluptueux du mariage, est ce qu'il y a de plus salutaire et de plus indispensable ; elle prévient l'irritation produite sans cesse par la nouveauté des objets, laquelle affoiblit d'autant plus. C'est la nourriture simple comparée à celle qui est trop composée et trop rafinée ; il n'y a que la première qui donne l'usage de la tempérance et qui puisse faire espérer une longue vie.

3.º Tous ceux qui ont atteint un âge très-avancé, avoient été mariés.

4.º Les plaisirs domestiques que procure le mariage, sont les plus purs, les plus simples, ceux qui épuisent le moins , ceux qui sont les plus proportionnés à la santé physique et morale , qui maintiennent le mieux le caractère dans ce ton mitoyen si heureux et si favorable à la durée de la vie. Le mariage prévient l'excès des espérances, des plans, des inquiétudes. L'intérêt que nous témoigne un second être , notre union intime avec lui , adoucit et tempère tout ce qu'il peut y avoir d'outré en nous. Ajoutez à cela les soins , sur lesquels on ne peut compter dans aucune position aussi surement que dans le mariage , qui nous procure le ciel sur la terre , en nous donnant des enfans sains et d'un naturel heureux , dont la société nous rajeunit , comme le prouve l'exemple touchant de l'octogénaire Cornaro.

Nous subissons le même changement en entrant au monde et en en sortant ; ainsi en cela les extrèmes se touchent. Nous commençons et nous finissons par l'enfance ; c'est-à-dire, par cet état de foiblesse et d'impuissance ; on est obligé de nous lever, de nous porter, de nous présenter notre nourriture ; nous avons encore besoin de parens, et — ô sagesse de la providence ! — nous les trouvons dans nos enfans eux-mêmes, ravis de pouvoir nous rendre une partie des bienfaits qu'ils ont reçus de nous. — Le célibataire se prive lui-même des heureux effets de cette admirable disposition. Seul, délaissé, comme un tronc desséché au milieu d'un désert, en vain il attend de mains mercenaires les secours et les soins que l'on ne peut recevoir que de la nature.

Voici la traduction de deux vers allemands de Schiller sur ce sujet ;

Malgré ton influence, tu seras seul dans le monde, tant que la nature qui embrasse tout ne t'unira point au reste de l'univers.

CHAPITRE VI.

Le sommeil.

J'ai fait voir que le sommeil est un des plus sages réglemens de la nature ; qui sert à arrêter et à diminuer dans certains temps la rapidité de la consomption. Il marque les différentes époques de notre existence morale et physique ; ce qui nous procure le bonheur de renaître, pour ainsi dire, tous les matins ; et de passer d'un état de néant dans une vie nouvelle. Privés de cette succession, de ce renouvellement continuel, combien la vie perdroit promptement de ses charmes, combien nos sensations s'émousseroient rapidement ! C'est donc avec raison que le plus grand philosophe de notre siècle a dit : Ôtez à l'homme l'espérance et le sommeil, et ce sera l'être le plus malheureux qui existe.

Combien grande est donc l'imprudence de celui qui abrège considérablement le temps de son sommeil en croyant prolonger sa vie ! Il ne peut atteindre son but ni intensivement, ni extensivement. Il restera plus long-temps les yeux ouverts, mais il ne jouira jamais de la vie à proprement parler ; jamais il n'aura cette vivacité, cette énergie de l'esprit, suite ordinaire d'un sommeil paisible et assez long, et qui imprime le même caractère à tout ce que nous faisons.

Ce n'est pas seulement pour la vie intensive, mais encore pour la vie extensive, et pour sa durée et sa conservation que le sommeil est de la plus grande importance. Rien n'accélère notre

consomption , ne détruit et ne fait vieillir avant
le temps , autant que le défaut de sommeil. Les
effets physiques du sommeil sont , de ralentir tous
les mouvemens , de rassembler les forces , et réparer les pertes du jour passé , (c'est par ce moyen
sur-tout que s'opèrent la restauration et la nourriture) enfin de séparer les substances inutiles et
pernicieuses. C'est comme une crise quotidienne
qui facilite toutes les secrétions.

Par conséquent , une veille prolongée réunit
toutes les qualités qui tendent à détruire la vie ;
dissipation continuelle des facultés vitales, destruction des organes , accélération de la consomption , et retardement de la restauration.

Il ne faut pas croire pour cela qu'un sommeil
trop long soit le meilleur moyen de prolonger la
vie. Il amasse une quantité de sucs trop considérable , et par conséquent nuisible , amollit les organes , les met hors d'état de faire leurs fonctions,
et peut même , comme on le voit , contribuer à
abréger la vie.

On ne devroit jamais dormir moins de six heures,
et plus de huit.

On se procurera un sommeil sain et paisible,
c'est-à-dire, que l'on en retirera toute l'utilité possible , en observant ce qui suit :

1.º L'endroit où l'on dort doit être tranquille et
retiré. Moins il y a de stimulans extérieurs qui
agissent sur nos sens , et plus notre ame goûte
de repos. — On voit par là combien on a tort de
conserver de la lumière pendant la nuit.

2.º La chambre à coucher étant l'endroit où l'on
passe la plus grande partie de sa vie , du moins
celle où l'on reste le plus long-temps de suite , il
est essentiel d'y entretenir un air très-pur. Il faut
qu'elle soit grande et haute , qu'on ne l'habite

R 4

point pendant le jour, qu'on n'y fasse point de feu, et que les fenêtres soient continuellement ouvertes, excepté pendant la nuit.

3.° Il faut manger peu le soir, des choses froides, et toujours quelques heures avant d'aller se coucher, ce qui est essentiel pour dormir tranquillement, et pour être de bonne humeur à son réveil.

4.° Il faut être couché sans gêne et presque horizontalement, excepté la tête qui doit être un peu élevée. Rien de plus mal sain que d'être à moitié assis dans son lit, de manière que le corps forme un angle ; la circulation dans le bas-ventre devient plus difficile, l'épine du dos est continuellement gênée ; ainsi on n'atteint pas le but principal du sommeil, qui est de faciliter la circulation du sang ; c'est même de cette habitude que proviennent la plupart des difformités dans l'enfance et la jeunesse.

5.° Il faut, en quittant ses habits, déposer aussi tous les soins, tous les soucis du jour. L'habitude en cela fait beaucoup ; je ne connois pas de plus mauvaise habitude que celle d'étudier dans son lit, et de s'endormir le livre à la main ; on met par ce moyen l'ame en activité au moment où il est important de lui donner du repos : et il est bien naturel que les idées réveillées par là occupent pendant toute la nuit, et tiennent l'imagination dans une tension continuelle. L'esprit doit être en repos tandis que nos sens dorment. Il en est de ce sommeil comme de celui de l'esprit, pendant que notre corps est en mouvement ; par exemple, quand on dort en voiture en voyageant ; l'un séparé de l'autre ne nous suffit point.

6.° Il y a encore une observation à faire : quelques personnes croient qu'il importe peu dans

quel temps on dorme ses sept heures, la nuit ou
le jour. Ainsi le soir on s'abandonne au plaisir ou
à l'étude, le plus long-temps possible, et l'on croit
satisfaire à la nature, en rendant au sommeil dans
la matinée ce qu'on lui avoit dérobé pendant la
nuit. Que celui à qui sa santé est précieuse se ga-
rantisse de cette erreur. Sans doute il n'est pas indifférent de dormir sept heures pendant le jour ou
pendant la nuit ; et deux heures de sommeil avant
minuit, valent mieux que quatre pendant le jour.
Voici mes raisons :

C'est sur-tout dans l'économie physique de
l'homme que se montre la période de vingt-quatre
heures, que le mouvement régulier de la terre sur
elle-même communique à tous ses habitans. Elle
se manifeste dans toutes les maladies, et c'est elle
qui au fond détermine toutes les époques de notre
existence physique, dont le retour est fixé avec
tant de précision. Elle forme, pour ainsi dire,
l'unité de notre chronologie naturelle. — Or, plus
cette période approche de sa fin ainsi que le jour,
et plus le pouls se précipite, et il en résulte un
état de fièvre, que l'on nomme communément la
fièvre du soir, que chaque homme éprouve. Il est
probable que l'entrée du nouveau chyle dans le
sang y contribue en quelque manière. Ce n'est pas
toutefois la seule raison, puisqu'on remarque aussi
ce symptôme dans les malades qui ne prennent
rien. L'absence du soleil et la révolution de l'atmosphère, qui en est la suite, y ont sans doute
plus de part. C'est aussi cette petite fièvre qui
fait que les hommes, dont les nerfs sont délicats,
se sentent plus disposés au travail le soir que
pendant le jour. Il leur faut un stimulant artificiel qui les mette en action, et la fièvre du soir
produit sur eux le même effet que le vin. Mais

il est aisé de voir que cet état n'est point naturel.
Il occasione, comme toute fièvre simple, la lassitude, l'envie de dormir, et les crises qui s'opèrent par l'évaporation pendant le sommeil. On
peut donc avancer avec fondement, que chaque
homme a, pendant la nuit, son évaporation critique, plus ou moins sensible, qui facilite la secrétion de toutes les substances inutiles ou pernicieuses que l'on a avalées, ou qui se sont formées
en nous pendant le jour. Cette crise quotidienne
est nécessaire à la conservation de l'homme et le
moment où elle s'opère est celui auquel la fièvre a
atteint sa plus grande force, c'est-à-dire, quand le
soleil est au zénith par rapport à nous, à minuit.
Que fait donc celui qui, au lieu d'obéir à la voix
de la nature qui l'invite au repos, profite pour redoubler d'activité de cette fièvre destinée à séparer
et épurer nos sucs ? Il trouble cette grande crise,
passe le moment important ; et supposé même
qu'il se couche vers le matin, il ne peut alors jouir
d'un sommeil aussi bienfaisant, le moment favorable étant passé. Sa crise ne sera jamais qu'imparfaite, et les médecins savent ce que cela veut dire.
Ainsi son corps n'est jamais parfaitement purifié.
— Combien cela n'est-il pas clairement démontré
par les incommodités continuelles, par les humeurs rhumatismales, les pieds enflés, suites ordinaires de ces sortes de travaux !

En second lieu, les yeux en souffrent beaucoup
plus ; en été, par exemple, on travaille toujours à
la chandelle, ce dont celui qui profite des heures
de la matinée, n'a pas besoin.

Enfin, on perd le temps le plus propre au travail. — En nous réveillant, nous sommes véritablement rajeunis, nous sommes plus grands que
le soir, nous avons plus de souplesse, de forces,

de sucs, en un mot, nous avons plus le caractère de la jeunesse : au lieu que le soir nous éprouvons de la sécheresse, de la dureté, de l'épuisement, par conséquent le caractère de la vieillesse. Ainsi l'on peut regarder chaque jour comme l'image de notre vie, le matin la jeunesse, à midi l'âge viril, le soir la vieillesse. Quel est celui qui n'aimeroit pas mieux profiter de sa jeunesse pour travailler, au lieu d'attendre pour cela jusqu'à l'âge de la vieillesse, c'est-à-dire, de l'épuisement ?. — C'est le matin que la nature offre le plus de charmes et de fraîcheur ; c'est aussi le matin que l'homme a le plus de force, d'énergie, de capacité ; les différentes impressions de la journée, les affaires, les désagrémens ne l'ont point encore altéré, rendu différent de lui-même ; il a encore toute sa force naturelle, il est plus original. C'est pour l'esprit le moment créateur, celui auquel il produit des pensées sublimes, auquel il a les idées les plus claires. L'homme ne jouit jamais du sentiment de son existence avec autant de pureté et de perfection que par une belle matinée : celui qui ne profite pas de ce beau moment perd la jeunesse de la vie.

Tous ceux qui ont atteint un âge très-avancé, aimoient à se lever de bonne heure. J. Westley, fondateur d'une secte soumise à des pratiques particulières, homme original et très-remarquable, étoit si persuadé de la nécessité de s'y habituer, qu'il en fit un point de religion, et il vécut jusqu'à quatre-vingt-huit ans. Il avoit pour devise une maxime-pratique que je ne puis m'empêcher de recommander ici : *Early to bed, and early arise makes the man healthy, wealthy and wise* (*).

_____

(*) Se coucher de bonne heure et se lever de bonne heure, donne à l'homme santé, richesse et sagesse.

Mais j'ai souvent entendu répondre, qu'on ne pouvoit pas s'endormir, même quand on se couchoit à temps, et que dans ce cas-là il valoit bien mieux ne pas se coucher que de s'ennuyer au lit. — Je puis assurer que ceci ne provient que d'une mauvaise habitude, et voici le moyen d'y remédier : il faut se faire réveiller tous les matins à une certaine heure, le plus matin possible, et même se faire violence pour se lever. Quand on aura observé cette méthode six ou huit jours de suite, on s'endormira surement le soir de bonne heure. C'est moins en se couchant qu'en se levant de bonne heure, que l'on parvient à perdre l'habitude de veiller. Mais aussi il ne faut plus y manquer dès qu'on s'en est fait une règle, même lorsqu'on s'est couché plus tard qu'à l'ordinaire.

CHAPITRE VII.

Exercices du corps.

QUAND je considère le physique de l'homme, dit le grand Fréderic, je suis tenté de croire que la nature nous a plutôt faits pour l'état de postillon que pour celui de savant. Il y a beaucoup de vrai dans cette expression, quoiqu'un peu outrée. L'homme est et sera toujours une espèce mitoyenne entre l'ange et la bête ; autant agit-il contre sa haute destination en restant dans l'état de bête, autant pèche-t-il contre sa destination immédiate dès qu'il veut vivre en esprit, et ne faire que penser et sentir. Pour remplir parfaitement sa destination, et sur-tout pour prolonger la durée de sa vie, il doit entretenir un certain équilibre entre ses facultés physiques et morales. L'harmonie des mouvemens est la principale base sur laquelle reposent la santé, la restauration uniforme et la durée du corps; et ces qualités ne peuvent avoir lieu, si nous ne faisons que penser et être assis. L'envie de se donner du mouvement est aussi naturelle à l'homme que celle de boire et de manger. Considérons un enfant, rien ne le contrarie plus que d'être assis. Le talent même de pouvoir rester assis des jours entiers, sans éprouver le moindre désir de faire du mouvement, est un état contre nature, un état de maladie; et l'expérience nous apprend que ceux qui ont atteint l'âge le plus avancé, sont ceux qui avoient toujours fait beaucoup d'exercice et en plein air.

Ainsi je regarde comme une condition nécessaire à la durée de la vie, de se donner du mouvement en plein air, au moins une heure par jour, avant le dîner, ou trois ou quatre heures après.

De petits voyages ou des excursions de temps en temps, des promenades à cheval, quelques heures passées à danser et autres exercices, sont sous ce rapport-là très-salutaires (*); et il seroit bien à désirer que nous imitassions en cela les anciens, qui réduisoient en principes ces exercices si nécessaires à la santé, et qu'aucune considération n'empêchoit de s'y livrer. Les plus salutaires sont ceux qui mettent l'ame en mouvement en même temps que le corps. Aussi pour que la promenade

---

(*) Nous avons sur ce sujet un livre classique, et qui fait honneur à notre nation, c'est la *Gymnastique de Gutsmuths*. Je citerai en même temps un ouvrage du même auteur, qui va bientôt paroître : *Jeux à l'usage et pour servir au délassement physique et moral de la jeunesse.*

fasse le bien qu'on s'en promet, il faut la faire en société, dans un pays agréable et varié, s'il est possible, et en se proposant un but.

CHAPITRE VIII.

S'exposer à l'air. — Chaleur tempérée.

IL faut s'accoutumer au plein air comme à un aliment aussi nécessaire à notre nature que le boire et le manger. Un air pur sert à conserver et à fortifier notre vie, aussi bien qu'un air renfermé et corrompu est pour elle le poison le plus subtil.

On peut en tirer les maximes-pratiques suivantes :

1.º Qu'on ne laisse pas passer un seul jour sans sortir de la ville, pour respirer un air pur. Il faut considérer la promenade, non - seulement comme un mouvement, mais encore comme la jouissance de l'aliment le plus pur, nécessaire surtout à ceux qui vivent ordinairement renfermés. Outre cet avantage, l'on acquiert encore celui de se familiariser avec le plein air, et par là on se met en garde contre un des maux les plus fréquens dans notre siècle, cette sensibilité excessive à toutes les impressions et à tous les changemens de temps. C'est une des sources les plus fécondes en maladies, et le meilleur moyen de s'en garantir est de s'accoutumer au plein air.

Enfin cette habitude est très-salutaire pour la conservation des yeux ; car ce qui contribue le plus à les affoiblir, c'est la vue continuelle des quatre murailles au milieu desquelles nous vivons depuis notre enfance, et qui finissent par enlever aux yeux la faculté de devenir le foyer des objets éloignés. Ce qui le démontre clairement, c'est que l'on ne trouve des vues courtes que dans les villes, et presque jamais à la campagne.

2.° Que l'on cherche toujours à se procurer une maison élevée. Celui pour qui sa santé est précieuse ne devroit jamais, sur-tout dans les villes, habiter au rez-de-chaussée. Les poëles à tuyaux, les cheminées, sont les meilleurs moyens de purifier l'atmosphère de la chambre. Il ne faut pas coucher dans la chambre où l'on se tient pendant le jour, et les fenêtres de la chambre à coucher doivent être ouvertes pendant toute la journée.

Une autre précaution à observer, et qui est importante pour la conservation de la vie, c'est d'entretenir dans la chambre où l'on se tient une chaleur tempérée. Il vaut bien mieux que la chambre soit trop froide que trop chaude; la chaleur précipite prodigieusement l'opération de la vie : ce qui le prouve, c'est que les habitans des climats chauds vivent moins long-temps que ceux des climats froids ; les chambres chaudes produisent le même effet. La chaleur ne devroit pas être de plus de quinze degrés du thermomètre de Réaumur.

CHAPITRE IX.

Vie champêtre. —— Goût des jardins.

Heureux celui qui , se trouvant par le sort plus rapproché du sein de la terre , trouve dans le commerce de la nature ses plaisirs , ses travaux et sa destination ! Placé à la vraie source de la jeunesse , de la santé , du bonheur , son corps et son ame vivent dans la plus parfaite harmonie ! la simplicité , l'innocente gaieté , le contentement accompagnent tous ses pas , et il atteint le dernier terme de la vie dont une telle organisation le rend capable. Je ne puis résister au plaisir d'insérer ici la traduction d'un beau morceau de vers allemands faits par Herder.

———————

J'aime la résolution de mon ami de s'échapper des murs de la ville pour se retirer à Tuscule. Pourquoi , insensés que nous sommes , avons-nous entassé des quartiers de rocher taillés artistement? Etoit-ce pour trembler que leur chute soudaine ne nous écrase? Pour nous dérober le spectacle du firmament , ou pour nous ôter réciproquement la jouissance de l'air? Libres d'une pareille folie , au sein de l'innocence et de la gaieté , les hommes à l'enfance du monde vivoient bien plus heureux à la campagne. Là des plaisirs purs remplissent notre cœur de délices toujours nouvelles ; on a la vue du ciel ; un voisin incommode ne nous dérobe point la clarté du jour. Apollon , dans les

sources

sources limpides, nous offre la boisson du génie.
Oh, si les hommes connoissoient leur bonheur ! Ce
n'est surement pas dans l'obscurité des villes que
la nature le cacha ; il se trouve à la campagne à la
portée de chacun, celui qui ne le cherche pas le
trouve. Les jouissances sont pour quiconque est
riche sans posséder des millions; les richesses de la
nature forment ses trésors ; un ruisseau limpide
est son argent; son or, ce sont les épis et les fruits
mûris par le soleil ; cachés dans les arbres touffus,
ces musiciens ailés valent pour lui les plus nom-
breux orchestres. L'oiseau prisonnier dans les villes
ne laisse échapper que des sons plaintifs ; l'esclave
qui lui apporte du grain, croit qu'il chante pour
son maître, tandis que chacun de ses accens mau-
dit la main impitoyable qui le priva de sa liberté.
—Mais à la campagne, les jouissances viennent de la
nature ; l'art qui l'imite n'ose que rarement et avec
timidité s'approcher d'elle. Vois ce palais en berceau, quelques branches entrelacées en voûte
t'offrent un asile aussi sûr que le palais magnifique
l'est pour le grand roi, et tu y trouves ce que n'a
pas ce monarque, un sommeil doux et paisible.
Les grandes villes sont un assemblage d'incommodités, privé de jouissances intérieures, on en
recherche qui nous sont étrangères ; tout y est
peint et artificiel, murailles, visages, gestes, paroles ; le cœur lui-même ; tout y est d'un bois et
d'un marbre magnifique, le maître et la maîtresse
eux-mêmes en ont la dureté. O pauvreté de la
campagne, que tu es riche ! A-t-on faim, on y
mange ce que chaque saison offre en abondance ;
la charrue sert de table, la feuille verte d'assiette
pour le fruit, la cruche est de bois, l'eau de la
source limpide tient lieu de vin, et offre une boisson pure, source de la santé ; son doux murmure

t'invite à un sommeil paisible , tandis que l'a-
louette , tantôt près de la terre, tantôt cachée dans
les nues , fait entendre ses chants d'alégresse , et
bientôt volant à tes pieds , va se cacher dans son nid
au milieu des sillons.

—————

En effet , si l'on vouloit exposer les principes
nécessaires à la santé et à une longue vie, il faudroit en revenir au tableau de la vie champêtre.
Nulle part on ne trouve toutes les qualités réunies.
aussi complètement qu'à la campagne , où tout ce
qui est autour de l'homme et dans l'homme le conduit directement à son but, qui est de conserver
sa santé et sa vie. Un air pur et sain, une nourriture simple et frugale, des exercices du corps , de
l'ordre dans toutes les parties de la vie , le spectacle
agréable de la nature dans sa simplicité , le caractère de repos , de sérénité , de gaieté , qui se communique à notre ame; — quelle source de santé et
de restauration ! Outre cela , rien n'est aussi propre
que la vie champêtre à donner au caractère le ton
nécessaire pour enlever à l'ame ce qu'elle a de pas-
sionné , d'exalté , d'excentrique ; d'autant plus
qu'elle éloigne du tumulte , des collisions , de la
corruption des villes qui alimentent ces excès.
Ainsi elle nous donne intérieurement et extérieurement cette tranquillité , cette égalité de caractère si favorable à la conservation de la vie ; elle
nous offre une foule de jouissances , d'espérances , etc. mais sans violence et tempérées par la
nature. — Il n'est donc pas étonnant que les exemples d'une longue vie se trouvent parmi ceux qui
suivent ce genre de vie.

Il est fâcheux que cette manière de vivre , la
première et la plus naturelle à l'homme , soit de
nos jours tellement avilie, que le paysan , quelque

content qu'il soit de sont sort, s'empresse de faire
de son fils un savant, et que la disproportion entre
les habitans des villes et ceux des campagnes
semble augmenter de plus en plus. Le bonheur
général et individuel y gagneroit sans doute, si
une grande partie des canifs et des couteaux à papier se trouvoient transformés en faucilles et en
socs, et si la plupart des bras occupés à écrire
étoient employés aux travaux de la campagne. Ce
n'est pour la plupart, il est vrai, qu'un travail des
mains; mais au moins le second est-il plus utile,
et même, si je ne me trompe, les intérêts politiques nous obligeront d'en revenir là, et l'homme
se verra à la fin forcé de se rapprocher de la nature
dont il s'est trop éloigné sous tous les rapports.

Il est vrai que nous ne pouvons pas être tous
cultivateurs de métier; mais ne seroit-il pas à désirer que les savans, les gens d'affaires, etc. parta-
geassent leur vie en deux parties; semblables aux
anciens qui, malgré leurs affaires d'état et leur
philosophie, ne regardoient point comme au-dessous d'eux de se livrer de temps en temps à la vie
champêtre, et au métier de cultivateur dans toute
la force du terme? Les suites désastreuses de la vie
sédentaire et du travail de tête cesseroient, si celui
qui s'y livre passoit quelques heures par jour, ou
quelques mois par an, la bêche ou le rateau à
la main à cultiver son champ ou son jardin; car
par la vie champêtre je n'entends point la méthode ordinaire d'emporter avec soi les livres et
les soucis, et de lire, écrire et méditer en plein
air, au lieu de le faire dans sa chambre. Un séjour
pareil rétabliroit l'équilibre entre l'esprit et le
corps, si souvent détruit par une application trop
suivie; et en réunissant les trois grands remèdes,
les exercices du corps, le plein air et la sérénité du

caractère, il opéreroit chaque année un rajeunissement et une restauration infiniment favorables
au bonheur et à la durée de la vie. Je ne crois pas
exagérer en avançant que cette pratique produiroit
aussi beaucoup d'avantages pour le moral ; on en-
fanteroit moins de chimères et d'hypothèses ; on
ne s'imagineroit plus voir le monde borné à son
individu, ou aux quatre murailles qui le renferment ; on ne le traiteroit plus en conséquence ;
l'esprit auroit plus de vérité, de justesse, de chaleur, de naturel ; qualités qui distinguent tellement les philosophes Grecs et Romains, et dont
la plupart les devoient, je crois, à l'habitude de
vivre continuellement au sein de la nature. On devroit donc travailler sans cesse à entretenir en soi
ce goût de la nature. Il est aisé de le perdre en
menant toujours une vie isolée, au milieu des affaires, et en respirant l'air corrompu des cabinets
d'étude ; et quiconque l'a une fois perdu ne ressent
plus les bienfaisantes influences de la nature, au
milieu du paysage le plus riant, sous le plus beau
ciel, il est sans ame et sans jouissances.

On évite ces inconvéniens en ne se tenant jamais trop éloigné de la nature ; en s'arrachant le
plus souvent possible au monde artificiel ; en aban-
donnant tous ses sens aux influences bienfaisantes
de la nature ; en cherchant à acquérir dès sa jeunesse le goût de l'histoire naturelle, ce qui devroit
entrer dans l'éducation ; et en nourrissant son imagination des belles imitations de la peinture et des
tableaux ravissans des poètes de la nature, Zacha-
ria, Thompson, Gessner, Matthisson, etc.

CHAPITRE X.

Voyages.

JE ne puis m'empêcher de parler de cette jouissance, une des plus douces de la vie, si propre à
la prolonger. Le mouvement continuel, la variété
des objets, la gaieté qui en est le résultat, l'air
pur et toujours nouveau, toutes ces causes produisent sur l'homme un effet merveilleux, et contribuent infiniment à le restaurer et à le rajeunir.
La consomption peut être il est vrai augmentée,
cependant cet inconvénient est bien contrebalancé
par l'augmentation de restauration qui s'opère physiquement, la digestion se faisant plus aisément,
et moralement par la succession rapide d'impressions agréables et par une espèce d'oubli de soi-
même. Ceux qui doivent sur-tout faire usage de
ce moyen, sont ceux qui sont par état obligés
d'être beaucoup assis, de s'occuper continuellement d'objets abstraits, ou désagréables, ceux
dont le caractère est peu sensible ou sujet à la rêverie, à l'hypocondrie; enfin, ceux qu'il y a de
plus malheureux, qui ne connoissent point le bonheur domestique.

Toutefois il y a bien des personnes qui font
usage de ce moyen, de manière à ne point en retirer
toute l'utilité possible; aussi je crois devoir communiquer ici quelques pratiques à observer en
voyageant, si l'on veut que les voyages produisent
les suites favorables que l'on s'en promet.

1.º Les meilleures manières de voyager sont à
pied, et sur-tout à cheval; mais lorsqu'on est foible,

ou que l'on a de grandes marches à faire, il vaut mieux aller en voiture.

2.º Quand on est en voiture, il est bon de changer souvent de position, et d'être tantôt assis, tantôt couché, etc. Par ce moyen on prévient les suites fâcheuses qu'entraîne à la fin cette manière de voyager, et qui proviennent sur-tout de ce que l'ébranlement a toujours la même direction.

3.º La nature n'aime pas les passages trop rapides ; ainsi celui qui seroit accoutumé à une vie entièrement sédentaire, feroit mal de s'en arracher tout d'un coup pour entreprendre un voyage très-fatiguant ; c'est comme si quelqu'un qui n'auroit jamais bu que de l'eau, vouloit se mettre à ne boire que du vin. — Que le passage ne soit donc pas subit, et que l'on ne commence que par des marches très-modérées.

4.º En général, il ne faut pas que les voyages entrepris pour cause de santé soient des courses fatiguantes, ce qu'il faut déterminer d'après la force du tempérament de chacun. La meilleure manière de voyager seroit peut-être de faire trois ou quatre milles par jour, pendant trois ou quatre jours, et de se reposer alors un ou plusieurs jours. Il faut sur-tout éviter de voyager pendant la nuit, ce qui est très-préjudiciable, vu l'interruption de la restauration, de l'évaporation, et le mauvais air. On peut pendant le jour faire deux fois plus d'exercice, pourvu que l'on respecte le repos de la nuit.

5.º Il ne faut pas croire que les voyages nous donnent le droit de sortir des bornes de la tempérance. Il ne faut point être trop scrupuleux sur le choix des alimens et des boissons ; et il est bon de se faire à la manière de vivre de chaque pays. Seulement faut-il éviter de surcharger son estomac. Car, pendant le mouvement, la force du corps est trop divisée pour que l'on puisse attendre que l'estomac fasse parfaitement ses fonctions, ce qui rend le mouvement plus pénible. Il faut aussi se garder des alimens et boissons échauffantes, excès assez ordinaire en voyage ; le voyage par lui-même étant un stimulant, nous avons besoin de moins d'alimens et de boissons irritantes, que dans une position tranquille ; car alors ils produisent aisément des échauffemens, des congestions de sang, etc. Le parti le plus prudent est de ne prendre que peu de nourriture, et plus souvent ; de boire plus que manger, et de choisir des genres d'alimens aisés à digérer, assez nourrissans, et qui ne soient ni échauffans ni aisés à falsifier. Aussi, dans les campagnes et dans les mauvaises auberges, il vaut mieux demander du lait, des œufs, du pain de ménage, de la viande qui vient d'être cuite ou rôtie, ou des fruits. Il faut sur-tout se tenir en garde contre les vins qu'on y trouve ; il vaut mieux prendre de l'eau, et en corriger la crudité en y mettant un citron, ou des pastilles au citron, ou d'avoir avec soi une bonne liqueur dont on en mêle un peu dans de l'eau. Si elle a une odeur de corruption, on se sert de poussière de charbons (*).

_____

(*) C'est une des premières inventions de nos jours, dont nous sommes redevables à Mr. Lowitz à Pétersbourg. On peut en quelques minutes épurer toute eau corrompue et la rendre potable par le procédé suivant : on prend des charbons qui viennent de s'éteindre, on les pulvérise, on en mêle une cuillerée dans une chopine d'eau, on remue le tout ensemble et on le laisse reposer pendant quelques minutes. Ensuite, on le fait filtrer lentement au travers d'un papier brouillard, et l'eau a perdu toute sa couleur, son goût et son odeur. On peut aussi mettre de ces charbons pulvérisés dans un verre fermé hermétiquement, et les conserver ainsi pendant long-temps.

6.º Il faut éviter de rien entreprendre au-dessus de ses forces. Il est aussi difficile de donner une règle à cet égard que pour le boire et le manger, toutefois la nature pour cela nous a donné un guide sûr, le sentiment de la fatigue, qui est aussi infaillible que celui de la réplétion quand on a assez bu et mangé. La lassitude n'est autre chose que la voix intérieure de la nature, qui nous crie que nos forces sont épuisées, et celui qui est fatigué doit se reposer. Il est vrai qu'on peut en cela altérer le sentiment de la nature, et qu'on finit par sentir aussi peu la lassitude que le débauché ne sent qu'il a assez mangé, sur-tout lorsqu'il se sert de stimulans et d'échauffans pour exciter encore les nerfs. Cependant, même dans ce cas-là, il y a des signes auxquels on reconnoît que l'on a franchi les bornes de la modération, lesquels il faut bien remarquer, lorsque l'on commence à être de mauvaise humeur, à avoir envie de dormir et à bâiller, et que le sommeil ne vient pas quoiqu'on soit dans un état de repos ; que l'on n'a plus d'appétit, que le moindre mouvement excite un battement de pouls précipité, un échauffement, ou même un tremblement; que l'on a la bouche sèche, ou même amère, — alors il faut cesser et se livrer au repos, pour éviter une maladie prête à commencer.

7.º Quand on voyage, la transpiration insensible peut aisément être interceptée, et le refroidissement est une des causes principales des maladies auxquelles on est alors exposé. Il faut donc éviter avec soin de passer trop subitement du froid au chaud, et réciproquement ; et celui qui est délicat fait bien de porter un gilet de flanelle mince.

8.º La propreté est doublement nécessaire, quand

on voyage; il faut donc avoir soin de se laver souvent tout le corps avec de l'eau fraîche, ce qui contribue beaucoup à diminuer la lassitude.

9.º En hiver et dans un climat froid et humide, on peut se permettre plus d'exercice qu'en été, dormant dans des climats chauds, où la sueur nous enlève la moitié de nos forces.

10.º Les personnes d'un tempérament sanguin, ou sujettes à des crachemens de sang et autres accidens, ne doivent pas entreprendre de voyages avant d'avoir consulté leur médecin.

CHAPITRE XI.

Propreté et soin de la peau. — Si l'on doit porter de la toile ou de la laine sur la peau.

Ces deux objets sont essentiels à la prolongation de la vie.

La propreté éloigne de nous tout ce que la nature a séparé de notre corps, comme étant inutile ou corrompu, ainsi que tout ce qui se communique de semblable à la surface de notre corps.

Elle consiste principalement à avoir soin de la peau dès la jeunesse, et de manière à lui conserver son activité, sa fraîcheur, son influence.

Nous devons considérer notre peau, non-seulement comme une défense que la nature nous donne contre la pluie et le soleil, mais encore comme un de nos organes les plus importans, sans l'activité continuelle duquel il n'y a ni santé ni longue vie à espérer, et dont le peu de soin a été dans les derniers temps la source d'une foule d'infirmités.

Que ne puis-je présenter ce que je vais dire sur ce sujet en termes capables de persuader combien ce soin est important !

La peau est le principal organe par lequel notre corps se purifie. C'est par là que s'exhale imperceptiblement à chaque instant, par des millions de petits vaisseaux, une quantité prodigieuse de petites parcelles corrompues, ou devenues inutiles. Cette secrétion est inséparable de notre existence et de la circulation du sang, et c'est par ce moyen que notre corps se dégage de la plus grande partie des substances corrompues. Par conséquent si elle est foible, obstruée, ou inactive, nos sucs doivent nécessairement se corrompre ou devenir âcres ; d'où résultent les maladies de la peau les plus dangereuses.

Outre cela, la peau est le siége du sens le plus universel, le toucher, celui qui nous met le plus en rapport avec la nature qui nous entoure, surtout avec l'atmosphère, dont l'état par conséquent détermine assez généralement le sentiment de notre existence et de notre rapport avec ce qui est autour de nous. Ainsi le plus ou le moins de dispositions aux maladies dépend aussi de la peau ; et lorsqu'elle est trop foible, ou trop amollie, elle est aussi trop délicate ou trop sensible ; ce qui fait que le moindre changement de temps, le plus petit vent, influe sur l'intérieur de la manière la plus désagréable, et que le corps finit par être un véritable baromètre. C'est ce qu'on nomme un tempérament rhumatismal, qui vient principalement d'une foiblesse de peau. C'est aussi ce qui fait suer si facilement, état contre nature, qui nous expose sans cesse à des refroidissemens et à des infirmités.

Outre cela la peau est un des meilleurs moyens de

maintenir l'équilibre entre les facultés et les mouvemens de notre corps. Plus la peau est active et
ouverte, et plus l'homme est à l'abri d'engorgemens et de maladies dans les poumons, dans les
intestins et le bas-ventre ; moins il a de germes
de fièvres gastriques (bilieuse et glaireuse), d'hypocondrie, d'humeurs catarrhales, de phthisie, de
rhumes et d'hémorroïdes. Une des principales
causes qui rendent ces maladies si fréquentes
parmi nous, c'est que nous avons perdu l'habitude d'entretenir à l'aide des bains notre peau dans
un état de propreté et de vigueur.

La peau est aussi un des premiers moyens de
restauration, par lequel l'air fait entrer dans notre
corps une grande quantité de substances fines et
volatiles. Ainsi, sans une peau saine point de restauration complète, ce qui est cependant une des
conditions les plus nécessaires à une longue vie. La
malpropreté détériore l'homme au moral comme
au physique.

Il ne faut pas non plus oublier que la peau est le
principal organe des crises, c'est-à-dire des efforts
par lesquels la nature s'aide elle-même dans les
maladies ; et qu'un homme dont la peau est ouverte et active, peut compter plus surement sur une
guérison parfaite, souvent même sans le secours de
la médecine.

Personne ne disconviendra maintenant qu'un organe semblable ne soit une des bases de la santé
et de la vie ; aussi est-il inconcevable qu'on ait
pu dans les derniers temps, et même chez les peuples les plus éclairés, en négliger entièrement le
soin. Nous voyons même qu'au lieu de rien faire
pour cela, on fait dès son enfance tout ce qui est
nécessaire pour obstruer les pores de la peau, pour
la relâcher et la paralyser. La plupart des hommes

ne prennent, pendant toute leur vie, d'autre bain
que celui du baptême. La sueur et la malpropreté
continuelles l'obstruent encore davantage ; les vêtemens chauds, les fourrures, les lits de plumes
l'amollissent et l'affoiblissent ; l'air renfermé, la
vie sédentaire la paralysent ; et je crois pouvoir
avancer sans exagération, que dans la plupart
des hommes la peau est à moitié obstruée et dans
l'inaction.

Qu'on me permette de parler ici d'une inconsé-
quence, qui toutefois n'est pas la seule de ce genre
dans la vie humaine. Le dernier des hommes est
persuadé que le soin de la peau est nécessaire à la
santé des chevaux et des autres animaux. Le pale-
frenier néglige tout pour étriller et éponger son
cheval ; si l'animal est malade, sa première idée
est que peut-être on a négligé le soin de sa peau.
Mais cette idée ne lui vient jamais par rapport à
lui et à son enfant. Si celui-ci est foible, mala-
dif, s'il maigrit et est couvert de maux, suites
de la malpropreté, il pensera plutôt aux enchan-
temens et autres absurdités qu'à la vraie raison, qui
est le défaut de soin de la peau. Nous sommes si
conséquens pour les animaux, et si peu pour nous-
mêmes !

Les règles que je vais recommander sont très-
simples ; et si on les observe dès la jeunesse, on
peut les regarder comme des moyens de prolonger
la vie :

1.º Ecarter avec soin tout ce que notre corps a
rejeté comme corrompu et comme lui étant nuisible. Pour cela, il faut changer de linge souvent,
tous les jours même, s'il est possible ; changer souvent de draps de lit ; se servir par préférence
de matelas qui prennent moins de substances

corrompues, et renouveler continuellement l'air ; sur-tout dans la chambre à coucher.

2.° Se laver chaque jour tout le corps avec de l'eau fraîche et se frotter la peau avec force, ce qui lui donne beaucoup de jeu et de ressort.

3.° Se baigner au moins une fois par semaine dans de l'eau tiède, dans laquelle il est bon de mêler trois onces de savon. Il seroit à désirer que l'on rétablît par-tout les bains, afin que la partie pauvre du peuple pût aussi profiter de ce bienfait, comme dans les siècles passés ; ce qui contribueroit beaucoup à la rendre saine et robuste (*).

Je ne puis m'empêcher de parler ici du bain de mer qui, par sa vertu stimulante et pénétrante, mérite d'être placé au nombre des moyens les plus utiles à la conservation de la peau, et qui satisfait à un des premiers besoins de la génération actuelle, en ouvrant les pores de la peau et en ranimant cet organe, et par suite tout le système nerveux. Ce bain a deux avantages ; le premier

---

(*) Nous avons encore par-tout des bains, mais ce ne sont que des ruines de ces précieux établissemens. C'est l'indolence inconcevable des hommes qui en a fait perdre l'usage. Autrefois on voyoit tous les samedis passer dans les rues des processions de bains au son des plats pour avertir que l'heure du bain étoit arrivée ; et l'artisan alloit y déposer la crasse de la semaine, qu'il porte maintenant toute sa vie. Il devroit y avoir dans chaque endroit un bain pour l'été et un pour l'hiver. Il faut toutefois se souvenir de ne jamais se baigner l'estomac plein, mais quatre heures après le repas ; jamais quand on a chaud, de ne jamais rester plus d'un quart d'heure dans l'eau courante, plus de trois dans l'eau tiède ; d'éviter de se refroidir en sortant ; (le meilleur moyen de s'en garantir est de se revêtir alors d'une robe de chambre de flanelle) de se donner un peu de mouvement, quand l'air est chaud et sec, et quand il fait froid et humide, de rester une heure dans une chambre chaude. On trouvera plus de détails sur cet objet dans mes *Dissertations pour l'utilité du public, à Leipzig, chez Goschen,* dans le chapitre qui a pour titre : *Avis sur les bains*

est qu'indépendamment de sa vertu dans les maladies, c'est le remède le plus convenable à la nature, et que les personnes bien portantes elles-mêmes peuvent s'en servir pour conserver et fortifier leur santé, tandis qu'il y a une infinité d'autres
bains qui nuisent même aux personnes bien portantes. Il en est de cela comme des exercices du
corps, qui guérissent des maladies incurables, et
que l'homme le mieux portant fait pour conserver
sa santé. Le second avantage, c'est que le spectacle magnifique et imposant de la mer produit sur
celui pour qui il est nouveau une impression capable de changer entièrement le système nerveux
et le caractère, et de leur communiquer une exaltation bienfaisante. Je suis convaincu que les effets
physiques de ce remède gagnent beaucoup par
cette impression sur l'ame, et que, par exemple,
une personne hypocondriaque, ou qui souffre des
nerfs, peut se guérir en partie en demeurant sur
les bords de la mer, et en contemplant chaque
jour le spectacle magnifique du lever et du coucher
du soleil, des tempêtes, etc. De même que je conseillerois à l'habitant du continent d'aller au bain
de mer, ainsi je conseillerois à celui des bords
de la mer de faire un voyage dans les Alpes; ces
deux objets étant, je crois, les deux plus grands
spectacles de la nature. Grâces soient rendues au
prince illustre et bienfaisant qui a donné à Do-
beran, auprès de Rostock, le premier bain de
mer à l'Allemagne, et au respectable médecin Vogel
qui l'a établi d'une manière si parfaite, et qui en
augmente l'utilité par sa présence.

4.º Porter des habits qui n'affoiblissent pas la
peau, et qui laissent s'évaporer aisément ce qui
sort par la transpiration. Aussi je ne connois rien
de plus pernicieux que les fourrures. La chaleur

excessive qu'elles occasionent affoiblit considérablement la peau, facilite, non la transpiration,
mais la sueur, tandis que la peau qui les garnit
empêche l'évaporation. Il en résulte un bain continuel d'exhalaisons qui se forme entre la peau et
la fourrure, ce qui fait qu'il rentre en nous une
grande partie des substances impures. Il faut pré-
férer les fourrures anglaises qui, n'étant point
garnies de peau, ont l'avantage des autres sans
en avoir les inconvéniens, c'est-à-dire, la mal-
propreté et la chaleur concentrée. Mais il ne faut
se servir ds ces sortes de vêtemens que quand il
fait très-froid, ou quand on a un tempérament
foible et sujet aux rhumatismes. Dans l'enfance et
la jeunesse, quand on est du reste bien portant,
il faut porter sur la peau un vêtement de toile ou
de coton, et par dessus; en été un gilet de la même
étoffe; en hiver un de laine.

5.° Prendre tous les jours de l'exercice, qui
est le meilleur moyen de faciliter la transpiration
imperceptible.

6.° Éviter les alimens qui l'arrêtent, et qui ne
se communiquent pas aisément au reste du corps,
tels que le gras en général, le cochon, l'oie, les
farineux qui ne sont pas cuits, la pâtisserie, le
fromage.

Quelques médecins ont dans les derniers temps
proposé de porter sur la peau de la laine au lieu
de toile. Cet objet étant d'un intérêt général, je
vais d'abord déterminer les effets de la laine sur
un corps vivant en général, et en tirer pour son
usage les résultats nécessaires.

1.° La laine irrite la peau plus que la toile, par
conséquent elle l'entretient davantage dans un état
d'activité et favorise l'évaporation. Cette irrita-

tion même attire vers la peau plus de matières de maladies, et en augmente la sensibilité.

2.° La laine intercepte plus que la toile la chaleur animale, et l'entretient par conséquent en plus grande quantité dans la peau.

3.° La laine, quand elle est travaillée en étoffe lâche, ayant alors plus de chaleur et moins d'épaisseur, a sur la toile le grand avantage de faire évaporer la transpiration, ou, ce qui revient au même, de l'empêcher de se changer en eau sur la peau, au lieu que la toile, étant moins chaude et plus épaisse, fait changer la transpiration en eau; ce qui fait que, quand on transpire beaucoup, on n'est jamais mouillé avec de la laine, et qu'on l'est toujours avec de la toile.

4.° La transpiration est le grand moyen que la nature emploie pour se rafraîchir. Un corps vivant a par là le don merveilleux de se donner à lui-même le degré de chaleur qui lui convient, au lieu d'être obligé de prendre celui que lui communiquent les corps qui l'entourent. Ainsi plus la transpiration est libre, et plus la chaleur est uniforme, et plus aussi il est facile de volatiliser l'excès de chaleur qui nous vient de l'extérieur ou de l'intérieur. C'est ce qui fait que la laine, tout en échauffant davantage, diminue plus que la toile l'excès de chaleur de la masse du sang, en facilitant la transpiration générale. D'après cela il est aisé d'expliquer pourquoi, lorsqu'on a une fois vaincu l'irritation que produit la laine sur les nerfs de la peau, on a moins chaud avec de la laine, qu'avec de la toile, (ce qui précède prouve qu'on transpire moins) et pourquoi dans les climats les plus chauds on préfère la laine ou le coton à la toile.

5.° La laine est un corps électrique, c'est-à-dire, qu'elle

qu'elle excite l'électricité sans la communiquer. Ainsi le corps qui en est revêtu est plus électrique, puisqu'il perd moins de son électricité animale, et qu'elle se renouvelle toujours à sa surface.

6.º La laine prend plus aisément des matières de maladies, et les conserve plus long-temps que la toile.

Maintenant nous pouvons décider si la laine est saine ou mal-saine , et quand elle peut nuire ou être utile.

Je crois qu'il n'est pas à désirer que la méthode de porter de la laine sur la peau devienne générale. Du moins je ne conseillerois jamais à un enfant ou à un jeune homme d'en prendre l'habitude. En effet , à cet âge on a moins besoin d'exciter la transpiration par des moyens artificiels ; d'ailleurs , par là on rend la peau plus sensible et plus délicate ; de sorte que, quand on quitte la laine , on s'expose à se refroidir plus aisément. Outre cela , il faut alors beaucoup plus de propreté , il faut changer plus souvent ; et si cette habitude passoit aussi dans la classe des pauvres, la mal-propreté augmenteroit en proportion ; il en résulteroit deux inconvéniens ; le premier , de multiplier les maladies de la peau , les boutons, etc. ; et le second , de conserver plus long-temps les matières contagieuses dans les vêtemens.

Mais il y a des cas particuliers où la laine est très-utile. Elle l'est pour tous ceux qui ont passé la moitié de leur vie , l'âge de quarante ans , auquel la transpiration , la chaleur et l'irritabilité commencent à diminuer.

Elle est utile à ceux qui n'ont pas naturellement beaucoup de chaleur et d'irritabilité , qui sont pâles , qui ont une chair spongieuse , des fibres relâchées , des sucs glaireux, en un mot, aux tempéramens froids.

T

A ceux qui mènent une vie sédentaire, surtout lorsqu'ils ont à travailler de tête; car alors la transpiration en souffre toujours, et la peau a besoin d'un stimulant pour entretenir la circulation des sucs.

A ceux qui sont sujets aux rhumes, aux glaires, aux fluxions et aux humeurs rhumatismales. Cette seule méthode suffit souvent pour les guérir radicalement.

Elle est également utile pour prévenir les diarrhées et la dyssenterie.

Elle l'est aussi pour ceux qui sont exposés à des engorgemens accidentels de sang ou autres matières dans certaines parties, telles que la tête; (et c'est de là que proviennent le vertige, les maux de tête, les bourdonnemens dans les oreilles, les coups de sang, etc.; ou dans la poitrine, d'où proviennent les douleurs de poitrine, l'asthme, la toux, etc.) Elle guérit tous ces maux à merveille, tant en produisant une irritation opposée dans la peau, qu'en facilitant la transpiration; ainsi elle peut servir de préservatif contre la phthisie, les hémorroïdes, les crachemens de sang, et autres maladies de sang.

Elle est utile à tous ceux qui ont les nerfs sensibles, aux hypocondriaques, à ceux qui ont des vapeurs, et chez qui la transpiration est ordinairement le baromètre de la santé.

Elle est utile pour éviter les rechutes après toutes les grandes maladies.

Elle l'est à ceux qui ressentent trop l'influence de l'atmosphère. Il n'y a pas de meilleur préservatif contre la chaleur, le froid, l'humidité, le vent, contre les influences électriques, ou autres qui viennent de l'atmosphère.

Enfin, elle est utile dans les climats où l'atmosphère change souvent et subitement, de même quand on mène un genre de vie où l'on est exposé à des changemens subits, sur-tout quand on voyage.

Mais elle a ses inconvéniens : elle nuit à ceux qui transpirent beaucoup naturellement, et sont encore d'âge à espérer de pouvoir se délivrer de cette incommodité ; — à ceux qui ont une grande portion d'électricité animale, de facultés vitales, de chaleur ; — à ceux qui ont des maladies de peau ou des dispositions à en avoir ; — à ceux qui ne sont pas en état de changer souvent de vêtemens, ou de les faire laver au moins tous les huit ou quinze jours. Je conseille à toutes ces personnes de ne point se servir de la laine. J'en dis autant des culottes d'étoffe de laine que portent les jeunes gens, et qui leur sont très-nuisibles.

Toutefois, même dans le cas où la laine est utile, il est bon de porter une étoffe qui ne soit ni trop rude ni trop épaisse, et qui soit assez poreuse.

Si l'on veut se vêtir entièrement de la même manière, il est bon d'avoir des bas de la même étoffe, épais en hiver et minces en été ; et il seroit à souhaiter que l'usage en devînt général. Les personnes plus délicates pourroient en porter de filoselle, ou de poil de lapin mêlé de laine fine.

Si l'on répugne à se servir de la laine, on peut la remplacer par le coton, qui a beaucoup de ses avantages sans en avoir les désagrémens. Il n'irrite et n'échauffe pas autant que la laine, et conserve mieux la transpiration et la chaleur que la toile. Ainsi je crois que les personnes qui jouissent d'une bonne santé, et qui n'ont aucune raison particulière pour porter de la laine, ou dont la peau est trop sensible, n'ont rien de mieux à choisir que des chemises faites moitié de coton et moitié de lin.

CHAPITRE XII.

Bon régime. — Modération dans le boire et le manger. — Conservation des dents.

L'IDÉE de régime ne peut être que relative ; nous voyons que les hommes qui sont parvenus à l'âge le plus avancé , sont ceux qui ne s'astreignoient point à un régime trop recherché , mais qui vivoient avec frugalité ; et un des avantages de la nature humaine est de modifier et de s'assimiler les alimens même les plus hétérogènes , et de n'être point bornée comme les animaux à une espèce particulière d'alimens. Il est certain qu'un homme qui vit plus rapproché de la nature et en plein air , et qui mène une vie active , n'a pas besoin de beaucoup de règles pour cet objet. Il n'y a que notre vie artificielle qui nécessite un régime artificiel.

Ce qu'il y a de certain , c'est que la durée de la vie dépend bien plus de la quantité que de la qualité des alimens ; et Cornaro prouve jusqu'à quel point un homme foible peut par ce moyen prolonger son existence.

On peut dire avec vérité , que la plupart des hommes mangent plus que le besoin ne l'exige (*);

_____

(*) L'exemple de Cornaro prouve de combien peu d'alimens l'homme peut se contenter. L'exemple le plus récent est celui du brave défenseur de Gibraltar , Elliot , qui pendant huit jours de siége ne mangea que deux onces de ris par jour. On trouve au midi , à l'orient , plus d'exemples de ce genre que dans les pays du nord.

et même la méthode de faire manger les enfans au-delà du besoin, leur fait perdre à cet âge, l'instinct qui leur indique quand ils sont rassasiés.

Je vais donc exposer ici, sur le boire et sur le manger, quelques règles qui peuvent être d'une utilité générale, et que je crois faites pour contribuer essentiellement à la prolongation de la vie.

1.º Ce n'est pas ce que nous mangeons, mais ce que nous digérons, qui nous sert de nourriture. — Ainsi, que celui qui veut devenir vieux mange lentement; car les alimens doivent, dès le moment où ils sont dans la bouche, subir ce premier degré de modification et d'assimilation. C'est ce qui se fait en les mâchant bien, et en les mêlant avec la salive; deux points que je regarde comme essentiels au procédé de la restauration, et par conséquent nécessaires à la prolongation de la vie; d'autant plus que j'ai remarqué que toutes les personnes qui ont vécu long-temps mangeoient lentement.

2.º Cela dépend aussi beaucoup de la bonté des dents; aussi je mets la conservation des dents au nombre des moyens de prolonger la vie. Voici quelques règles au moyen desquelles on est sûr de conserver ses dents saines jusqu'à l'âge le plus avancé:

Il faut avoir l'attention de mêler des végétaux ou du pain avec la viande, laquelle restant plus long-temps entre les dents se corrompt et les attaque plus aisément. Ce qui fait que les classes d'hommes qui ne mangent que peu ou point de viande, tels que les paysans et habitans de la campagne, sont ceux qui ont les meilleures dents, quoiqu'ils n'y touchent jamais. Mais il n'y a pas de meilleure composition pour les dents qu'un morceau de pain bis sec que l'on mâche; une fort bonne habitude pour

les conserver est donc de mâcher lentement après
le repas une petite croûte de pain.

Il faut éviter de passer subitement d'une température chaude dans une température froide , et
cela réciproquement. Chaque dent est recouverte
d'une espèce de verre ou d'émail qui , à chaque
passage subit de la sorte , peut se briser dans une
de ses parties; alors une parcelle corrompue s'y
attache , et c'est ainsi que commence la corruption
qui pénètre ensuite jusque dans l'intérieur. On fera
bien de ne jamais rien mettre de très-chaud ou de
très-froid dans la bouche , encore moins de boire
quelque chose de froid en mangeant quelque chose
de chaud , par exemple de la soupe.

Il ne faut point mâcher de sucre , ne pas manger
non plus de pâtisseries sucrées, qui sont mêlées de
beaucoup de parties visqueuses.

Dès que l'on s'aperçoit qu'une dent commence à
se gâter , il faut la faire arracher sur le champ , de
peur qu'elle ne gâte les autres.

Il faut , le matin et après les repas , se laver la
bouche avec de l'eau , par ce moyen on enlève ce
qui reste des alimens entre les dents. Il est bon de
frotter non-seulement les dents , mais même les
gencives, avec une brosse un peu rude , par là elles
s'affermissent , s'endurcissent , croissent et emboî-
tent mieux les dents ; ce qui contribue beaucoup à
leur conservation.

En observant ces règles , on aura rarement besoin de poudre pour les dents. Si cependant , ce
qui est dans la nature de quelques hommes , elles
avoient du penchant à se couvrir de tartre , on
peut faire usage de la recette que voici : on prend
une demi-once de bois de sandal , un quart d'once
de quinquina , que l'on pulvérise ensemble, et que
l'on passe par un tamis , puis on y mêle six gouttes

d'huile de giroflée et autant d'huile de bergamotte, et on s'en frotte les dents tous les matins. Si la gencive est spongieuse, saignante et scorbutique, on y joint un demi drachme d'alun.

3.º Qu'on se garde d'étudier, de lire, ou de s'appliquer à quelque chose en mangeant ; ce moment doit être scrupuleusement consacré à l'estomac ; c'est celui de son règne, et l'ame ne doit alors agir qu'autant que cela est nécessaire pour seconder ses opérations. Par exemple, le rire est un des meilleurs moyens que je connoisse pour faciliter la digestion ; et la coutume de nos ancêtres de le faire naître pendant le repas à l'aide de bons mots et de bouffons, étoit fondée sur les principes de la saine médecine. — Enfin, il faut tâcher d'avoir à table une société gaie ; ce que l'on mange au sein de la joie, produit sans doute un sang bon et léger.

4.º Il ne faut pas se donner trop de mouvement immédiatement après le repas, ce qui trouble considérablement la digestion et l'assimilation des alimens. Il faut, ou rester debout, ou se promener lentement de long en large. Le moment le plus propre aux exercices du corps, est avant le repas, ou trois heures après.

5.º Ne pas manger au point de pouvoir sentir son estomac ; aussi est-il bon de cesser avant d'être rassasié. La quantité de la nourriture doit aussi toujours être en raison du travail du corps ; moins on a travaillé, et moins il faut manger.

6.º Manger à des heures fixes. Rien n'est plus nuisible que de manger sans règle, à toute heure et hors des repas. Pour bien digérer, il faut que l'estomac ait fini la digestion précédente, et qu'il soit vide, afin que ses forces, ainsi que les sucs nécessaires à la digestion, aient eu le temps de se

réparer et d'acquérir un nouveau degré d'âcreté.
— Après des pauses semblables, on recommence
ses fonctions avec de nouvelles forces, avantage
dont se privent ceux qui mangent sans cesse. Cette
habitude produit la foiblesse d'estomac, de mauvaises digestions, de mauvais sucs, et même dans
les enfans la phthisie ; il est bon, je crois, de
mettre entre chaque repas un intervalle de cinq ou
six heures.

7.º Manger plus de végétaux que d'autres alimens ; la viande a toujours plus de tendance à
la putridité que les végétaux qui ont un germe
d'acide, et détruisent la putréfaction, notre ennemi mortel. Outre cela, la viande est plus irritante et plus échauffante ; au lieu que les végétaux produisent un sang plus rassis, diminuent
les sensations intérieures, l'irritabilité physique
et morale, et retardent par conséquent la consomption. Enfin, la viande fait plus de sang et
nourrit davantage, et exige par conséquent, si
on veut qu'elle fasse du bien, plus de travail et
d'exercice ; sans cela, le tempérament devient trop
sanguin. La viande ne doit donc pas être la nourriture des savans ni des personnes qui mènent une
vie sédentaire ; ils n'ont pas besoin d'autant de
restauration, il leur faut des substances non maté-
rielles, mais délicates et propres aux occupations de
l'esprit. Il faut sur-tout manger peu de viande en
été, et lorsqu'il y a une épidémie de fièvres putrides.
— Nous voyons aussi que ceux qui ont atteint l'âge
le plus avancé, sont ceux qui vivent de végétaux, c'est-à-dire, de légumes, de fruits, de grains,
de lait, etc. — Bacon parle d'un homme qui vécut
cent vingt ans sans avoir jamais mangé autre chose
que du lait. Les Bramines, en vertu de leur religion ne mangent jamais que des végétaux, et

vivent pour la plupart jusqu'à cent ans. J. Wesley commença à la moitié de sa vie à ne plus manger de viande, et vécut jusqu'à quatre vingt-huit ans. Que ceux qui croient que l'usage de la viande peut seul donner la santé et la force, pensent que les habitans des Alpes ne mangent presque que du pain, du lait et du fromage; et quels hommes robustes !

8.º Manger peu le soir, peu ou point de viande, quelque chose de froid, et toujours quelques heures avant de se mettre au lit. Les jeunes gens d'un tempérament sanguin ne peuvent rien manger le soir de meilleur que du fruit avec du pain bien cuit. En hiver, il faut choisir les pommes, qui procurent un sommeil léger et paisible, et qui, quand on mène une vie sédentaire, ont l'avantage de prévenir les engorgemens.

9.º Avoir soin de boire suffisamment; on peut, à force d'étouffer l'instinct de la nature à cet égard, finir par oublier entièrement de boire et par n'en plus sentir le besoin; ce qui est une des principales causes des dessèchemens, des obstructions dans le bas-ventre, et d'une foule de maladies si communes parmi les gens d'étude et les femmes qui mènent une vie sédentaire. Toutefois, il faut observer que le meilleur moment pour boire n'est pas pendant le repas; car alors on délaye les sucs de l'estomac, et on affoiblit l'estomac lui-même; mais le moment le plus favorable est environ une heure après le repas.

La meilleure boisson c'est l'eau, que l'on méprise tant et que beaucoup de personnes regardent comme nuisible. — Je la mets sans balancer au nombre des meilleurs moyens de prolonger la vie. Voici ce que dit le respectable vieillard Théden (*);

_____

(*) Voyez les nouvelles remarques de Théden.

chirurgien, qui assure devoir la prolongation de
sa vie, actuellement de quatre-vingts ans, à l'habitude observée depuis plus de quarante ans de
boire par jour sept ou huit pintes d'eau fraîche.
A l'âge de trente et jusqu'à quarante ans il avoit
les plus violentes attaques d'hypocondrie, qui
dégénéroit quelquefois en mélancolie la plus profonde, avoit des battemens de cœur, des indigestions, et croyoit toujours n'avoir pas plus de
six mois à vivre ; mais dès qu'il eût commencé ce
régime, tous les accidens disparurent. Dans la
dernière partie de sa vie il étoit beaucoup mieux
portant qu'il ne l'étoit dans la première, et il fut
entièrement exempt d'attaques d'hypocondrie.
Mais l'essentiel est d'avoir de l'eau fraîche et puisée
à la source et non dans des puits, ensuite de la
tenir bien renfermée ; car toute eau de fontaine
a, comme les eaux minérales, son esprit (air
fixe) qui la rend digestible et fortifiante. — Voici
les qualités essentielles de l'eau pure et fraîche,
qui doivent nous inspirer du respect pour elle.

L'eau est de tous les élémens le meilleur, et
même le seul moyen qui ait la faculté de délayer.
Sa fraîcheur et son air fixe la rendent très-pro-
pre à fortifier et animer l'estomac et les nerfs.
— La grande quantité d'air fixe et les substances
salées qu'elle contient, détruisent à merveille la
bile et la corruption. — Elle facilite la digestion
et toutes les secrétions du corps. Il ne peut pas se
faire d'excrétions sans eau. — Enfin les dernières
expériences prouvant que l'oxygène est une substance de l'eau, il est clair qu'en buvant de l'eau,
nous avalons de nouveaux stimulans vitaux.

Je ne puis encore m'empêcher de dire ici
quelques mots à l'avantage de la soupe (des ali-

mens liquides) dont il est convenu depuis quelque temps de ne dire que du mal.

La soupe prise avec modération ne peut faire de mal ; il est absurde de croire qu'elle relâche l'estomac. Les boissons quelconques, même froides, ne forment-elles pas en peu de minutes une soupe dans l'estomac, et l'estomac lui-même n'a-t-il pas tout le jour la même chaleur que celle de la soupe ? Seulement faut-il éviter de la manger trop chaude, en trop grande quantité, ou trop mêlée d'eau. Mais elle a de très-grands avantages ; elle remplace la boisson, sur-tout pour les gens d'étude, les femmes, ainsi que tous ceux qui ne boivent point ou que très-peu entre les repas, et dont le sang est trop peu humecté, lorsqu'ils renoncent à la soupe. Il faut même remarquer ici que le liquide pris en soupe se mêle parfaitement à nos sucs et même plus aisément que lorsqu'on le prend froid et sans être cuit. Sous ce rapport, la soupe contribue aussi beaucoup à empêcher le dessèchement et la roideur du corps, et est par conséquent la meilleure nourriture possible pour les personnes âgées et celles d'un tempérament sec. Plus l'homme est vieux, et plus il doit vivre de soupe ; elle peut même suppléer à la médecine. Dans des refroidissemens, des maux de nerfs, de tête ou d'estomac, des coliques, et quelques espèces de crampes d'estomac, la soupe est le meilleur remède dont on puisse faire usage. Ce qui prouve qu'elle est saine, ou du moins qu'elle n'est pas pernicieuse, c'est que nos ancêtres, qui sans contredit étoient plus forts que nous, mangeoient beaucoup de soupe, ainsi que les paysans, qui le sont encore, et que tous les vieillards que j'ai connus en étoient partisans.

La bière supplée à l'eau dans les pays où celle-ci est mauvaise, et pour ceux qui ont l'estomac délicat, une tendance aux obstructions, ou un corps épuisé et sans sucs. Toutefois, il faut qu'elle soit bien faite et qu'on l'ait laissée reposer assez, c'est-à-dire, qu'elle ait une quantité convenable de mouture et de houblon (la première nourrit, le second fortifie l'estomac et facilite la digestion); il faut qu'elle ait fermenté, et qu'elle ait été mise en bouteille, afin qu'elle conserve des parties spiritueuses. La bonne bière est claire, jamais trouble ou épaisse, et n'a qu'une mousse blanche et légère.

Le vin réjouit le cœur de l'homme, mais il n'est nullement nécessaire à la prolongation de la vie ; car ceux qui ont atteint l'âge le plus avancé n'en buvoient point. Bien plus, comme moyen irritant et qui accélère la consomption, il peut abréger la vie quand on en boit trop souvent et en trop grande quantité. Ainsi pour que le vin ne fasse pas de mal et soit un ami de la vie, il ne faut pas en boire tous les jours, ni jamais en trop grande quantité ; plus on est jeune, et moins on doit en boire, et réciproquement. En général il faut le regarder comme un assaisonnement de la vie, et n'en jouir que les jours destinés à la joie, et pour animer un cercle d'amis.

Je vais encore parler de quelques jouissances extraordinaires, et qui sont particulières aux temps modernes ; c'est l'habitude de fumer, et celle de prendre du tabac.

La première est une des plus inconcevables jouissances. Comment quelque chose d'immatériel, qui est en même temps mal-propre, qui n'a qu'un goût piquant, et sent si mauvais, peut-il procurer une jouissance, et même devenir un besoin tel qu'il y a des hommes qui ne sont contens et de bonne humeur que lorsqu'ils se sont remplis le nez et la bouche de fumée ? On raconte même que , pendant la guerre de sept ans , un capitaine Suédois fuma de la paille faute de tabac , et assura qu'elle produisoit le même effet , et qu'il lui suffisoit de voir de la fumée sous son nez. — Je ne parlerai point de ses avantages que ne pourroient concevoir ceux qui ne fument point ; et ils ne sont point nécessaires au bien-être ; puisque ceux qui ne les connoissent point , sont tout aussi contens et bien portans que les autres. Mais je me crois obligé de parler de ses inconvéniens en faveur des jeunes gens qui liront cet ouvrage , et qui sont encore libres de s'y accoutumer ou non.

Le tabac que l'on fume gâte les dents, dessèche le corps , fait maigrir ; rend pâle , affoiblit les yeux et la mémoire, attire le sang vers la tête et les poumons, donne par conséquent des dispositions aux maux de tête et aux maladies de poitrine , et peut causer des crachemens de sang et la phthisie à ceux qui ont des dispositions à cette maladie. Outre cela , c'est un besoin de plus ; or , plus un homme a de besoins et moins il a de liberté et de bonheur. Voilà les inconvéniens dont je préviens en général , et je serai charmé de pouvoir contribuer à détruire cette mauvaise habitude qui , comme je le vois avec satisfaction , est déjà beaucoup moins générale.

Celle de prendre du tabac en poudre ne vaut guère mieux , et est même plus mal-propre. Elle irrite les nerfs qu'elle affoiblit à la longue , et occasione des maux de tête et d'yeux.

Ce qui augmente encore beaucoup les inconvéniens de ces deux habitudes , ce sont les ingrédiens et les mordans , dont les fabricans se servent pour gagner des pratiques , mordans qui sont pour la plupart de vrais poisons. Je ne puis concevoir que les établissemens de police pour la santé, qui veillent maintenant avec tant d'exactitude à toutes les denrées, n'en examinent pas plus soigneusement une qui est si essentielle ; car après tout, peu importe que le poison se communique par les comestibles, par le tabac à fumer, ou par le tabac en poudre. — Je ne citerai qu'un trait dont je suis sûr. Je connois une fabrique de tabac où l'on étoit dans l'usage de mêler le tabac d'Espagne avec du minium rouge, afin de lui donner plus de couleur et de poids ; ainsi celui qui en faisoit usage prenoit tous les jours une portion de plomb calciné, le poison secret le plus terrible. Doit-on s'étonner encore si quelques espèces de tabac produisent des cécités incurables, et des maladies de nerfs, comme j'en ai vu beaucoup d'exemples ; et ne seroit-il pas temps de dévoiler des impostures aussi dangereuses pour la santé des hommes, et de ne permettre la vente d'aucun tabac à fumer ou en poudre, avant que d'avoir été soumis à un examen chimique et déclaré incapable de produire de mauvais effets ?

CHAPITRE XII.

Paix de l'ame. — Contentement. — Humeurs et occupations qui contribuent à prolonger la vie.

Le repos de l'ame, la sérénité, le contentement, sont les bases du bonheur, de la santé, d'une longue vie. Mais ces moyens, dira-t-on, ne se donnent point, ils dépendent des circonstances. — Je pense différemment : s'il en étoit ainsi, les grands et les riches seroient les plus heureux des hommes, et les pauvres les plus malheureux. Cependant l'expérience nous apprend le contraire ; car on trouve dans la classe de l'indigence plus de contentement que dans celle des riches.

Nous avons donc en nous-mêmes des sources de bonheur ; c'est à nous de les chercher et d'y puiser. Qu'on me permette de donner ici quelques moyens dont une philosophie-pratique fort simple m'a démontré la bonté, et que je ne propose que comme maximes-pratiques, et comme le conseil d'un médecin bien intentionné.

1.º Il faut avant tout combattre ses passions. L'homme agité en tout sens par ses passions est toujours placé dans un extrême, dans un état d'exaltation, et ne peut jamais parvenir à l'humeur nécessaire à la conservation de la vie. Il augmente par-là sa consomption d'une manière terrible, et il ne peut manquer d'arriver bientôt à sa fin.

2.º Que l'on s'accoutume à regarder cette vie-ci, non comme notre unique but, mais comme un moyen d'arriver à notre dernière perfection ; à regarder notre existence et tout ce qui nous arrive, comme étant soumis à un pouvoir souverain et à des vues plus sublimes. Que dans toutes les positions on tienne fermement à cette manière de voir, que les anciens nommoient confiance en la Providence. C'est le meilleur fil que l'on puisse avoir pour se tirer du labyrinthe de la vie, et la meilleure défense à opposer aux attaques dirigées contre le repos de notre ame.

3.º Il faut vivre au jour la journée, mais dans le bon sens, c'est-à-dire, profiter de chaque jour, comme si ce devoit être le dernier, et sans s'inquiéter du lendemain. Malheureux, qui ne pensez jamais qu'à l'avenir, qu'à ce qui est possible, et qui, en formant des projets, oubliez le présent ! Le moment présent n'est-il pas père de l'avenir ? Celui qui profite de chaque jour, de chaque heure parfaitement et selon sa destinée, peut le soir se livrer au sentiment doux et satisfaisant, non-seulement d'avoir vécu un jour et rempli sa destinée, mais encore d'avoir posé les fondemens d'un avenir heureux.

4.º Il faut tâcher de rectifier ses idées sur chaque objet, et l'on verra que la plupart des maux proviennent de mal entendus, de faux intérêts, de précipitation, et que l'essentiel est moins ce qui nous arrive que la manière de le prendre. Celui qui possède un fond de bonheur pareil est indépendant des circonstances. Que Weishaupt a bien raison de dire : « Il est donc toujours vrai que la sagesse est la source du plaisir, et la folie celle du mécontentement ; il est vrai, qu'excepté la résignation aux volontés de la Providence ; excepté la persuasion que tout est pour notre plus grand bien ; excepté le contentement à l'égard du monde

monde et de la place qu'on y occupe, tout ce qui conduit au mécontentement est folie (*).»

5.º Que l'on cherche sans cesse à fortifier la confiance dans l'humanité et les vertus qui en proviennent, la bienveillance, l'amour des hommes, l'amitié. Que l'on regarde tout homme comme bon jusqu'à ce que l'on ait les preuves les plus convaincantes du contraire; et même dans ce cas-là, il faut le regarder comme un homme égaré, qui mérite notre compassion plutôt que notre haine. Il seroit peut-être bon, s'il n'eût été séduit par des mal entendus, par le défaut de discernement, ou par un intérêt mal calculé. Malheur à l'homme dont la philosophie consiste à ne se fier à personne! Sa vie est une guerre offensive et défensive continuelle, et son contentement et sa gaieté sont perdus sans retour. Plus on veut du bien à tout ce qui nous entoure, plus on rend les autres heureux, et plus on est heureux soi-même.

6.º Une condition nécessaire au contentement et à la paix de l'ame, c'est l'espérance. Celui qui la possède, prolonge son existence, non-seulement en idée, mais encore physiquement, par le moyen du repos et de l'indifférence qui en proviennent. — J'entends par espérance, non celle qui se renferme dans les bornes de notre existence actuelle, mais celle qui s'étend jusqu'au delà du tombeau. — L'idée de l'immortalité de l'ame est, selon moi, le seul objet qui nous rende la vie chère, et qui nous fasse supporter avec patience les désagrémens dont elle est remplie. — Foi et Espérance, vertus sublimes! qui peut, sans vous, parcourir la carrière de la vie semée d'impostures et d'illusions, dont le commencement et la fin sont enveloppés de nuages,

(*) Voyez l'Apologie du Mécontentement.

et où le présent n'est qu'un instant, qui, à peine sorti du cercle de l'avenir, est déjà englouti par le passé. Vous êtes les seuls appuis de celui qui chancelle, le plus doux délassement du voyageur fatigué ; celui même qui ne vous révère pas comme des vertus sublimes, est obligé de s'attacher à vous, comme étant nécessaires à cette vie ; et il cherche en nous sa force par amour pour lui-même, si ce n'est pas par amour pour l'Être invisible ! — On peut, sous ce point de vue, regarder la religion comme un moyen de prolonger la vie. Elle y contribue en raison des forces qu'elle donne pour combattre les passions, de l'abnégation de soi-même, de la paix intérieure, et de la vivacité avec laquelle toutes ces vérités se peignent à notre ame.

Il en est de même de la joie. Qu'on ne croie pas qu'il faille toujours des accidens extraordinaires pour la faire naître ; c'est la disposition de l'ame, dont nous avons parlé, qui nous en rend susceptibles ; et celui qui est doué d'une pareille humeur ne manquera jamais d'occasions d'éprouver de la joie ; la vie elle-même en est une pour lui. Toutefois il ne faut jamais négliger l'occasion de rechercher un plaisir pur et modéré. Il n'y en a point de plus pur et de plus propre à prolonger la vie que celui que nous goûtons en famille, dans le commerce de personnes gaies et bonnes, et dans les jouissances de la belle nature. Un jour passé à la campagne, dans un air pur, au milieu d'un cercle d'amis, vaut sûrement mieux que tous les élixirs du monde. — Je dois aussi parler de l'expression physique de la joie, du rire. C'est le mouvement du corps le plus sain, car il agite en même temps le corps et l'ame, facilite la digestion, la circulation, la transpiration, et ranime la force vitale dans tous les organes.

Je dois aussi parler des occupations de l'esprit plus relevées, en supposant que l'on observe les précautions que j'ai indiquées ci-dessus. Ce sont des jouissances particulières à l'homme, et une source de restauration digne de lui. Telles sont les lectures agréables et instructives, l'étude de sciences intéressantes, la contemplation et la recherche de la nature et de ses secrets, la découverte de vérités nouvelles par des combinaisons d'idées, de conversations intéressantes, etc.

CHAPITRE XIV.

Franchise de caractère.

Nous savons combien le métier qui consiste à se charger de quelques heures par jour d'un rôle emprunté, nuit à la durée de la vie; c'est le métier du comédien.

Que doit-ce donc être pour ceux qui, sur le grand théâtre du monde, jouent continuellement un rôle étranger, sans jamais être ce qu'ils paroissent, en un mot ces hommes faux, qui vivent de déguisement, de contrainte, de mensonge. C'est dans les classes d'hommes les plus civilisés qu'on en trouve le plus. Je ne connois pas d'état plus contraire à la nature.

Il est incommode d'être obligé de porter un habit qui n'est pas fait pour nous, qui nous gêne et nous serre par-tout, et rend tous les mouvemens plus difficiles; mais qu'est-ce en comparaison de la gêne morale que cause un caractère étranger, où les paroles, le procédé, les actions, tout doit être sans cesse en contradiction avec nos sentimens et notre volonté, où nous sommes obligés d'étouf-

fer nos penchans les plus naturels, d'en affecter
d'étrangers; enfin, de maintenir tous nos nerfs,
toutes nos fibres dans une tension continuelle pour
rendre le mensonge complet; car toute notre existence n'est alors qu'imposture. — Un état semblable
n'est autre chose qu'une attaque de crampes non in-
terrompua, comme la suite le prouve; car il en résulte toujours des inquiétudes continuelles, du
désordre dans la circulation et la digestion, des
contradictions dans le physique comme dans le
moral, et les malheureux finissent par ne pouvoir
plus se défaire de cet état, qui est devenu pour eux
une seconde nature; ils se perdent sans pouvoir se
retrouver. — Il en résulte à la fin une fièvre de
nerfs lente continue, composée d'irritations intérieures et de spasme extérieur, qui conduit ces
malheureux au tombeau, le seul endroit où ils
puissent espérer de se délivrer de leur masque.

CHAPITRE XV.

Sensations agréables et goûtées avec modération.

ELLES influent de deux manières sur la prolongation de la vie; d'abord, elles agissent immédiatement sur le principe vital qu'elles raniment et
auquel elles donnent plus de ton; ensuite, elles
augmentent l'activité de toute la machine, et donnent par conséquent plus d'action aux principaux
organes de la restauration, de la digestion, de la
circulation et de la secrétion. Aussi est-il bon de
donner à la sensualité un degré de culture suffisant
pour nous rendre susceptibles de ces jouissances,
mais pas assez considérable pour produire une sensibilité excessive. Il faut aussi, en irritant les sens,

prendre garde de rien outrer ; car les mêmes jouissances qui , goûtées avec modération , facilitent la
restauration , peuvent, quand elles sont trop fortes,
consumer et épuiser.

Je parle ici de tous les stimulans agréables , qui
agissent sur nous par les cinq sens; des plaisirs ,
par conséquent de la musique , de la peinture ,
même de ceux de la poésie et de l'imagination qui
relèvent et renouvellent ces jouissances. La musique mérite, selon moi, la préférence ; car aucune
impression sensuelle n'agit aussi promptement ni
aussi immédiatement sur l'humeur , le courage ,
la régularité du procédé de la vie. Tout notre être
prend , sans le vouloir, le ton et la mesure que lui
donne la musique ; le pouls bat plus vîte ou plus
lentement , la passion est réveillée ou apaisée,
selon les influences de ce langage de l'ame , qui,
sans paroles et par le seul pouvoir du ton et de
l'harmonie, agit immédiatement sur notre intérieur, et entraîne souvent par cela même d'une
manière plus irrésistible que l'éloquence. Il seroit
à désirer que l'on s'appliquât davantage de faire
de la musique un usage plus proportionné aux
facultés de l'ame.

CHAPITRE XVI.

Art de prévenir et de traiter prudemment les ma-
ladies. — Connoître la partie la plus foible, les
dispositions aux maladies et la manière de les
traiter. — Faire usage du médecin et de la mé-
decine. — Remèdes domestiques.

Les maladies, comme on l'a vu ci-dessus, entrent
presque toutes dans les moyens qui abrègent la
vie, et qui en rompent quelquefois subitement le
fil. La médecine s'occupe des moyens de les prévenir et de les guérir ; et sous ce point de vue, on
doit considérer la médecine comme un moyen de
prolonger la vie, et faire usage de ses ressources.

Mais on ne se trompe que trop souvent à ce
sujet ; tantôt on croit ne pouvoir pas assez profiter
de cet art bienfaisant, et l'on exagère ; tantôt on le
craint comme quelque chose contre nature, et on
en fait trop peu d'usage ; tantôt enfin on a des
idées fausses du médecin et de la médecine, et
on les employe tous deux à faux. Ces erreurs se
sont encore accrues depuis qu'une foule d'écrits
populaires sur la médecine ont répandu dans le
public mille idées bizarres et rendu l'abus de cet
art plus fréquent, et les suites fâcheuses qui en
résultent pour la santé plus générales.

Nous ne pouvons pas tous être médecins. La
médecine est une science si étendue et si compliquée qu'elle exige une étude profonde et assidue,
une culture toute particulière des sens et des facultés intellectuelles. On n'est pas médecin pour

connoître quelques pratiques et recettes, comme
quelques-unes se l'imaginent. Ces pratiques ne sont
que les résultats de la médecine ; et il n'y a que
celui qui peut voir d'un coup-d'œil le rapport de
ces moyens avec les causes, et la chaîne de con-
séquences et de raisons, dont l'idée de tel ou tel
moyen est le dernier résultat ; en un mot, il n'y a
que celui qui est capable d'inventer ce moyen,
qui mérite le nom de médecin. Il s'ensuit que la
médecine ne peut jamais être la science de la multitude.

La partie de la médecine qui donne la connoissance du corps humain, en supposant qu'elle puisse
être utile à chaque homme en particulier, qui
apprend à prévenir les maladies et à conserver sa
santé en général comme dans les points particuliers, est la seule qui doive faire partie de l'instruction universelle ; mais jamais celle qui se
borne à guérir les maladies réelles et à faire
usage des remèdes. C'est aussi ce que nous indique l'idée primitive de maladie et de remède.
Qu'est-ce donc qu'employer un remède et guérir
une maladie ? C'est produire dans le corps humain, à l'aide d'une impression extraordinaire, un
changement extraordinaire qui détruit un état
contre nature, que nous appelons maladie. Ainsi
la maladie et l'effet des remèdes sont deux états
contre nature, et l'application d'un remède n'est
autre chose que l'art d'exciter une maladie artificielle pour en détruire une naturelle. Ce qui le
prouve c'est que, quand un homme en santé prend
une médecine, il en devient plus ou moins malade. L'application d'un remède est donc en elle-
même toujours nuisible, et ne peut être excusée
et devenir utile que lorsqu'elle sert à détruire un
état de maladie déjà existant dans le corps. Il n'y

a donc que celui qui connoît parfaitement le rapport du remède avec la maladie, c'est-à-dire le médecin, qui ait le droit de se rendre malade lui-même et les autres, d'une manière artificielle. Sans cela il en résulte, ou que le remède est entièrement inutile, et que l'on rend quelqu'un malade sans nécessité; ou que le remède ne convient pas à la maladie, et que par conséquent le pauvre patient se trouve avoir deux maladies, tandis qu'il n'en avoit qu'une auparavant; ou enfin que ce remède augmente encore l'état de maladie qui existoit déjà. Il vaut beaucoup mieux, quand on est malade, ne point prendre de médecine que d'en prendre qui ne convienne point à la maladie.

Ainsi, puisque celui qui n'est pas du métier ne doit pas exercer la médecine, il s'agit de savoir comment on peut et comment on doit employer la médecine pour la faire servir à la prolongation de la vie. Je vais donner à cet égard quelques règles sûres et précises.

Je commencerai par dire un mot d'une partie de cette recherche qui, à la vérité, intéresse plutôt le médecin, mais qui cependant est trop importante pour que je la passe sous silence. Il s'agit de savoir, comment la médecine-pratique peut prolonger la vie. Peut-on, sans restriction, la regarder comme un moyen capable de la prolonger? sans contredit, en supposant qu'elle guérisse des maladies qui peuvent nous tuer; mais non pas toujours, si on la considère sous d'autres points de vue. Voici quelques observations que je recommande à mes confrères, et qui doivent nous convaincre que le rétablissement de la santé et la prolongation de la vie ne sont pas toujours la même chose; et que l'essentiel est moins la guérison de la maladie, que la manière dont on la guérit. D'abord, nous avons vu plus haut que les remèdes opèrent par le moyen d'une maladie artificielle. Chaque maladie entraîne une irritation, une perte de forces; si le remède est plus fort que la maladie, on guérit le malade; mais par ce procédé on l'a plus affoibli, par conséquent on a plus retranché de la durée de sa vie que ne l'eût fait la maladie elle-même. C'est ce qui arrive lorsque, pour les moindres incommodités, on employe les remèdes les plus violens. — En second lieu, il y a plusieurs moyens de guérir la même maladie; la seule différence qu'il y ait, c'est qu'on dirige la crise vers tel ou tel côté, ou que l'on guérit la maladie par telle ou telle méthode plus ou moins vîte. Les différentes méthodes mènent à la santé, mais sont plus ou moins recommandables quant à la prolongation de la vie. Plus elle laisse de durée à la maladie, et par conséquent de moyens d'affoiblir les facultés et les organes, plus elle attaque d'organes nécessaires à la vie, ou plus elle conduit la maladie vers ces points, et ralentit par conséquent par la suite la restauration de la vie; (par exemple en transportant le siége de la maladie dans le système de la digestion, ou en affoiblissant ce même système par des remèdes violens) ou enfin, plus la méthode dissipe de facultés vitales sans nécessité, comme par des saignées, une diète trop rigoureuse, etc., et plus elle affoiblira la base d'une longue vie, quand même elle guériroit la maladie présente. — Troisièmement, il ne faut pas oublier que la maladie elle-même pouvoit servir à la prolongation de la vie. Il y en a beaucoup qui ne sont autre chose qu'un effort que fait la nature pour rétablir l'équilibre interrompu, pour se dégager de quelques matières corrompues, ou dissiper des obstructions. Si alors le médecin (à la Brown) ne fait qu'arrêter les signes extérieurs de la maladie, sans avoir égard à ces causes et suites plus éloignées, alors il ne fait que détruire la réaction par laquelle la nature cherchoit à détruire la vraie maladie; il apaise le feu à l'extérieur, tandis qu'il le laisse brûler intérieurement avec d'autant plus d'activité; il nourrit le germe, la cause matérielle du mal, lui donne plus de force, la rend plus incurable; tandis qu'un travail complet des forces de la nature l'eût guéri entièrement. Il n'y a que trop d'exemples de malades qui, après s'être crus guéris de leur fièvre, de leur dyssenterie etc., se virent ensuite attaqués de consomption, d'hypocondrie, de maladies de nerfs, etc. Il est clair qu'une méthode pareille abrège la durée de la vie, quoiqu'elle guérisse le malade.

Mais je passe à l'article qui regarde les non-médecins : Par quels moyens doit-on prévenir les maladies ? comment doit on les traiter, lorsqu'elles se sont déjà déclarées ? comment sur-tout doit on employer le médecin et la médecine, pour les faire servir à la prolongation de la vie ?

Commençons par la manière de prévenir les maladies.

Chaque maladie provenant de deux choses, de la cause qui la fait naître, et de la disposition qu'a le corps d'être affecté par cette même cause, il y a aussi deux moyens de la prévenir, qui sont d'éloigner les causes, et d'ôter au corps la faculté d'en être affecté. Voilà les bases de toute la diététique et de toutes les méthodes préservatives. Le premier, qui étoit jadis le plus ordinaire, est le moins sûr; car tant que nous ne pourrons pas nous arracher à la vie sociale et à ses rapports, il nous sera impossible d'éloigner toutes les causes de maladie ; et même, plus on les évite, et plus elles ont d'influence quand on en est atteint ; par exemple, il n'y a personne à qui le refroidissement fasse plus de mal qu'à celui qui se tient bien chaudement. Ainsi le second moyen vaut beaucoup mieux. Il faut donc chercher à éviter les causes de maladies que l'on peut éviter, mais en même temps s'accoutumer aux autres, et se rendre insensible à leurs impressions.

Les causes de maladies les plus essentielles à éviter sont, l'excès du boire et du manger, l'excès des plaisirs de l'amour, les échauffemens et refroidissemens, ou le passage trop subit de l'un à l'autre, les passions, la tension trop forte de l'esprit, le trop ou trop peu de sommeil, la suppression des secrétions, les poisons.

En même temps, il faut chercher à rendre le corps insensible à ces causes, ou à l'endurcir ; et voici la méthode dont je recommande l'observation : d'abord, respirer tous les jours le plein air, quelque temps qu'il fasse, par la pluie, le vent, la neige, etc. Cette excellente habitude contribue beaucoup à endurcir et à prolonger la vie ; on finit par être insensible aux orages, et à toutes les intempéries de l'air ; aussi est-elle bonne sur-tout pour ceux qui sont sujets aux humeurs catarrhales et rhumatismales. — Se laver tous les jours le corps avec de l'eau froide. — Ne pas se tenir trop chaudement. — Etre toujours dans un état d'activité ; ne jamais tomber dans un état trop passif ; mais que, par le moyen du mouvement des muscles, du frottement, des exercices gymnastiques, on se maintienne toujours dans une espèce de réaction. Plus le corps est dans un état passif, et plus il est exposé aux maladies. — Enfin observer une certaine liberté dans la manière de vivre, c'est-à-dire, ne jamais tenir trop scrupuleusement à ses habitudes, mais laisser agir la nature. Celui qui s'astreint trop à un certain ordre, à une certaine manière de vivre, quelque bonne qu'elle soit, se rend par là accessible aux maladies : car s'il s'en écarte une seule fois, il tombe malade. Un petit dérangement peut même, par l'espèce de révolution qu'il occasione dans notre corps, être très-utile, en épurant les humeurs, en facilitant les secrétions, en ouvrant les vaisseaux, et en dissipant les engorgemens. Les choses pernicieuses elles-mêmes perdent beaucoup de leur influence, quand on y est accoutumé. Ainsi dormir de temps en temps un peu moins, boire un verre de plus qu'à l'ordinaire, manger un peu plus, ou des choses plus difficiles à digérer, s'échauffer ou se refroidir un peu, par exemple en dansant, montant à cheval etc. se fatiguer même quelquefois jusqu'à l'épuisement, passer un jour sans manger, — ce sont là tout autant de moyens qui contribuent à endurcir le corps, à donner pour ainsi dire plus d'étendue à la santé, en l'arrachant à cet esclavage, à cette uniformité, que nous ne sommes du reste jamais à portée d'observer fidèlement.

Ce qu'il y a encore d'essentiel pour prévenir les maladies, c'est de chercher à savoir quelles sont celles auxquelles on a des dispositions, afin de les détruire, ou d'éviter les occasions qui pourroient les faire déclarer. C'est là le fondement de la diététique individuelle : chacun a son régime particulier à observer, fondé sur ses dispositions à telle ou telle maladie. Cet examen particulier est sans doute l'affaire du médecin ; aussi je conseille en général à chacun de se faire examiner par un médecin habile, qui puisse lui indiquer les maladies auxquelles il a le plus de dispositions, et quel est le régime qui lui convient le mieux. Les anciens étoient en cela plus raisonnables que nous; ils faisoient plus d'usage de la médecine et des médecins pour fixer leur régime; et même leurs recherches astrologiques, chiromantiques, et autres de ce genre, avoient pour but principal de déterminer le caractère physique et moral de l'homme, et de lui prescrire un régime en conséquence. On feroit mieux de consulter son médecin sur cet objet, que d'être obligé d'avoir tous les huit jours recours à lui pour lui demander un vomitif ou un purgatif. Ceci suppose, il est vrai, un médecin habile, raisonnable et bien pensant, tandis que tout charlatan peut écrire une recette. Mais aussi on auroit alors un moyen sûr de distinguer le vrai prophète du faux.

Mais il faut mettre autant que possible le non-médecin en état de juger son physique et les dispositions aux maladies qu'il renferme.

1.° Il faut connoître d'abord sa disposition héréditaire. Il y a des maladies qui sont dans le sang, telles que la goutte, les hémorroïdes, la pierre, la foiblesse de nerfs, la consomption. Si le mal se trouve enraciné dans le corps de nos parens au moment de notre génération, il est probable que nous y avons des dispositions. Toutefois on peut, à l'aide d'un régime convenable, les empêcher de se déclarer.

2.° L'éducation de notre enfance peut nous avoir donné des dispositions à des maladies, surtout lorsqu'on nous a tenus trop chaudement, ce qui nous communique la disposition à suer et à avoir une peau relâchée, causes qui produisent les maladies rhumatismales. — Le travail assidu dans l'enfance, et l'ononisme, produisent les foiblesses et maladies de nerfs.

3.º Il y a aussi des maladies attachées à telle ou telle constitution. Celui dont le corps est long et mince, le cou de même, la poitrine plate, les épaules pointues en forme d'ailes, et dont l'accroissement s'est fait rapidement, doit se mettre en garde contre la phthisie, sur-tout avant l'âge de trente ans. — Celui qui est petit, ramassé, qui a la tête grosse, le cou court et pour ainsi dire comme enfoncé dans les épaules, a des dispositions à l'apoplexie, et doit éviter tout ce qui peut y conduire. — En général les personnes contrefaites ont toutes plus ou moins de dispositions aux maladies de poitrine.

4.º Il faut étudier son tempérament; s'il est sanguin ou colère, on a des dispositions aux maladies inflammatoires; et aux maladies de langueur et de nerfs, s'il est phlegmatique ou mélancolique.

5.º Le climat, l'habitation peuvent produire les dispositions; l'humidité et la fraîcheur engendrent les dispositions aux fièvres de nerfs et de glaires, aux fièvres intermittentes, aux catharres et rhumatismes.

6.º Mais il faut sur-tout garantir la partie la plus foible; l'homme a aussi au physique son côté foible, et c'est dans cette partie que toutes les causes de maladies se fixent plus ordinairement. Par exemple, lorsqu'on a un poumon foible, c'est vers cette partie que se dirigent toutes les impressions, et l'on a à chaque instant des catharres et des maladies de poitrine : il en est de même de l'estomac, et alors on est sujet à des plénitudes, à des indigestions et à des amas de bile. Quand on connoît bien cette partie, on peut contribuer infiniment à prévenir les maladies et à prolonger la vie, tant en préservant cette partie qu'en détruisant l'excès de sensibilité. Il s'agit donc de connoître sa partie foible, et le non-médecin lui-même peut en concevoir les moyens. Que l'on observe dans quel endroit les vives émotions agissent avec plus de force ; c'est la partie la plus foible. Si elles occasionent la toux, un picotement dans la poitrine, c'est le poumon ; si elles produisent un serrement d'estomac, des nausées, des vomissemens, etc. c'est l'estomac. Que l'on observe encore où va se réfléchir l'effet d'autres impressions qui causent des maladies, par exemple, l'effet d'une réplétion, d'un refroidissement, d'un échauffement, d'un exercice violent, etc. Si c'est la poitrine qui souffre, c'est la partie la plus foible. Il n'est pas moins important de remarquer où le sang et les sucs se portent le plus abondamment ; la maladie se fixera plus aisément dans la partie qui est ordinairement la plus rouge et la plus échauffée, qui sue le plus aisément, même sans que le reste du corps soit en sueur. On peut aussi compter que la partie dont on a fait le plus d'usage est la plus foible ; par exemple, le cerveau dans un homme qui réfléchit beaucoup, la poitrine dans un chanteur, l'estomac dans un gourmand, etc.

Je crois devoir parcourir aussi les différentes dispositions aux maladies les plus dangereuses, afin de faire connoître au non-médecin leurs symptômes et le régime que chacune d'elles exige.

La disposition à la consomption se reconnoît aux marques suivantes : lorsqu'on est constitué comme nous l'avons marqué ci-dessus ; lorsque l'on n'a pas encore trente ans ; (car on y est beaucoup moins exposé dans un âge plus avancé) lors-

que les parens avoient cette maladie ; lorsqu'on
est sujet à s'enrouer tout d'un coup, sans avoir
de catharre, au point que la parole manque quand
on veut parler ; lorsqu'en parlant, en courant, en
montant une montagne ou un escalier, on perd
aisément l'haleine ; quand on ne peut respirer bien
fort sans ressentir une douleur dans la poitrine,
ou une envie de tousser ; quand on a les joues
rouges et comme fardées, ou lorsqu'on rougit
subitement, souvent même d'un côté seulement ;
lorsqu'après avoir mangé on a les joues rouges et
les mains brûlantes ; lorsqu'on éprouve souvent
des picotemens dans la poitrine ; lorsque le matin
on crache en toussant de petites boules de la grosseur d'un grain de mil ou de gruau, semblables
à du fromage ou à du suif, et qui sentent mauvais quand on les écrase ; quand à chaque mouvement de frayeur, de colère, etc. on éprouve
des douleurs dans la poitrine, et que l'on a des
accès de toux ; lorsque le moindre refroidissement
ou échauffement, ou la plus petite contravention
au régime produit ces mêmes symptômes ; lorsqu'on est sujet aux rhumes de poitrine, ou qu'on
les conserve pendant long-temps : si outre cela on
crache du sang, alors on est menacé d'avoir sous
peu la consomption. — Celui qui remarque en soi
ces symptômes doit s'interdire les boissons échauffantes, le vin, le brandevin, les liqueurs, les épices, les exercices violens, comme l'excès de la
danse, de la course, etc. celui des jouissances
physiques de l'amour ; il doit éviter de travailler
la poitrine courbée, de l'appuyer contre la table
à laquelle il travaille, et de chanter et parler trop
fort et trop long-temps.

On reconnoît les dispositions aux hémorrhoïdes
aux marques suivantes : lorsque les parens les
avoient ;

avoient; lorsque l'on éprouve quelquefois des douleurs dans les reins, au bas du dos, des picotemens passagers dans le bassin, ou lorsque la selle
est pénible ; quand on souffre toujours de consti-
pations, de démangeaisons au fondement, de
sueur dans les parties qui l'avoisinent, et même de
maux de tête, et quand le sang se porte à la tête.
— Ceux qui éprouvent ces symptômes doivent éviter toute boisson non-seulement échauffante, mais
encore chaude, telle que café, thé, chocolat;
vivre davantage de légumes et de fruits frais et
succulens, manger peu de viande, éviter les farineux, les gâteaux, les pâtisseries, les alimens
qui gonflent ; ne jamais être assis pendant long-
temps, faire tous les jours beaucoup d'exercice,
ne point trop faire d'efforts à la selle, ne point
tenir le bas-ventre serré, au contraire, le frotter
tous les jours doucement pendant un quart-d'heure.

Voici les symptômes des dispositions à l'hypocondrie ou hystérie, et aux autres maladies de
nerfs : lorsque l'on est né de parens qui avoient
les nerfs foibles, lorsque l'on est obligé d'étudier
et d'être assis de trop bonne heure, lorsque l'on
a été dans sa jeunesse adonné à l'onanisme ; lorsque l'on a beaucoup vécu assis, renfermé et seul,
qu'on a fait un usage fréquent de boissons chaudes, et lu des livres trop remplis de passions ;
lorsqu'on a un caractère trop changeant ; ce qui
fait que l'on peut tout d'un coup, et sans pouvoir
en rendre raison, être d'une tristesse ou d'une
gaieté excessive ; lorsqu'on souffre souvent de l'estomac pendant la digestion et de vapeurs ; lorsque
l'on éprouve quelquefois des inquiétudes, des palpitations dans le bas-ventre, des serremens, des
tensions et autres symptômes extraordinaires ;
lorsque, le matin à jeun, on est fatigué ou de mau-

X

vaise humeur, et incapable de s'occuper, ce qui
se dissipe dès qu'on a pris quelque nourriture
fortifiante, comme du café ou des liqueurs spiritueuses ; lorsqu'on a beaucoup de goût pour la
solitude et le silence, ou que l'on sent de la timidité, et une certaine défiance des hommes ; lorsque
les oignons, les légumes à gousses, les pâtisseries faites à la lie produisent toujours des embarras, des vapeurs ; lorsque les selles sont lentes,
rares, inégales et dures. — Il faut alors s'interdire
la vie sédentaire, ou du moins il faut travailler
debout à un pupitre ; ou, ce qui vaut encore
mieux, parce qu'on ne peut être toujours debout,
se tenir à cheval sur un siége de bois garni, en
observant toutefois de faire par jour une ou deux
heures d'exercice en plein air. L'exercice du cheval est aussi excellent en pareil cas. Il faut outre
cela aller souvent en société, sur-tout voir souvent ceux ou celui en qui on a confiance, et ne pas
se laisser aller trop à son goût pour la solitude. Les
voyages, la variété des objets, et sur-tout l'air de
la campagne, sont les meilleurs préservatifs contre
l'hypocondrie. On a vu plusieurs exemples de
personnes qui en souffroient au dernier point,
se guérir en passant six mois à la campagne occupés de travaux champêtres, et en vivant tout-
à-fait en campagnards ; car si on y porte avec
soi le luxe des villes, ce remède ne peut être
d'une grande utilité. En général, quiconque
éprouve ces symptômes fait mieux de devenir éco-
nome, soldat ou chasseur, qu'homme de cabi-
net. — Dans ce cas-là, il est utile de se frotter le
bas-ventre : on peut le faire tous les matins dans
le lit pendant un quart-d'heure, avec la main ou
avec une étoffe de laine ; cette pratique aide la
digestion et la circulation dans le bas-ventre, dis-

sipe les embarras, les gonflemens, et raffermit en même temps. Il faut réprimer la fureur de se droguer, ordinairement jointe à ces dispositions, surtout éviter les laxatifs, qui augmentent toujours la foiblesse des organes de la digestion. Qu'on s'en tienne à un seul médecin raisonnable qui se borne à prescrire un régime plutôt qu'à faire des ordonnances. Il faut s'interdire principalement les gâteaux, le fromage, les farineux, les légumes à gousses, la graisse et la bière forte.

Je vais parler aussi des dispositions à l'apoplexie, quoique cette maladie ne vienne que plus tard. Les voici : un corps court, épais, ramassé ; un cou court, un visage rouge et bouffi, des tintemens et bourdonnemens dans les oreilles, des étourdissemens, quelquefois même des nausées quand on est à jeûn. Il faut alors éviter de se surcharger l'estomac ; car on peut mourir subitement à table ; de trop boire ou de trop manger, sur-tout le soir ; de se coucher aussi d'abord après souper, d'avoir dans le lit la tête basse, et de se refroidir ou de s'échauffer trop, sur-tout les pieds.

Maintenant je vais répondre à la question suivante : Comment doit-on traiter une maladie déjà déclarée, et comment doit-on faire usage du médecin et de la médecine ? On peut renfermer ce qu'il y a à dire sur ce sujet dans les règles suivantes :

1.º Qu'on ne prenne jamais de médicamens sans une raison suffisante ; car pourquoi se rendre malade sans sujet ? Ainsi l'habitude de se purger, de se faire saigner périodiquement, uniquement pour prévenir des maux possibles, est extrêmement pernicieuse. Il arrive même souvent que par-là on fait naître les maux que l'on vouloit éviter.

X 2

2.º Il vaut beaucoup mieux prévenir les maladies que d'avoir à les guérir, ce qui entraîne toujours une plus grande perte de forces, et abrège davantage la vie. Il faut donc observer soigneusement les moyens indiqués ci-dessus pour les prévenir.

3.º Mais aussitôt que la maladie s'est déclarée, il faut être sur ses gardes. Le commencement, le moins dangereux en apparence, peut être le prélude de la maladie la plus terrible, sur-tout dans les maladies fiévreuses. Voici les symptômes qui les annoncent : une foiblesse extraordinaire, point d'appétit, une soif d'autant plus forte, un sommeil interrompu ou mêlé de beaucoup de rêves, suspension ou augmentation prodigieuse des sécrétions ordinaires, dégoût pour le travail, maux de tête, frisson plus ou moins fort, suivi de chaleur.

4.º Dès qu'on remarque ces symptômes, il faut commencer par retrancher à l'ennemi, qui est la maladie, toute nourriture, pour suivre l'instinct naturel que chaque animal suit toujours à son avantage. Il ne faut rien manger ; car la nature nous prouve par ce dégoût, que nous ne pouvons digérer ; il faut boire d'autant plus, mais de l'eau, ou d'autres boissons dissolvantes. Il faut se tenir tranquille et couché ; car la foiblesse nous indique assez que la nature a dans ce moment besoin de ses facultés pour résister à la maladie ; et on doit éviter de se refroidir ou de s'échauffer, par conséquent de s'exposer au grand air, et de se tenir renfermé dans une chambre chaude. —Ces moyens si simples, que la nature elle-même nous prescrit si clairement, pourvu que nous veuillons entendre sa voix, peuvent détruire la maladie dans son principe même. Le nonagénaire

Maclin, le vétéran du théâtre de Londres, raconte
que toutes les fois qu'il se sentoit un peu de mal-
aise, il se mettoit au lit, sans prendre autre chose
que du pain et de l'eau, et que ce régime l'a
toujours guéri des incommodités peu considérables. J'ai connu un respectable colonel de quatre-
vingts ans, qui toutes les fois qu'il avoit été in-
commodé, n'avoit fait que jeûner, fumer et observer les règles ci-dessus, sans avoir jamais besoin de médecine.

5.º Si on a occasion de voir un médecin, il
faut le consulter, moins pour se droguer sur le
champ, que pour savoir dans quel état on est ; sinon, il vaut bien mieux, pour empêcher la maladie, se servir des moyens négatifs indiqués ci-
dessus, que de moyens positifs qui pourroient être
pernicieux. Il n'y a point de médecine dont l'u-
sage soit indifférent. Les purgations et les vomitifs mêmes, pris mal-à-propos, peuvent être pernicieux. Voici toutefois ce que l'on peut, en pareil cas, proposer de plus innocent : Une cuiller à
thé pleine de crème de tartre, délayée dans un
verre d'eau ; ou bien l'eau de cristal suivante,
qui est un des remèdes les plus universels dans
les maladies fiévreuses : une demi-once de crème
de tartre que l'on fait bouillir dans un pot neuf
avec six livres d'eau, jusqu'à ce que la poudre
soit entièrement dénaturée, puis on l'ôte de dessus
le feu, on coupe un citron dedans, on y met,
selon les goûts, deux ou trois onces de sucre, et
on met le tout en bouteille. Alors on en fait son
unique boisson.

6.º Il faut avoir une entière confiance dans son
médecin, lui raconter de l'histoire de son tempérament tout ce qui peut avoir rapport à la maladie présente, et n'omettre aucune circonstance

actuelle, particulièrement quand on écrit. Surtout qu'on ne se permette aucun raisonnement, ce qui est une faute assez ordinaire, et qu'on ne présente point son exposition d'après telle ou telle opinion, sous tel ou tel point de vue ; mais que l'on raconte simplement ce que l'on a observé.

7.º Il faut choisir un médecin en qui on ait confiance, et non celui qui possède des secrets, qui est ou trop babillard, ou trop curieux, qui dit du mal de ses collègues, ou met leur conduite dans un jour équivoque, (ce qui annonce des connoissances très-bornées, une mauvaise conscience ou un mauvais cœur) qui n'aime à employer que des moyens décisifs, ou qui, comme on dit, joue quitte ou double ; qui aime le vin ou le jeu ; enfin, qui écrit une recette après un entretien de deux minutes. Un des caractères les plus sûrs d'un médecin habile et honnête, c'est l'examen détaillé qu'il fait de son malade.

8.º Qu'on se garde sur-tout de celui qui ne fait de la pratique de son art qu'un objet d'ambition ou d'intérêt. Le vrai médecin ne doit avoir d'autre intérêt que celui de la santé et de la vie de son malade ; tout autre intérêt le détourne du vrai sentier, et peut avoir pour le malade les suites les plus funestes. Si en hasardant quelque chose pour conserver son malade, il expose à quelque danger sa réputation ou sa bourse, il aimera sûrement mieux laisser mourir le malade que de perdre sa réputation. Par la même raison, plus le malade sera riche ou distingué, et plus il s'intéressera à lui.

9.º Le meilleur médecin est celui qui est ami en même temps. Il est alors bien plus aisé d'avoir de la confiance en lui ; il nous connoît et nous observe même pendant que nous nous portons bien, ce qui

contribue beaucoup à lui indiquer le vrai régime
qui nous convient quand nous sommes malades.
Il prend à notre situation la part la plus sincère, il
travaille avec zèle à notre rétablissement, et sera
bien plus prêt à faire des sacrifices que celui qui n'a
pour nous que l'intérêt général de l'humanité. Que
l'on cherche à se lier le plus intimément possible
avec son médecin, et que l'on évite avec le plus
grand soin de troubler cette union par de mauvais
traitemens, de la méfiance, de la dureté, de
l'orgueil et autres défauts, dont on se permet souvent les expressions à l'égard du médecin, mais
toujours contre son propre intérêt.

10.º Qu'on se défie aussi du médecin qui emploie des remèdes secrets, et en fait un objet de
trafic; c'est un ignorant, ou un imposteur, ou
un homme avide, qui fait bien plus de cas de ses
intérêts que de la vie et de la santé d'autrui. En
effet, si son secret n'est rien, il n'y a sans doute
pas d'imposteur plus infâme que lui, puisqu'il
attaque à la fois la santé et la bourse. Si au contraire le secret est important pour l'humanité,
il devient alors une propriété de la vérité et
de l'humanité en général, et c'est une action très-
immorale que de l'en priver. On se rend en même
temps coupable envers tous ceux qui n'en font point
usage, ou qui l'emploient mal à propos, parce
qu'il n'est point connu, qu'on ne peut se le procurer, et qu'un médecin raisonnable peut en
faire usage.

11.º En général, c'est dans le choix d'un médecin qu'il faut avoir le plus égard à la moralité.
A qui est-elle plus nécessaire qu'au médecin?
Si celui à qui on confie sa vie aveuglément,
dont aucun tribunal, excepté sa conscience, ne
peut juger les actions, qui, pour remplir parfai-

tement sa destinée, doit sacrifier tous ses plaisirs, son repos, sa santé et sa vie : si un tel homme n'agit pas uniquement d'après les principes de la morale la plus pure ; s'il fait d'un soi-disant politique le mobile de ses actions, un tel médecin est alors un des hommes les plus terribles et les plus dangereux, plus à craindre que la maladie elle-même : en un mot, un médecin sans moralité est un être chimérique, un monstre !

12.° Mais quand on a trouvé un médecin habile et honnête, il faut avoir en lui une confiance sans réserve. Elle tranquillise le malade, et facilite considérablement sa guérison. Quelques-uns croient que plus ils ont de médecins autour d'eux, et plus ils doivent guérir aisément ; c'est une erreur grossière ; j'en parle par expérience. Un seul médecin vaut mieux que deux ; deux valent mieux que trois, et ainsi de suite : en un mot, plus il y en a, et plus la guérison du patient est invraisemblable, et je crois que le nombre la rend physiquement impossible. — Si, ce qui est très-rare, il y a des maladies tellement cachées et compliquées, qu'il faille l'avis de plusieurs médecins, alors il faut en rassembler un certain nombre d'entre ceux que l'on connoît pour gens honnêtes, et qui sont d'accord entre eux ; mais il ne faut faire cette assemblée que pour connoître et juger la maladie, et en déterminer le traitement ; quant à l'exécution même, il ne faut en charger que celui en qui on a le plus de confiance.

13.° Il faut observer les crises, les secours et les voies les plus propres à notre tempérament, et dont il s'est déjà servi dans des accidens précédens, par la transpiration, les laxatifs, le saignement de nez, ou par l'urine. Il faut chercher à faciliter ces moyens dans la maladie dont il s'agit, cette connoissance est de la plus grande importance pour le médecin.

14.º La propreté est nécessaire dans toutes les maladies ; la mal-propreté peut donner à chaque maladie un caractère de putridité, et la rendre beaucoup plus dangereuse ; on se rend aussi par là coupable envers les siens et envers le médecin, que cette cause seule peut rendre malades. Il faut changer souvent de linge, en observant toutefois les précautions nécessaires, renouveler l'air, ne point laisser de secrétions dans la chambre, n'y laisser ni trop de personnes, ni animaux, ni fleurs, ni restes de mets, ni vieux habits ; en un mot, rien de tout ce qui peut produire une exhalaison quelconque.

Remèdes domestiques et qui peuvent servir en voyage.

Il y a dans chaque maison une foule de remèdes excellens, sans qu'on le sache. Dans des cas imprévus, à la campagne, en voyage, nous nous trouvons souvent dans le plus grand embarras, parce qu'il n'y a pas d'apothicaire dans les environs. Nous envoyons à plusieurs lieues de là ; lorsqu'on revient il n'est plus temps de donner du secours ; et nous ne savons pas que nous avions sous la main le remède nécessaire, ou du moins un autre capable d'y suppléer, et qui eût pu sauver la vie d'un homme. On peut regarder le plus petit ménage comme une pharmacie, et beaucoup d'objets qui nous servent de nourriture peuvent dans l'occasion servir de remèdes. Je crois donc devoir rendre ces connoissances plus générales, non pour favoriser l'empirisme, mais pour aider à trouver, en cas de danger, où une demi-heure de retard peut décider de la vie d'un homme, les remèdes que nous avons sous les yeux, mais auxquels nous ne faisons pas d'attention, parce que nous croyons que hors de l'apothicairerie il n'y a point de salut. Toutefois c'est un reproche qui tombe même sur beaucoup de médecins.

Le Sucre.

C'est sans doute le premier spécifique de cette petite pharmacie, tant ses propriétés sont variées, et tant il y a de cas où on peut l'employer avec succès. C'est un sel qui a les propriétés de tous les sels dans les maladies ; mais en même temps il nourrit ; par conséquent il n'affoiblit ni n'attaque pas l'estomac comme les autres sels.

C'est un des plus grands rafraîchissans. Quand on s'est échauffé, il n'y a rien de meilleur qu'une once de sucre fondu dans un verre d'eau. On peut aussi s'en servir dans les fièvres et autres maladies inflammatoires, sur-tout après la frayeur, le chagrin, la colère et autres passions vives, où il a aussi l'avantage d'apaiser l'émotion de la bile et de la faire évacuer. — Il peut, joint à des échauffans, en diminuer la force ; ainsi le café pris avec du sucre est beaucoup moins échauffant que sans sucre.

Il dissout les glaires ; c'est un préjugé de croire qu'il en fasse ; cela n'a lieu que lorsqu'on en a fait un usage continuel ; encore est-ce un effet de la foiblesse qu'il communique à l'estomac. Mais sa principale propriété est de dissoudre ; ainsi quand l'estomac ou la poitrine sont remplis de glaires, quand on est enrhumé et que l'on tousse sans pouvoir cracher, il n'y a rien de meilleur que la recette ci-dessus. Le sucre nettoye l'estomac et les intestins , et purge même , pris en certaine quantité. Ainsi , il est bon toutes les fois qu'on s'est surchargé l'estomac. J'ai souvent vu des personnes qui , après avoir un peu trop mangé , se servoient avec succès de l'eau sucrée que je viens d'indiquer.

Le sucre étant un stimulant , facilite la digestion , comme tous les sels. On peut en cuisine s'en servir au lieu de sel , et on rendra même les mets plus aisés à digérer.

Le Vinaigre.

C'est aussi un remède d'une utilité très-variée. C'est le meilleur antidote contre les poisons qui assoupissent , tels que l'opium , la ciguë , la belladonna , la jusquiame ; dans ces cas-là il faut en boire en grande quantité , et en faire appliquer des compresses sur la tête et l'estomac. — Dans les évanouissemens , au lieu des sels et eaux de senteur en usage , il vaut mieux mettre du vinaigre sous le nez du malade , et lui en frotter les tempes , le visage et les mains. — Dans toutes les maladies putrides et qui occasionent de mauvaises exhalaisons , il n'y a rien de meilleur que de répandre du vinaigre , mais non , comme on le fait ordinairement , de le verser sur des charbons ardens , ou sur un poële très-chaud , ce qui produit une exhalaison mal-saine et pernicieuse. Dans toutes les fièvres ardentes , dans les flux de sang , on peut boire de l'eau mêlée d'un peu de vinaigre.

Le Savon , la Cendre , la Lessive.

Ces trois corps doivent être réunis , parce qu'ils tirent leurs propriétés du sel. Aussi on peut les employer utilement contre l'arsenic et le sublimé, en observant toutefois de boire aussi par intervalle du lait en grande quantité. Pour la gale ou autres maladies de la peau, il est bon de bassiner souvent avec une eau de savon très-forte les places attaquées, jusqu'à ce qu'elles s'échauffent.

Le Lait.

C'est un remède inappréciable contre les substances âcres, et en particulier contre les substances minérales. Il faut alors que le malade boive du lait jusqu'à l'excès ; il faut aussi en appliquer des compresses sur le bas-ventre.

La Crême, le Beurre, l'Huile.

La crême et le beurre sont des corps gras excellens et d'un usage très-multiplié ; seulement faut-il qu'ils soient frais ; car un corps gras qui est vieux ou rance, au lieu d'être un adoucissant et d'affoiblir les stimulans, devient stimulant lui-même ; et il peut alors, ou quand il est cuit dans la poële, produire, comme les mouches cantharides, une inflammation, et provoquer le vomissement. Saler le beurre c'est en détruire les bonnes qualités. Mais quand il est frais et pur, ainsi que la crême, on peut en cas de besoin s'en servir au lieu des onguens émolliens des apothicaires, à l'extérieur, et toutes les fois qu'il faut apaiser des douleurs intérieures, des crampes, des coliques, des tensions violentes de fibres. En frottant de beurre et d'huile la place, jusqu'à ce qu'elle s'échauffe, on produira tout autant d'effet qu'avec les émolliens les plus compliqués. — Je vais indiquer ici un remède qui peut servir pour toutes les brûlures , sur-tout lorsque la peau forme des vessies. On sait combien il est important d'adoucir promptement des douleurs aussi vives, sur-tout pour les enfans, ou lorsque la surface brûlée est fort grande ; et je connois des exemples de personnes qui, faute d'un prompt secours , ou par ignorance , ont mis sur la brûlure de l'eau-de-vie , du savon et autres stimulans , furent attaquées de convulsions effroyables , au milieu desquelles elles expirèrent. On mêle de la bonne huile de Provence , ou de l'huile de lin fraîche , au défaut de la première , un blanc d'œuf et de la crême en égale quàntité , et on en fait des cataplasmes dont on couvre les parties brûlées ; il faut renouveler souvent les cataplasmes. Ce remède simple peut se trouver dans le plus petit ménage , et je réponds par expérience de sa bonté.

On ne peut trop recommander, contre le poison, l'usage de l'huile ou du beurre fondu dans l'eau chaude que l'on avale. On peut boire l'un ou l'autre alternativement avec du lait , de manière à en prendre une demi tasse tous les quart-d'heure. La meilleure huile en médecine est la plus fraîche , celle qui a été faite sans feu. Au reste, toutes les huiles grasses sont à-peu-près les mêmes ; cependant celles d'amande , de pavots et de lin , sont les meilleures pour l'usage ci-dessus.

Il n'y a pas de moyen plus sûr contre les piqûres d'abeilles , guêpes et autres insectes , que de frotter sur le champ la place pendant un quart-d'heure avec de l'huile. Il n'y a pas non plus de meilleur remède , lorsqu'on a été mordu par un serpent venimeux , que de frotter la partie entière avec de l'huile chaude ; mais il faut que ce soit sur le champ , et avant qu'on ait employé autre chose. On a vu des personnes qui , sans avoir employé d'autre remède, ne ressentirent aucunes suites fâcheuses.

Je dois aussi parler ici d'un remède très-commun et que l'on rejette ordinairement, c'est la graisse de lièvre. On peut s'en servir pour guérir les engelures, en en frottant matin et soir, à l'entrée de l'hiver, les parties froides, en les en couvrant pendant la nuit, par exemple en mettant des gants qui en soient frottés intérieurement. Cette graisse renferme une propriété irritante toute particulière ; ce qui fait qu'on peut s'en servir avec succès pour se frotter la gorge, lorsqu'on est menacé d'avoir un goître.

Gruau d'Avoine et d'Orge.

On fait bouillir de ce gruau avec de l'eau, en observant toutefois de ne point l'écraser, ce qui feroit dissoudre trop de parties farineuses et grossières. Une bouillie d'avoine ou de gruau semblable est d'une utilité très-générale contre la toux, les diarrhées, les vomissemens convulsifs, les coliques, les crampes d'estomac, les rétentions d'urine et la dyssenterie ; on peut aussi l'employer en lavemens.

Le Lavement.

C'est un des remèdes les plus importans et en même temps les plus communs ; et il n'y a presque pas de maison où l'on ne puisse en faire usage. Il ne faut pour un lavement ordinaire que deux cuillerées de gruau d'avoine ou de graine de lin, autant de fleur de camomille ou de sureau, dont toutefois on peut se passer sans inconvénient. On fait bouillir le tout dans quatre tasses d'eau, et on y ajoute ensuite deux ou trois cuillerées d'huile

d'olive ou de lin, ou autre, et deux petites cuillerées de sel. Si ce sont des enfans, on prend la
moitié de tout ceci, en remplaçant le sel par le
sucre. C'est à l'aide de la seringue que l'on peut
mieux le donner ; aussi devroit-il y en avoir
une dans chaque ménage bien réglé. Au défaut de
seringue on peut se servir d'une vessie de bœuf
ou de cochon, à laquelle on attache le petit tuyau
d'une pipe. Il faut que la préparation soit tiède,
ou à-peu-près comme du lait que l'on vient de
traire, et l'on doit éviter de laisser entrer de l'air,
quand on l'a versé dans l'instrument.

Ce remède est un des plus sûrs et des plus
bienfaisans ; il ne peut jamais faire de mal, et il
soulage toujours, même lorsqu'il ne fait pas un
bien sensible. C'est sur-tout dans les maladies des
enfans, où l'on n'a presque pas besoin d'autre
chose pour prévenir les crampes et attaques de
nerfs, pour guérir la constipation et ses suites,
les coliques, les vomissemens fatiguans, les douleurs de reins, et c'est au commencement des fièvres ardentes que l'on peut s'en servir le plus utilement.

L'eau froide et chaude.

Elle est des deux manières très - utile. On se
sert de l'eau froide dans les chutes et les contusions. Il faut en appliquer à l'instant même des
compresses sur la partie blessée, et les renouveler dès qu'elles s'échauffent. Par ce moyen on
prévient l'enflure, le sang extravasé, et les suites
dangereuses de la foiblesse, etc. — Ce moyen est
aussi fort utile dans les hémorragies.

L'eau tiède avalée ou appliquée à l'extérieur
est un des meilleurs adoucissans. Quand on la
boit, (il est bon d'y faire infuser de la mélisse,

ou de la fleur de camomille , ou de sureau , et on la prend comme du thé) on peut en faire usage dans les crampes d'estomac et d'intestins , dans les vomissemens , et dans les maux de tête occasionés par l'estomac.

Le Bain de pieds.

C'est aussi un remède très-universel. On s'en sert sur-tout dans les maux de tête, dans le vertige , les tintemens , les bourdonnemens dans les oreilles, les attaques vives d'asthme ou de suffocation , les douleurs de poitrine , les crampes d'estomac , les coliques , les douleurs dans les reins ; quand on s'est refroidi , quand le sang monte avec violence à la tête et à la poitrine ; et pour les femmes, dans les suppressions de règles et les douleurs et crampes qui en proviennent , et jamais dans les rhumes de cerveau.

Mais il y a peu de personnes qui sachent l'employer à propos. Si l'eau est trop chaude, ou si on y laisse les pieds trop long-temps, le bain échauffe et irrite , au lieu de calmer. Voici la recette : on fait bouillir l'eau avec deux poignées de sel , ou faute de sel , avec une once de grains de moutarde pulvérisés , et on y met les pieds lorsqu'elle a le degré de chaleur du lait que l'on vient de traire , de manière qu'en y entrant on ne sente que très-peu la chaleur. On y enfonce les pieds jusqu'au gras de jambe, et on ne les y laisse qu'un quart-d'heure ; puis on les frotte avec une étoffe de laine , en évitant de se refroidir , ce qui fait qu'il vaut mieux se mettre au lit aussitôt après.

Graine et gâteau de graine de lin.

Ce moyen est fort bon pour des cataplasmes émolliens; par exemple, pour amollir les durcissemens inflammatoires, pour calmer les douleurs intérieures et les crampes. On pulvérise de la graine de lin, que l'on fait bouillir avec un peu de fleur de sureau et du lait, de manière à en faire une bouillie épaisse, et, après en avoir fait sortir toute l'eau, on en fait un cataplasme.

On peut aussi en boire en guise de thé, en laissant infuser une cuillerée de graines de lin entières dans quatre tasses d'eau bouillante, et en ajoutant à chaque tasse quelques gouttes de jus de citron pour donner un meilleur goût. On s'en sert dans les toux sèches et convulsives, dans les crachemens de sang, les coliques, sur-tout dans les douleurs néphrétiques.

La moutarde, le raifort, le poivre.

La moutarde et le raifort servent principalement à faire ce qu'on appelle le sinapisme, un des remèdes les plus prompts contre les maux de tête et de dents, contre le vertige, les bourdonnemens dans les oreilles, les étourdissemens, les crampes d'estomac et de poitrine, l'asthme, les suffocations, les coliques et douleurs dans les reins, et même dans des coups de sang et attaques d'apoplexie il peut sauver la vie. — Voici la manière de le préparer : on pulvérise une once de grains de moutarde, que l'on mêle avec une cuillerée de raifort râpé, autant de levain et un peu de vinaigre, de manière à pouvoir en faire un emplâtre; on en couvre un morceau de linge grand comme la main, et on l'applique sur la partie supérieure du bras, ou sur le gras de jambe. On

X

l'ôte dès que le malade commence à sentir une inflammation considérable, et on bassine la peau
avec de l'eau chaude, pour enlever ce qui reste de
l'emplâtre. S'il y a encore de l'inflammation, et si
l'on éprouve des douleurs, le meilleur moyen de
les calmer est de frotter la place avec de la crême
ou du beurre frais. — Si le danger est pressant, il
suffit d'appliquer du raifort râpé sur la peau, ce
qui en peu de minutes occasione une inflammation considérable.

Le poivre est un des meilleurs fortifians pour l'estomac, seulement ne faut-il pas qu'il soit pilé, parce
qu'alors il échauffe trop. Lorsqu'on manque d'appétit depuis long-temps, que l'on souffre de vapeurs,
que l'on digère lentement, et que l'estomac se remplit sans cesse de glaires, etc. on peut en avaler tous
les matins, pendant quelques mois, huit ou dix
grains ; ce régime contribue beaucoup à rétablir
l'estomac.

Le vin, l'eau-de-vie.

Le vin est un des moyens les plus fortifians et
vivifians qui existent ; aussi il n'y en a point qui,
quand on est foible, fatigué, triste, en défaillance,
ou malade de foiblesse, ranime les forces aussi
promptement. Toutefois il ne faut, pendant les
maladies, en faire usage que prudemment, et
jamais sans l'avis du médecin. Seulement pour les
noyés, ceux qui sont gelés et étouffés, on peut,
dès qu'ils commencent à avaler, leur en faire couler sur le champ quelques gouttes dans la bouche.
— Si l'on ne croit pas devoir en faire avaler, il
faut en frotter les pieds, les mains et le visage ; ce
qui fortifie considérablement.

Quand on s'est fait des contusions violentes,
on peut bassiner la place avec du vin. Lorsque

les enfans font des chutes considérables, je conseille de leur laver tout le corps avec du vin chaud ; sans cela, un accident semblable peut leur occasioner une difformité, où une autre maladie. Il est utile de suivre cette méthode tous les jours pour les enfans qui ont des dispositions à la phthisie, et qui ne se donnent pas assez d'exercice. On peut, au défaut de vin, mêler un cinquième d'eau-de-vie avec de l'eau.

La camomille. — La fleur de sureau. — La marjolaine. — La menthe. — La mélisse. — La mauve.

Il devroit y avoir de ces plantes dans tous les jardins, et de sèches dans chaque ménage, au moins dans chaque village ; car elles sont d'un usage très-général. La fleur de sureau se prend infusée comme du thé, quand on s'est refroidi et quand on est enrhumé ; la camomille, la mélisse, la menthe, de la même manière, pour les crampes, les foiblesses d'estomac, les syncopes, les douleurs ; la mauve pour les inflammations de gorge, également comme du thé, et pour se gargariser. On s'en sert aussi pour les appliquer sur les parties attaquées de fluxions, de douleur, d'érésipèle, de rhumatismes et de crampes.

La laine. — La flanelle. — La toile cirée verte.

Ces corps sont au nombre des meilleurs remèdes pour les fluxions et les douleurs rhumatismales. On enveloppe la partie souffrante de laine cardée, ou de flanelle ; la laine étant plus grasse, vaut encore mieux que la flanelle. Si ces deux moyens ne réussissent pas, on se sert de toile cirée grise, ou de taffetas gommé.

CHAPITRE XVII.

Secours dans des dangers de mort imprévus.

IL y a des causes qui, malgré la plus parfaite santé et la faculté de vivre encore long-temps, peuvent tout d'un coup interrompre l'opération de la vie ; ce sont les causes de mort violente. Les moyens de les diminuer ou de les empêcher d'être nuisibles, forment une partie essentielle de l'art de prolonger la vie ; je vais exposer ce qu'il y a de plus essentiel à savoir à cet égard.

De ce genre sont toutes les espèces de morts violentes, produites ou par des atteintes extérieures, ou par des désordres dans l'organisation. On peut les comprendre toutes dans trois classes : ou elles mettent les organes dans l'impossibilité de faire leurs fonctions ; ou elles détruisent tout d'un coup le principe vital, comme la foudre, un accès de passion très-violente, la plupart des poisons ; ou bien elles enlèvent subitement les stimulans vitaux, sans l'action continuelle desquels il n'y a point de signes de vie, comme le sang, l'air pur.

Il y a deux moyens à leur opposer : on peut les prévenir, ou détruire leur influence maligne quand elles ont déjà agi.

Quand je dis qu'on peut les prévenir, je n'entends pas que l'on puisse en écarter toutes les causes ; ce qui seroit impossible, vu leur union intime avec notre existence et nos devoirs dans plusieurs états ; car, pour les éviter, il faudroit renoncer à la vie. Mais nous pouvons donner à notre corps un degré considérable d'impassibilité à cet égard, et lui communiquer certaines qualités qui le mettent en état de ne souffrir que peu ou point de ces causes, lors même qu'elles sont prochaines. Ainsi, il y a un art objectif et un art subjectif pour se garantir des dangers de mort ; et chacun devroit chercher à atteindre un certain degré de perfection. Quant à l'art subjectif il importe essentiellement, selon moi, à la culture et à l'éducation de l'homme. Les moyens d'y parvenir sont très-simples.

1.º Il faut chercher à donner à son corps toute l'adresse et toute l'agilité possible dans les exercices du corps. Une culture convenable des forces du corps et beaucoup d'exercice à courir, grimper, voltiger, nager, marcher sur des corps très-étroits, met à l'abri des dangers extérieurs de ce genre ; et il périroit sûrement beaucoup moins de monde dans l'eau, par des chutes et autres accidens ; si cette culture étoit plus ordinaire.

2.º Il faut former sa raison et rectifier ses idées par rapport à ces moyens pernicieux, par une physique populaire et par l'histoire naturelle. Telle est la connoissance des poisons, (voyez ci-dessus) des propriétés de la foudre, et des moyens de l'éviter, du danger et des propriétés des airs méphitiques, de la gelée, etc. Il faudroit écrire un livre pour pouvoir traiter cette matière assez en détail, et je désire qu'on l'écrive, et qu'on en fasse usage dans les écoles.

3.º Il faut donner à son ame de l'intrépidité, de la force et de l'égalité philosophique, et l'accoutumer à se posséder et à se décider dans des événemens imprévus. On en retirera un double avantage : le premier , de faire éviter les dangers physiques des impressions subites et violentes ; le second , d'inspirer une résolution prompte et salutaire dans les dangers pressans.

4.º Que l'on cherche à endurcir son corps contre le froid , le chaud , la variation des saisons ; etc. Celui qui est muni de ces qualités bravera la mort dans une infinité de cas , où un autre succomberoit.

Maintenant parlons des moyens d'échapper aux dangers réels de mort. Que faut-il faire quand quelqu'un est noyé , pendu , étouffé , frappé de la foudre , empoisonné , etc. ? Il y a des moyens qui ont sauvé des personnes en asphyxie ; et c'est une partie de la médecine que tout le monde devroit posséder, car chacun peut se trouver dans le cas d'en faire usage , et tout dépend de la promptitude des secours. Alors chaque instant est précieux ; le moyen le plus simple , employé sur le champ, fait plus d'effet que toute la science d'Esculape mise en usage une demi-heure après. Celui qui se trouve le premier sur les lieux devroit se regarder comme tenu d'apporter sur le champ du secours, et penser que la vie du malheureux peut dépendre d'une minute (*).

_____

(*). Le docteur Struvé à Gorlis, eut une excellente idée, qui étoit de placer tous ces moyens sur des tablettes, afin qu'il fût plus aisé de les parcourir d'un coup-d'œil, et d'en faire mettre dans les écoles, les cabarets et autres lieux publics. Il y a maintenant trois de ces tablettes publiées ; une pour les noyés, etc. ; une pour ceux qui sont empoisonnés, ou mordus par un chien enragé ; et une pour les sages-femmes.

Je ne puis m'empêcher de citer un exemple récent, qui est dû, non à un médecin, mais à une femme pleine de résolution et d'activité : puisse-t-il être suivi de beaucoup d'autres. Le 1 Juillet 1797, un habitant d'Ichtershausen trouve son enfant dans l'eau , où il étoit peut-être resté une petite demi-heure. Tout son corps étoit bleu et roide ; les personnes qui étoient présentes le crurent mort, et étoient

Les morts violentes peuvent, d'après la manière de les traiter, se partager en trois classes.

Première classe : Ceux qui ont été étouffés, c'est-à-dire, ou qui ont été pendus, ou se sont noyés, ou qui sont morts dans un air méphitique; ceux qui ont été frappés de la foudre, qui se trouvent en asphyxie. Voici les moyens les plus simples et les plus efficaces de les traiter.

1.° Il faut, le plus vite que possible, ou retirer de l'eau, ou couper la corde, en un mot éloigner la cause de la mort. Cette précaution seule suffit pour sauver le malheureux quand on l'employe tout de suite, ce que l'on ne fait pas ordinairement. Cependant on a maintenant presque partout des hôtels de sureté; mais on y procède souvent avec tant de lenteur qu'il semble que ces lieux soient plutôt destinés à rendre les derniers honneurs aux malheureux qu'à leur sauver la vie. Aussi je crois, quant aux noyés, par exemple, que des mesures prises pour les retirer promptement, de couvertures très-chaudes, c'est-à-dire.......

d'ailleurs trop consternées pour songer à le sauver. Madame Brückner, veuve du médecin de la cour de Gotha, que la mort a enlevé de trop bonne heure à l'humanité, étoit aussi présente. Cette femme respectable, crut devoir employer sur le champ les remèdes indiqués par son mari. Elle ouvrit, quoiqu'avec peine, la bouche de l'enfant, en fit sortir les ordures qui étoient entrées, le déshabilla en coupant ses habits, mit le corps dans de l'eau chaude, le frotta doucement pendant trois quarts d'heures, et lui mit du sel ammoniac sous le nez. Après cela, il parut un peu de rougeur sur les lèvres, et on aperçut autour de la bouche de légers tiremens. Alors on mit l'enfant dans un lit bassiné, et on lui frotta le corps et les plantes des pieds avec des linges chauds. Au bout de deux heures il se ranima; on lui fit avaler une dissolution de tartre émétique; on lui donna quelques lavemens de camomille infusée comme du thé; et comme il étoit encore froid, on le coucha à côté d'une grande personne. Ce moyen réussit parfaitement, l'enfant commença à transpirer fortement, vomit, et fut guéri entièrement, sans qu'on eût employé d'autres moyens.

Y 4

ment de l'eau, vaudroient souvent mieux que celles qu'on prend pour les sauver (*) ; et quand on voit avec quelle mal adresse et quelle mauvaise volonté les hommes s'y prennent, combien il règne encore de préjugés à cet égard, on ne doit pas être étonné de ce qu'en Allemagne on sauve si peu de monde. Je conjure ici toutes les autorités constituées de chercher à perfectionner cette partie si importante des établissemens de sureté ; de même qu'à détruire les préjugés (†), les disputes de juridiction ; à récompenser ceux qui trouvent les corps, et à punir les négligences volontaires.

Il faut déshabiller promptement le malheureux, et chercher à ranimer la chaleur dans toutes ses parties. La chaleur est le premier stimulant de la vie et le plus universel. Le moyen dont la nature fait usage pour animer le corps la première fois, est aussi le meilleur dont on puisse se servir pour le ranimer ; c'est un bain à l'eau tiède, au défaut duquel on couvre le malade de sable chaud, de cendres, de couvertures très-chaudes, et on applique

(*) Hambourg, qui nous a servi de modèle pour tant d'établissemens patriotiques, nous offre un exemple digne d'être imité, quant au point de perfection extraordinaire auquel on y a porté cette partie des secours. Je recommande aux médecins, à la police, aux philantropes, comme le meilleur ouvrage que nous ayons dans ce genre, l'ouvrage suivant : Histoire et description des établissemens de sureté à Hambourg, par Günther, avec des gravures. Hambourg, chez Bohn, 1796.

(†) Tels sont la crainte abominable du prétendu déshonneur qu'il y a de secourir un malheureux de la sorte, l'infâme superstition de quelques pêcheurs qui croient que l'on ne doit pas sauver un noyé après le coucher du soleil, de peur de faire du tort à la pêche, ou bien qu'il y a des rivières qui doivent avoir tous les ans leur victime, et autres croyances de ce genre, qui règnent encore plus qu'on n'imagine parmi la populace.

des pierres chaudes sur différentes parties du corps.
Si on néglige ce moyen, tous les autres sont inutiles, et il vaudroit mieux se contenter de réchauffer
le malade que de le tourmenter, comme on le
fait ordinairement, avec des ventouses, des brosses,
des lavemens, etc. tandis qu'on le laisse roidir de
froid.

3.º Le moyen le plus important ensuite est le
procédé de souffler de l'air dans les poumons, moyen
qui peut fort bien être combiné avec le premier. Il
vaut sans doute mieux que ce soit de l'air déphlogistiqué, et à l'aide de tuyaux ou d'un soufflet.
Mais pour procéder promptement, et ne pas perdre
un temps précieux, il suffira que quelqu'un fasse
passer son haleine dans la bouche du malade, en
tenant le nez de celui-ci fermé, et dès qu'il aperçoit que les côtes commencent à se gonfler, il
s'arrête un peu, et fait ressortir l'air en pressant
aussi dans les environs de la rate, ou en tirant
doucement une serviette autour du corps; ensuite
il souffle de nouveau, et continue le même procédé pendant quelque temps.

4.º Il faut de temps en temps laisser tomber d'une
certaine hauteur quelques gouttes d'eau froide ou de
vin sur le creux de l'estomac; ce procédé a souvent
le premier contribué à ranimer le cœur.

5.º Il faut frotter et brosser les mains, la plante
des pieds, le bas-ventre, le dos; irriter les parties
sensibles du corps, faire des piqûres et des incisions dans les plantes des pieds et dans le creux
de la main, et faire tomber des gouttes de cire à
cacheter fondue; ou faire entrer une plume dans
le nez et le gosier, ou tenir sous le nez et faire
dégoutter sur la langue de l'esprit de sel volatil;
tenir une lumière devant les yeux, ou irriter
l'ouïe (le sens qui peut rester le plus long-temps

insensible) par de grands cris , par le bruit d'une trompette , d'un coup de pistolet, etc.

6.° Il faut faire entrer de l'air de la fumée de tabac dans le fondement , ce que l'on peut faire par le moyen de deux pipes mises au bout l'une de l'autre; ou , si l'on a un instrument, on y fait une injection d'une décoction de tabac , de grains de moutarde , d'eau , mêlé avec du vinaigre et du vin.

7.° Dès que l'on remarque quelques signes de vie, il faut verser dans la bouche une cuillerée de bon vin , et si le malade l'avale , on recommence plusieurs fois. On peut aussi , en cas de besoin , se servir de brandevin avec deux tiers d'eau.

8.° On peut pour ceux qui ont été frappés de la foudre , employer le bain de terre. On les étend , la bouche ouverte , sur un terrain qui vient d'être ouvert , où on les enterre dedans jusqu'au cou.

Si les moyens simples , que tout le monde peut et doit employer à l'égard d'un autre homme en danger de mort , sont mis sur le champ en usage, ils feront plus d'effet que des remèdes les plus compliqués, une demi-heure après; du moins a-t-on alors profité de l'intervalle , et on a empêché la foible étincelle de vie de s'éteindre entièrement.

Ceux qui sont gelés sont de la seconde classe; ils exigent un traitement particulier et tout différent. La chaleur les tueroit. Il n'y a à observer que ce qui suit : on les enterre dans la neige jusqu'au cou, ou bien on les met dans un bain d'eau aussi froide qu'elle puisse être sans être gelée. Le principe vital s'y rétablit de lui-même , et dès qu'on découvre quelques signes de vie, on verse dans la bouche du thé ou du vin chaud, et on met le malade au lit.

La troisième classe est celle des empoisonnés.

On a dans ce cas là deux remèdes précieux, applicables à tous les poisons possibles, et que l'on peut se procurer par-tout : le lait et l'huile. Ces deux remèdes seuls ont guéri même l'empoisonnement par l'arsenic, le plus terrible de tous. Ils remplissent le double but du traitement, l'excrétion et l'affoiblissement du poison. On fait boire au malade autant de lait qu'il en peut supporter ; s'il en vomit une partie, tant mieux ; tous les quarts d'heures on lui fait prendre une demi tasse d'huile de lin, d'amande, de pavot ou d'olive ; peu importe! Si l'on est sûr que ce soit de l'arsenic, du sublimé, ou tout autre sel métallique, on fait dissoudre du savon dans de l'eau, et on le donne à boire au malade. Cela suffira jusqu'à l'arrivée du médecin, dont les secours même peuvent alors n'être plus nécessaires.

CHAPITRE XVIII.

La vieillesse et la manière de la traiter.

LA vieillesse, quoiqu'elle soit une suite de la vie et le commencement de la mort, peut prolonger notre existence. Elle n'augmente pas, il est vrai, les facultés vitales, mais elle en ralentit la dissipation ; ainsi on peut avancer que l'homme arrive une fois à la dernière période de sa vie, termineroit plus vite son existence, s'il ne vieillissoit pas.

Cette proposition un peu paradoxale se confirme par les explications suivantes. L'homme a dans sa vieillesse une abondance de facultés vitales bien

moins considérable, et moins de moyens de se restaurer. Par conséquent, s'il vivoit avec autant d'activité et de vivacité qu'auparavant, cette quantité de
facultés vitales seroit épuisée, bien plus promptement, et il mourroit de bonne heure. Mais le caractère de la vieillesse diminue l'irritabilité et la
sensibilité naturelle, ainsi que l'effet des stimulans
intérieurs et extérieurs, et par conséquent la consomption des forces et leur dissipation ; ainsi la
consomption étant moins considérable, la quantité
de facultés vitales dure plus long-temps. La diminution de l'intensité du procédé de la vie en raison
de la vieillesse prolonge donc sa durée.

La diminution de cette irritabilité diminue aussi
l'effet des impressions pernicieuses et des causes
de maladies, par exemple des passions vives, de l'é-
chauffement etc. elle maintient dans l'économie
intérieure beaucoup plus d'uniformité et de calme,
et garantit par conséquent le corps de bien des maladies. C'est aussi ce qui fait que les personnes âgées
sont moins sujettes que les jeunes à être attaquées de
maladies contagieuses.

Ajoutez à cela l'habitude de la vie, qui sans
contredit contribue beaucoup dans les derniers
jours à prolonger l'existence. Une opération animale faite pendant si long-temps dans le même ordre, et la même succession, devient si naturelle,
qu'elle continue encore par habitude, même après
que les autres causes commencent à ne plus agir.
Il est même souvent incroyable que la vieillesse
la plus foible puisse se soutenir quelque temps,
pourvu que tout reste dans le même ordre. L'homme spirituel est quelquefois déjà mort, que l'homme végétal vit encore pendant quelque temps ;
opération, qui demande en effet beaucoup moins
de facultés. C'est aussi cette habitude de la vie

qui fait que plus l'homme vieillit, et plus il aime à vivre.

Enfin si l'on traite la vieillesse d'une manière convenable, on peut encore s'en servir, comme d'un moyen de prolonger la vie ; et comme ce procédé exige qu'on s'écarte en quelques points des règles générales, je crois devoir offrir ici les points à observer.

Voici les principales idées du traitement ; il faut diminuer et amollir la sécheresse et roideur des fibres, qui augmentent toujours et finissent par produire une cessation de mouvement. Il faut faciliter autant que possible la restauration de ce qui s'est perdu, et la nourriture. Il faut donner au corps des stimulans plus forts, en raison de la diminution de l'irritabilité naturelle, et faciliter la secrétion des parcelles corrompues, qui dans la vieillesse est si imparfaite, qui entraîne la mal-propreté des sucs et qui accélère aussi la mort.

C'est sur ces principes que se fondent les règles suivantes :

1.º Comme la vieillesse n'a plus de chaleur naturelle, il faut chercher à l'entretenir et à l'augmenter à l'extérieur autant que possible ; ainsi des vêtemens chauds, des lits chauds, une nourriture réchauffante, et, s'il est possible, le passage dans un climat plus chaud, sont autant de moyens qui contribuent à prolonger la vie.

2.º Il faut que la nourriture soit aisée à digérer, plus liquide que solide, qu'elle ait des facultés nourrissantes concentrées, et en même temps plus irritantes que dans les périodes précédentes. C'est pour cela que les soupes chaudes et épicées sont si bonnes pour les vieillards, de même que les viandes bien tendres et bien rôties, les végé-

taux nourrissans, la bière forte, ou, ce qui vaut
encore mieux, un vin liquoreux et de bonne qualité, sans âcreté, sans parcelles terreuses et phleg-
matiques, par exemple du vin vieux d'Espagne, de
Tokai, de Chypre, du Cap etc. Un vin semblable
est un des stimulans de la vie les plus convenables
aux vieillards; il les nourrit et les fortifie sans les
échauffer; c'est le lait de la vieillesse.

.3.º Les bains d'eau tiède sont excellens pour
augmenter la chaleur naturelle, pour faciliter les
secrétions, sur-tout celles de la peau, et diminuer
la sécheresse et la roideur de toute la machine, ils
conviennent par conséquent parfaitement aux besoins de cet âge.

.4º. Il faut éviter toutes les évacuations considérables, comme saignées, à moins que la nécessité n'en soit déterminée par des circonstances particulières; les médecines fortes, l'échauffement
jusqu'à suer, le commerce du sexe etc. Elles épuisent le peu de forces qui restent, et augmentent la
sécheresse.

5.º Il faut, à mesure que l'on vieillit, s'accoutumer à un certain ordre dans les opérations de la vie.
Le boire et le manger, le sommeil, l'exercice et le
repos, les évacuations, les occupations; tout doit
être réglé et se succéder toujours dans le même
ordre. Un ordre et une habitude mécanique pour
les fonctions de la vie contribuent beaucoup à l'augmenter pendant cette période.

6.º Il faut que le corps prenne de l'exercice,
pourvu qu'il ne soit pas trop violent; le meilleur
est celui qui est passif, comme d'aller en voiture,
de se frotter souvent toute la peau; et pour cela
on peut se servir avec beaucoup de succès de bau-
mes odoriférans et fortifians, pour diminuer la
roideur, et conserver la peau molle. — Il faut

sur-tout éviter les émotions de corps trop violentes, qui sont à cet âge le premier pas vers la mort.

7.º Les affections et occupations agréables de l'ame produisent le meilleur effet. Seulement faut-il éviter les passions violentes qui dans la vieillesse peuvent tuer au moment même. Il faut tâcher de se procurer une sérénité, et gaieté de caractère qui provient de la jouissance du bonheur domestique, du souvenir d'une vie qui n'a pas été entièrement inutile, et de l'espérance d'un avenir riant, même au-delà du tombeau. L'humeur qui provient du commerce des enfans et jeunes gens est aussi très-salutaire aux vieillards; leurs jeux innocens, les plaisanteries de leur âge, etc. ont pour ainsi dire la vertu de rajeunir. L'espérance et la probabilité d'un terme encore éloigné sont sur-tout un excellent moyen. De nouvelles résolutions, de nouveaux plans, de nouvelles entreprises, pourvu toutefois qu'elles n'aient rien de dangereux et d'alarmant, en un mot les moyens de reculer en idée le terme de la vie, peuvent contribuer à la prolonger physiquement. Nous voyons aussi qu'un instinct secret semble y porter les vieillards; ils commencent à bâtir des maisons, à faire des jardins, etc. et paroissent éprouver un plaisir infini dans cette petite illusion, par le moyen de laquelle ils semblent vouloir pour ainsi dire assurer leur vie.

CHAPITRE XIX.

Culture des facultés physiques et morales.

LA culture seule rend l'homme parfait; sans un certain degré de développement, de raffinement, de perfection, il ne peut jouir des avantages de la nature humaine. Un homme grossier, sans culture n'est pas un homme, c'est un homme bête, qui peut devenir homme, il est vrai, mais qui, tant que cette disposition n'est point développée par la culture, ne s'élève, ni au physique, ni au moral, au-dessus de la classe des animaux. Le caractère propre à l'homme, c'est la faculté d'être perfectionné; tout dans son organisation est calculé pour n'être rien, ou pour devenir tout.

L'influence de la culture sur la perfection du physique et sur la prolongation de la vie est bien remarquable. On croit communément que la culture en général affoiblit et abrège la vie physique; mais ceci ne doit s'entendre que de l'excès de culture qui amollit et effémine l'homme; elle est aussi pernicieuse et contre nature que le défaut de culture, c'est-à-dire l'état de l'homme qui n'est que peu ou point développé; elle abrège également la vie : l'homme trop amolli et qui vit trop sensuellement, atteint, aussi peu que le sauvage, le dernier terme de la vie assigné à son espèce; tandis qu'un degré convenable de culture physique et morale, surtout la perfection harmonieuse de toutes les facultés est, comme nous l'avons démontré ci-dessus,

nécessaire

nécessaire à l'homme, pour qu'il puisse acquérir ;
même au physique et dans la durée de sa vie, les
avantages qu'il doit avoir sur la bête.

Il n'est sans doute pas inutile de développer
l'influence de la vraie culture sur la prolongation
de la vie, afin de la distinguer d'autant plus aisément de la fausse. Elle influe de la manière suivante :

Elle développe les organes parfaitement, et produit par conséquent des facultés vitales plus abon-
dantes et plus riches en jouissances. Combien
l'homme cultivé n'a-t-il pas de moyens de restauration, que n'a point le sauvage !

Elle amollit et adoucit la complexion physique,
et détruit par conséquent cet excès de dureté
qui nuit à la longueur de la vie.

Elle nous garantit des causes destructives qui
abrègent considérablement la vie du sauvage, telles que la gelée, la chaleur, les influences de la
saison, la faim, les substances venimeuses et pernicieuses, etc.

Elle nous apprend à guérir les maladies et à
remédier aux défauts, et à faire servir les facultés
physiques au rétablissement de la santé.

Elle nous fait modérer et régler nos passions
et la partie animale à l'aide de la raison et de la
perfection morale ; elle nous apprend à supporter
avec calme le malheur, les injures, etc. et diminue
par conséquent la consomption trop violente, qui
ne tarderoit pas à nous détruire.

Elle forme des unions sociales et politiques,
qui facilitent les secours réciproques, la police,
les lois ; et tout ceci influe médiatement sur la
conservation de notre existence.

Enfin, elle nous indique une foule de commodités pour la vie, inutiles pendant la jeunesse,

Z

mais d'autant plus utiles dans la vieillesse. Les alimens raffinés par l'art de la cuisine, les mouvemens facilités par des secours artificiels, plus de jouissances, de repos, etc. Tout ceci sont autant d'avantages à l'aide desquels l'homme en société conserve pendant la vieillesse la vie plus long-temps que l'homme dans le pur état de nature.

On voit par ce qui précède quel est le degré de culture nécessaire à la prolongation de la vie. Il n'y a qu'elle qui au physique et au moral ait pour but la plus grande perfection possible de nos facultés, mais qui en même temps se propose toujours pour règle la grande loi morale, à laquelle tout dans l'homme doit se rapporter, pour que son existence soit bonne, convenable à sa destination et vraiment bienfaisante.

TABLE DES CHAPITRES.

PREMIÈRE PARTIE.

SECONDE SECTION.

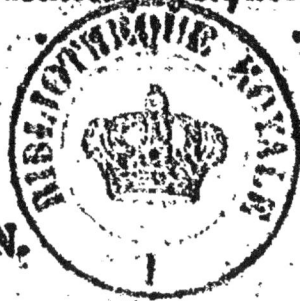

F I N.

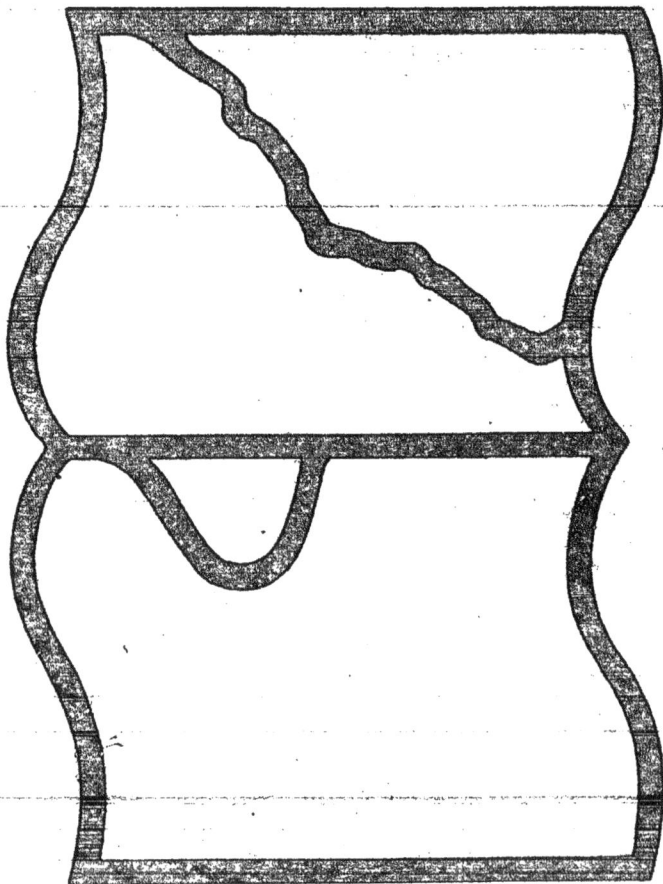

Texte détérioré — reliure défectueuse

NF Z 43-120-11

www.ingramcontent.com/pod-product-compliance
Lightning Source LLC
Chambersburg PA
CBHW061120220326
41599CB00024B/4112